瘟疫病学研究

wenyibing xue yanjiu

孙钧 主编

甘肃科学技术出版社

图书在版编目(CIP)数据

瘟疫病学研究 / 孙钧主编. -- 兰州：甘肃科学技术出版社，2021.10（2023.9重印）
ISBN 978-7-5424-2868-4

Ⅰ.①瘟… Ⅱ.①孙… Ⅲ.①瘟疫 - 传染病学 - 研究
Ⅳ.①R254.3

中国版本图书馆CIP数据核字(2021)第201894号

瘟疫病学研究

孙　钧　主编

责任编辑　刘　钊
封面设计　孙顺利

出　版　甘肃科学技术出版社
社　址　兰州市城关区曹家巷1号　　730030
电　话　0931-2131572(编辑部)　0931-8773237(发行部)

发　行　甘肃科学技术出版社　　　印　刷　三河市铭诚印务有限公司
开　本　710毫米×1020毫米　1/16　印　张　13.5　插　页　2　字　数　210千
版　次　2021年12月第1版
印　次　2023年9月第2次印刷
印　数　1001~2050
书　号　ISBN 978-7-5424-2868-4　定　价　128.00元

编委会

前　言

　　中医是传统医学,更是中华传统文化的瑰宝,而其中最耀眼的莫过于"温病学",它对中华民族繁衍生息历史的贡献暂且不提,就在当代战胜"非典(SARS)""甲型 H1N1 流感"和2019新型"冠状病毒病(COVID-19)"几次特大疫情方面的卓越成就,已令世人瞩目。

　　新冠肺炎的突发和大暴发、大流行,是近百年来继 SARS 后,最为严重的一次大瘟疫,也是人类史上又一场没有硝烟的战争,是人类的一场特大灾难,必将记入史册。

　　COVID-19是新发的病毒性呼吸道传染病,形成了世界性大流行,给全世界人民的生命安全和社会生活都造成了巨大的影响和威胁,目前为止,尚没有发现明确有效的抗新冠病毒的治疗药物,所以中国把"加强中西医结合,建立中西医结合会诊制度"定为这次战疫的方针,从第2版的《新型冠状病毒感染的肺炎诊疗方案》开始一直到第八版修订版,都有中医诊疗内容。中医的参与对 COVID-19 的临床疗效无疑起到了很大帮助,但中医是怎么认识非典(SARS)、甲型 H1N1 流感、COVID-19 的?为什么中医可以治疗这样一种从未见过的传染病呢?这些新发的传染病究竟属于中医的什么范畴? 中医治疗的依据在哪里? 有什么特殊作用呢? 本书旨在探讨和回答这些问题,并进一步阐述瘟疫论的现代临床应用。

首先，需要系统地论述瘟疫病学的理论体系，从中医学的角度，分析现代传染病如COVID-19的性质、病因病机、临床思路和方法。中医学在一般人眼里显得比较抽象，因为它是一门传统医学，它与中国文化有着不可分割的联系，尤其是中国古代的哲学理念，如阴阳五行学说就是它的基础灵魂。其次，传承以师承为主，故门派有别、各家学说较多，也是它的重要特色所在。当然，懂了并不难，中医学就两大门路，一路是伤寒；一路是温病。所以有关传染病的论述就在温病这一路当中，像SARS、甲型H1N1流感、COVID-19就应从温病学中找到答案。

温病学是一门关于外感热病的理、法、方、药的学科，它并不是狭义的传染病学，而为广义的感染性疾病学。温病学中的疫病，才是专门论述传染病的。研究和运用疫病学诊治传染病，是现代临床实践的科学需求。

传统疫病的概念和临床学体系，大家公认是成熟于明清时期。明清时期中国南方各种瘟疫肆虐，医学家吴又可的《温疫论》、叶天士的《温热论》、薛生白的《湿热病篇》、吴鞠通的《温病条辨》、王孟英的《温热经纬》、杨栗山的《伤寒温疫条辨》、余师愚的《疫疹一得》、戴天章的《广瘟疫论》，还有刘松峰的《松峰说疫》、李炳的《辨疫琐言》等均在这个疫病流行的特定时期，从大量临床实践中提炼经验写成的，不仅多有创见，而且提供了许多行之有效的名方，包含着历代医家对传染病防治的丰功伟绩。2003年的SARS，今天的COVID-19，中医都是借助了这些医家留下的智慧和方法，才发挥了重要作用的。因此，本书还需要清本溯源，系统地阐明其来龙去脉。其中，"戾气"学说，改变了中医对传染病的根本方法。也正是有了"戾气"学说的入列，中医才能治疗

SARS，也能治疗 COVID-19，更能治疗未来会出现的任何新发的未知的传染病，这就是中医的神秘之处。

目前，中医业内普遍认同 COVID-19 属于"湿温疫"，这是因为 COVID-19 的临床特征符合湿温疫的范畴，但必须要知道中医的疫病分类是根据其性质所决定的，一般只分为"温热类"和"湿温类"两大类。那么，为什么有人提出 COVID-19 是"寒湿疫"呢？实际上这也属湿温疫的范畴，并非另类。中医认为所有瘟疫都是热性病，但湿温疫有热化和寒化之不同，所谓"寒湿疫"仅属后者而已。瘟疫的最后病理结局均具有伤阴耗津、损伤正气，或致某脏器组织损伤或毁坏的共性，因此"邪热""疫毒"始终是疾病过程中不可忽略的病因病机，而湿、寒、燥等邪气，是疫病在发病初期所挟或在病理过程中所产生的，而且是可以转化的，这也是一个概念性问题，是需要掌握清楚的。

另外，中医非常注重地域、气候对发病的影响，因为中医学是建立于"天人合一"的科学思想基础上的，它将人体视为宇宙的一分子，若人脱离了自然环境就无法生存，若违背了自然规律就会得病，正如《素问·宝命全形论》所言："人以天地之气生，四时之法成。"不同的地域因气候的不同，可以导致同一种疾病在不同地区有不同的表现，也就是说 SARS、甲型 H1N1 流感、COVID-19 等传染病，在南方和在北方的特征和转归是有区别的。同时，不同年龄、不同体质的人，感染了新冠病毒，其表现和严重程度也是有差异的。因此，中医辨治的方案南北有别，也就具有较大的灵活性，其灵活的程度取决于因人、因地和因时的变化，所以治疗 COVID-19 强调要"一人一方"的理由，亦在于此。

笔者作为一名从事传染病临床工作近四十年的医生，义无反顾地投身到了当前的抗疫一线,并承担定西市新冠肺炎应急防控科技专项的研究工作,故撰写此书是责任所使。但囿于学识之浅陋,若要阐机明理,感觉并非易事。自己虽然结合了一定的实践经验,又翻阅和参考了温病学和相关的大量文献报道,但对自己的著作并不满意,总是忐忑不安。纰漏舛误之处在所难免,诚望同道在阅读过程中不吝赐教,以臻完善。

孙 钧

2021 年 6 月写于定西

目　　　录

1

温病学的基本概念

瘟疫是指符合温病范畴,且具有强烈传染性,能引起流行的一类疾病。

瘟疫与温病在概念上既有联系又有区别,温病是一切温热性质外感疾病的总称,它既包括了具有强烈传染性的瘟疫,也包括了传染性小或不具传染性的一些温热性质的疾病。温病所包括的风温、春温、湿温、暑温、秋燥、烂喉痧等,一旦发生了较大范围的流行,也可称为瘟疫。如在瘟疫过程中,肌肤出现斑疹,则叫疫斑。

中医认为:瘟疫虽然凶猛但其性质与温病并无两样,只是传染性大小不同而已,但在有些时候二者也会转化。不同时期有不同的瘟疫,如天花(已消灭)、鼠疫、霍乱、疟疾、麻疹、猩红热、脊髓灰质炎等,已相继被消灭和有效控制,但新的、未知的传染病已不断造成人类的公共卫生事件,如 SARS、禽流感、猴痘、COVID-2019 等。只要动物世界、微生物世界存在,瘟疫就有可能在一定的时机发生,因此对瘟疫的监控和防治就永远不能放松警惕。

在历代医学文献中,中医疫病有瘟疫、疫疠、戾气等称谓,属于温病的范畴,相对于"伤寒病"而言,其性质是截然不同的两个概念。用现代人的语言通俗地讲疫病就是传染病,中医疫病学就是中医传染病学。古人对"疫"的认识,最早出现于非医学的古书籍之中,如在《左传》《礼记》中有记载,《礼记·月令》中有"季春行夏令,则民多疾疫,孟夏行秋令,则其民大疫"。《黄帝内经》是最早记载疫病的医书,如《素问·刺法论》说:"五疫之至,皆相染易,无问大小,病状相似。"汉朝的张仲景著《伤寒论·序》中诉:"余宗族素多,向余二百,建安纪年以来,犹未十稔,其死亡者,三分有二。"说明传染病的流行是与人类相随的,从来没有停止过,尤其在古代自然环境和生活条件非常严酷,加之经常性的兵荒马乱,烈性传染病更是肆无忌惮。

隋朝·巢元方著《诸病源候论》中首次将"疫疠病候"专门列为一门,指出"其病与时气、温热等病相类,皆由一岁之内,节气不和,寒暑乖候,或有暴风急雨,雾露不散,则民多疠疫,病无少长,率皆相似。"说明我们的祖先在与疫病的抗争中,积累下了极其丰富的经验。

发展到明清时期,中国南方瘟疫肆虐,但也涌现出了一批温病学专家,如吴又可、叶天士、吴瑭等,他们不断实践和总结,温病专著《温热论》《瘟疫论》《温病条辨》等相继问世,创立了卫气营血、三焦辨证等独特的辨证方法,遂形成了一套完整的温病学理论,这也成了中华民族世世代代赖以生存的抗疫法宝。

瘟疫是感受"疫戾""毒邪"引起的以发热为主的各类急性传染性疾病,即急性外感热病。常与气候异常变化、生态环境破坏等有关,冬春是易发季节,但一年四季皆可发生。瘟疫的特征是:起病急骤,传变迅速,病情凶险,具有较强的传染性并能引起流行。具有以下四个特质:①有特异的致病因素——疫毒温邪;②有传染性、流行性、季节性和地域性;③有病情演变规律的一致性;④有特殊的临床表现。相关的几个概念:

1.1 温病

温病是指人体因感受温邪而引起的以发热为主症,并具有热象偏重、易化燥伤阴为主要特点的一类急性外感热病的总称,而并非指某一单纯疾病。一般具有以下四个特征:

①温邪是致病因素。温邪即温病的病原体,它不同于风、寒、暑、湿、燥、火六气,代表具有温热性质的一类外感邪气。

②起病急,传变快,且发热是其病变过程中最突出的临床表现,除体温不同程度升高外,尚有舌红、脉数、小便黄赤或出疹等表现。

③阴亏津伤是其病理特征,易化燥伤阴和内陷生变,尤其是中后期更明显。如出现口干、口渴、舌燥、唇焦、便秘、尿少,甚至抽风、出血、昏迷等症状,相当于水电解质紊乱、内环境失衡、脓毒症等表现。

④发病一般具有传染性、流行性、季节性和地域性;病程具有相对阶段性规律性表现,即温邪具有从表入里、由轻到重、由实转虚;从卫到气、再入营动血;从上焦至中下焦的转归规律。

温病主要以发病季节、时令主气及临床特点为依据命名,比如有春温、冬温、湿温等。同时,还根据它们的一些共同点进行了一些分类,以便于临床诊治,如因病因性质特点分为温热类温病和湿热类温病；因初期的表现特征分为新发温病和伏邪温病。

温病包括了西医学以下几类疾病：

①多种急性传染病：如流感、流脑、流行性乙脑、流行性腮腺炎、登革热、麻疹、风疹、水痘、流行性出血热、伤寒、副伤寒、钩体病、沙门氏菌属感染、传染性单核细胞增多症等。还有如 AIDS、病毒性肝炎、肺结核等慢性传染病的全部或部分亦符合温病的范畴。

②所有烈性传染病。

③某些急性感染性疾病：如病毒性肺炎、感染性休克、菌血症、脓毒症等，以及蜂窝组织炎等外科疾患。

④某些非感染性发热性疾病：如中暑、变应性亚败血症、急性白血病、坏死性淋巴结炎等，亦具有温病的特点。

1.2　疫病

温病学是研究温病的发生、发展规律和诊治方法的一门中医学科。用现代观点讲，温病学是从中医学中派生出来的一门中医感染病学，其主要范围涉及感染性和传染性疾病。疫病即传染病，是温病学的一部分，是经过了一个漫长的历史过程才逐步发展成为一门独立学科的，其专著已出版的较多，但目前尚缺乏专门的教材，估计《疫病学》将会很快从《温病学》中分离出来。

1.3　温邪

温邪是温病的病因，即指能引起多种急性传染病和感染性疾病的病原微生物，或急性非感染性发热性疾病的致病因子。温病的病因学，仍然以不同气候主气为主，故温邪包括了与季节相关的风热病邪、暑热病邪、湿热病邪、燥热病邪、温热病邪等。其次与季节变化关系不明显的温邪，主要有疫疠病邪、温毒病邪等。相当于现代医学所指的病原体，主要存在于患者、隐性感染者、病原携带者以及染病的动物体内。

1.3.1　风热病邪

多存在于冬春季节气候反常的时候，它兼有风邪和热邪的致病特性。先犯上焦肺卫，多以风热表证为主，即风温初期表现；易于化燥伤阴，即病变过程中易出现肺胃阴液受损之证；病情变化迅速，即起病较急，传变较速，病程中易出现"逆传心包"之症。逆传心包,是指风热病邪未传阳明经而直接传入心包经,出现相当于中枢神经系统或者精神方面的症状。诸如肺炎球菌、脑膜炎球菌、流感病毒、麻疹病毒、腮腺炎病毒等病原体均有此特性。

1.3.2 暑热病邪

多形成在炎夏季节,具有火热致病特点。先易直犯阳明气分,出现大热、大汗、大渴、脉洪大等症;易耗气伤津,出现汗出不止,气随汗泄之虚脱现象;易夹湿为患,因遇天热地湿,暑湿相搏,故易形成暑湿病邪,出现困阻脾胃甚至弥漫三焦之证。若再因贪凉过盛,尚可成为暑湿兼寒之证。诸如致病性大肠杆菌、弧菌、鼠疫杆菌、乙脑病毒、轮状病毒等均有此特性。

1.3.3 湿热病邪

多在夏秋交接之际,即所谓"长夏"季节发生,其兼具湿邪和热邪的特性。此病邪与暑湿病邪不同, 前者即起就以有湿邪表现为主, 而后者初期却以暑热为主。其病位以中焦脾胃为主,易见脾胃失调之消化系统症状;易困遏清阳,阻滞气机,病初卫阳被困而身热不扬,病中则中阳不升而胸闷腹胀等;病势缠绵,传变较慢,病程冗长,易于复发。此外,在后期尚能化燥化火,伤阴动血,或能伤阳寒化而多变。诸如甲型肝炎病毒、戊型肝炎病毒、伤寒杆菌、钩端螺旋体、各种出血热病毒等病原体均有此性质。

1.3.4 燥热病邪

多发生在秋季久旱无雨,气候干燥之时。致病特点有自口鼻而入,病位以肺为主,初期肺卫风热偏燥,继则肺燥阴伤,后期肺胃阴伤;易致津液干燥,出现唇干、鼻干、口干、咽干、便干、干咳少痰、舌红少津等表现。流感病毒、鼻病毒、流感杆菌、支原体、军团菌等均有此特性。

1.3.5 温热病邪

此病邪属"伏邪",即在冬季感受寒邪而当时并未发病,但寒伏体内郁久化热,逢春季阳热之时自内而外发。《素问》言:"冬伤于寒,春必病温。"致病特点是起病即以里热证为主,而无表证;易化火、化毒,故病重者易动风、动血或神志异常等;后期极易耗伤阴液,出现肝肾阴伤,虚风内动之症。诸如流感病毒、一些化脓菌、脑膜炎球菌等具有此性质。

1.3.6 疫疠病邪

又叫厉气或疬气。主要形成于气候反常、环境卫生差、动物疫情扩散,以及某些特殊地理气候环境(如岭南地区山岚瘴气)等因素。具有强烈的致病性和传染性,因其来势迅猛,传变迅速,死亡率高,故有"戾气"之谓。如已知的天花病毒、鼠疫杆菌、霍乱弧菌、SARS-CoV 等,如今新发的 SARS-CoV-2(新冠肺炎病毒),以及潜伏或未知的传染性病原体皆属疫疠病邪。此病邪致病尚具有种属的选择性,即某些病邪对人类患病而不传染于动物,有些只感染动物而不传于人类。但SARS、COVID-19,很有可能都是来源于野生动物,如禽流感导致人类得病,甚至死亡的病例已经得到证实。因此,疫疠病邪致病的种属选择性随着自然界的不断变迁和医学的不断发现,传统的观念在不断改变。老的瘟疫被消灭和控制,而未知的新型瘟疫将会不断出现。

1.3.7　温毒病邪

能引起具有温热性质,且能致肌体局部肿毒特征的一类外感热病的病原体,一般有风热时毒和温热时毒两类。其多与季节气候反常多变有关,具有火热致病特点和流行特点。常能内攻脏腑,外窜经络肌表,形成斑疹;或客于脉络,导致局部血脉阻滞,瘀毒互结,而成肿毒。如猩红热、腮腺炎、蜂窝组织炎、炭疽等病原既是。

1.4　温毒

温毒是感受温毒病邪,具有"肿毒"表现的一类独特的外感热病,既具有一般温病的临床特点,还具有局部红肿热痛,甚至溃烂,或肌肤黏膜出现斑疹等特征。如大头瘟(颜面蜂窝组织炎)、烂喉痧(猩红热)、痄腮(腮腺炎)等疾病。此外,一些外科感染性疾病如具有温毒特征时,也可以按照温病学方法处理。

提示:温邪作为温病的病因都是广义的,各病邪都不是单一的病原体,是对具有相同或相类之特征的致病因子的高度概括,指的是具有规律性和普遍特性的一类致病因子。温热病邪、疫疠病邪都不是西医所理解的单一病菌,而是包括了多种病邪在内且又有一定属性联系的一种或一类病原体。其次,中医十分注重气候因素对病邪的产生与传播,以及对人体免疫功能的直接影响。相同的疾病在不同的季节就有不同的临床表现和转归变化,比如流感如发生在冬季可有"冬温"之特点,如发生在秋季却有"秋燥"之表现。另外,中医有温之渐为热,热之甚为火,火之极为毒之说,这就是温邪从量变到质变的过程。

（孙　钧）

2

疫病发展简史及主要著作

历代医家通过长期的实践观察和研究,发现热病在病因、病机和临床表现等方面,具有共同的特点和独特的规律而有别于其他疾病。在实践经验不断积累,认识不断深化的基础上,逐步总结出一套完整的理论体系和诊治方法,从而形成了温病学。西医传入中国有 200 余年的历史,因此自从有人类以来中医就一直是中国人民医疗保健的唯一选择。瘟疫却从来没有停止过对人类的肆虐,尤其他与战乱、灾荒、贫穷相孪生。不论在古代、近代、还是现代,人类每次战胜瘟疫而得以延续,都没有脱离过中医所做出的贡献。在现代医学蓬勃发展的当今,也并没有削弱温病学在感染病防治工作上的作用地位, 相反越来越多的人将目光和希望重新转移到了中医身上。这是因为温病学能高度概括各种感染性疾病发病的普遍规律,加之其随机的辨证论治、灵活的组方用药和广泛的群众基础,以及在抗生素耐药与抗病毒乏药等困惑下, 它的有效性更确立了它在传染病临床医学发展史中的地位。

2.1　发展简史

中医温病学起源于战国时期至唐朝,成长于宋金元时期,是在明清阶段成熟并凸显出来的。1949 年以来,中西医结合事业蓬勃发展,在现代医学和现代科学技术的推动下,新的进展和新的成果层出不穷,当今温病学已经成为一个比较完善的独立学科。

2.1.1　萌芽阶段:战国时期至唐代

温病这一名称最早记载在《素问·六元正纪大论》中,如"温病乃起"。该书还首先提出了"冬伤于寒,春必病温"的伏邪病因说。在此期间人们已经认识到了温病的存在,但在病因病机及诊治方面尚未完全与六气致病学说相区别,只是意识到了温病的存在是外感疾病的一部分。如《素问·热论篇》说:"今夫热病者,皆伤寒之类也。"《难经·五十八难》亦有"伤寒有五:有中风,有伤寒,有湿温,有热病,有温病"。发展至晋代时,医家葛洪在《肘后备急方》中创立了"厉气"之说,即指出自然界中存在着一种致病性很强且具有传染性,而不同于六淫的特殊致病物质,在病因学方面有了超脱认识。自后在证治方面开始重视针对热盛伤津的病机,给予清热、攻下、养阴等方药。至唐代已对瘟疫的发生规律有了初步认识,从而在预防学方面已有了一定的经验。如《千金要方》记载"天地有斯瘴疠,还以天地所生之物防备之",即说明传染病也可以用药物来预防。

2.1.2 成长阶段:宋金元时期

中国古代兵荒马乱,瘟疫肆虐,尤其东汉末年瘟疫大流行,时医张仲景的《伤寒杂病论》鉴此而著,但对传染病的防治作用并不大。同时,随着人类文明史的推进,人口流动和城市的发达,温病的发生更引起了人们的关注,对伤寒派的争论更趋激烈。时至宋朝医学界已开始摆脱《伤寒论》的束缚,在实践中摸索和创新。如朱肱等医家倡导根据发病地域、发病季节和病人的体质的差异来灵活应用经方。到了金元时期,学术争鸣大发展,出现了"金元四大家"。其中寒凉派刘河间创立了"六气皆从火化"的火热致病论。强调外感热病的症候性质是热证,主张治疗用药以寒凉为主,反对热病初期用辛温发汗,而应以辛凉、清下为法。他还创造了双解散、天水散、防风通圣散等表里双解之剂,寓寒凉清热药于经方之中。其对温病学的发展起到了一个非常重要的推动作用,为后世建立以寒凉清热为主的温病治疗学奠定了坚实基础。元代医家罗天益的《卫生宝鉴》论述了关于邪热在上焦、中焦、下焦及在气分、血分不同部位的证治方药,对后世温病学卫气营血、三焦辨证体系的确立奠定了基础。元末医家王安道的《医经溯洄集》中指出温病与伤寒不同,主张将温病从伤寒体系中分离出来,故这一时期已初步形成了温病学理论体系的雏形。

2.1.3 成熟阶段:明清时期

温病学专著的编辑发行是温病学形成的一个重要标志,而这正是在明清时期才出现的。如明末吴有性的《温疫论》便是第一部温病学专著,书中更明确了温病的病因是"疠气"(或称"杂气"),它不同于风、寒、暑、湿、燥、火六淫。从而突破了"百病皆生于六气""外感不外六淫"的传统理论,认识到了瘟疫的发生不光是气候的异常变化,而是自然界还存在的一种特殊的病原体。同时,还揭示了"邪自口鼻而入""无问老少强弱,触之者即病"等传染性及传染途径。在治疗上强调祛邪为主,推崇攻下法、透达法等。时至清代,其学术蓬勃发展,主要在长江中下游地区涌现出了一批具有代表性的温病学医家,如叶天士、薛雪、吴瑭、王士雄被誉为"温病四大家"。他们的著作互补,形成了比较完整的温病学科。

叶天士的《温热论》首次系统介绍了温病的病因、发病、证治、方药、预防等理论方法,他指出温邪从口鼻而入,犯于人体肺卫,在病程传变中有顺传与逆传的不同,创立了"卫气营血辨证",以及"辨舌验齿""辨斑疹、白痦"等诊断方法。此外,在《临证指南医案》中还记载有治疗温病的大量病案,为温热病的辨证用药提供了范例。同时代的薛雪所著的《湿热病篇》专门对湿热病病因、病机、辨证治疗做了系统论述,进一步完善了温病学的内容。继承人吴瑭在叶氏学术成就的基础上,结合他自己的临床经验,对四时温病的研究达到了极致,所著《温病条辨》创立了"三焦辨证",使温病学形成了以卫气营血、三焦为核心的辨证施治体系。此外,清代戴天章著的《广温疫论》,杨栗山著的《伤寒温疫条辨》、余霖著的《疫疹一得》等,对温疫的发生发展和辨证治疗均作了深入地讨论,并创制了许多有效的治疗方剂。王孟英则"以轩岐仲景之文为经,叶薛诸家之辨为纬",汇集了一些主要温病学的著作,并参合自己的实践认识编著成《温热经纬》,对温病学的理论和证治作了较全面的整理,这对温病学的进一步成熟和发展也起了重要的作用。

由此可见,温病学发展到明清时期,通过温病学家的努力,总结了新经验,创立了新理论,制订了新治法。在理法方药方面已有一套比较完整的理论体系,从而形成了新的独立学科。在中医热病学方面取得了划时代的成果,直到现在仍有效地运用于临床实践,指导着热病的辨证施治。

特别应该提醒的是:这一阶段在随着温病学理论体系的确立,在医学领域中围绕着对温病学理论的评价及其与《伤寒论》的关系曾展开了一场论争,这就是所谓的伤寒学派和温病学派之争,其实大力推动了医学界对传染病的高度认识。伤寒学派的主要观点是强调伤寒为一切外感热病的总称,温病自居其中,不应该再另立门户。他们认为张仲景的《伤寒论》已包括了温病证治的完整内容,《伤寒论》六经提纲本不独为伤寒设,废伤寒则六经不传,废六经则百病失传。认为《伤寒论》中的阳明病证治就是为温病而立,温病热自内燔,其最重者只有阳明经、腑二证,经证用白虎汤,腑证用承气汤,称有此两法,无不可治之温病。基于以上认识,对叶、吴等温病学家大加指责,说他们"标新立异,数典忘祖"。温病学派的主要观点是强调温病与伤寒为外感病的两大类别,病因、病机截然不同,概念不可混淆,治疗应严格区别。并指出《伤寒论》虽然是治疗外感病的专书,但其内容毕竟"详于寒,略于温",其阳明病证治内容虽可运用于温病,但远远不能概括所有温病的证治,因此主张温病必须跳出伤寒圈囿,创立新论以"羽翼伤寒"。公正地看,应该肯定《伤寒论》在治疗外感病作用地位方面是有巨大贡献的,它所确立的辨证施治原则是后世温病学发展的重要基础,其中有许多治法方药已被温病学家所汲取,并直到现在仍具有很高的临床实用价值。但也应该看到《伤寒论》毕竟成书于东汉末年,由于当时历史条件和对热性病认识的局限性。随着历史的发展,医疗实践的不断积累,人们必然要在《伤寒论》基础上不断总结发展,以适应温病的需求。温病学的产生正是中医学在治疗外感病方面的进步和发展,无论在理论上和具体证治方法上较之《伤寒论》都有了很大发展,补充了《伤寒论》的不足。因此,在温病学说形成后,能较快地为多数医家所肯定、接受和运用。温病学与《伤寒论》在学术上是一脉相承、不可分割的,《伤寒论》是温病学形成的重要基础,温病学又是《伤寒论》的发展和补充。当然,温病学也还有待在不断的实践、总结和研究中加以补充和提高。

2.1.4 新进展时期:新中国成立至当代

温病学虽然在清代形成了比较完整的理论体系,但在鸦片战争以后至新中国成立以前,由于西医学的传入和国民党政府限制中医政策的影响,一股消灭中医的时潮尘嚣一时,中医陷入了发展的困境阶段,温病学亦未得到发展。1949年后,在毛泽东主席的领导下,政府号召中西医结合,中医学获得了新生,温病学一直代表着中医发展的一个方向。中、西医务工作者开始团结起来,继承和研究温病学事业。首先是挖掘、整理、出版了大量温病学著作,各地在整理古代文献、总结临床经验的基础上,编著出版了多种温病学专著和教科书,并用现代科学方法对其理论加以研究应用。《温病学》作为一门专科教材,也成了医学教育的一门专科教程。

在防治急性传染病、急性感染性疾病和其他发热性疾病的实践中,广泛应用温病学的理论和经验,取得了新的成就,显示了中医在治疗急性热病方面的独到疗效。如在1954年,石家庄地区运用温病学理论和方法治疗流行性乙型脑炎,取得了显著效果,为中医治疗急性传染病做出了良好的开端,引起了医学界的重视。此后,温病学的理论和经验更广泛地运用于防治流行性脑脊髓膜炎、流行性乙型脑炎、麻疹、白喉、菌痢、肠伤寒、钩端螺旋体病、流行性出血热、肺炎、急性胆道及泌尿道感染等急性传染病和急性感染性疾病,都取得了较好的效果。

在广泛医疗实践的基础上,通过不断总结临床经验,探索诊断治疗规律,对温病学的理论也进行了深入研究。如有的采取中西医结合的方法根据温病卫气营血辨证的理论,联系现代医学对传染病的认识,对温病卫气营血的传变规律及其本质进行了探讨;有的运用现代生理、病理、组织、生化等知识和方法对温病的舌苔变化进行了系统地观察和研究,取得了一定成绩;有的对各种急性传染病、急性感染性疾病及其他一些发热性疾病的辨证分型治疗规律进行了总结;有的对温病治疗的有效方药,在肯定疗效的基础上,进一步通过实验研究以阐明其药理作用。与此同时,温病治疗方法和药物的研究也有了新的进展,如各地总结出了一批针对不同疾病特异性病原体的中草药和中医方剂;有的对传统的剂型进行了改革,创制了片剂、颗粒剂、针剂等新剂型,方便了使用,提高了疗效。这些成果,都极大地丰富了瘟病治疗学的内容。

同时,中药现代化促进了中医专病专方和中药有效成分的研究应用,筛选出了不少具有抗菌、抗病毒作用的中草药。诸如黄连素治疗痢疾;苦参素治疗乙肝;青蒿素治疗疟疾等,都成了不同阶段中国传统医学发展的里程碑。另外,中药针剂的研发也进入了快车道,通过静脉滴注中药,对一些急性感染性或重危疾病的治疗,已成为现代临床医学必不可少的方法,甚至好多疾病的临床治疗用药是以中药注射剂为主的。值得一提的是2003年,面临突如其来的"非典"疫情的救治,中医药派上了大用处,又一次赢得了世人的高度关注。"非典"疫情结束后,一些学者专家专门研究出版了诸多中医疫病学方面的专著,使中医疫病学科理论和实践水平都得到了空前的提高,疫病学有望成为现代中医传染病学的成熟之作。

在20世纪80年代前后,国家制定了新的中医政策,中医院校得到了重建和发展,各县建立了中医医院,各综合医院也设立了中医科,为中医治疗传染病提供了条件。至此,为了继承和弘扬中医药,保障和促进中医药事业发展,保护人民健康,由全国人民代表大会常务委员会于2016年12月25日制定发布了《中华人民共和国中医药法》,自2017年7月1日起施行,因此中医必将进入发展的快车道。

2.2　历代主要著作

2.2.1　《黄帝内经》

《内经》是中医学基础理论之鼻祖,也是疫病学的起源和理论基础,尤其"天人合一"思想永远是中医的基石和硬核。《内经》中就有关于温病因证脉治等方面的记载,如《素问·六元正纪大论》有"温病乃起"等温病病名之述。在病因方面,除了认为时令之气不正常可引起温病发生外,《素问·生气通天论》还有"冬伤于寒,春必病温"的论述,这是温病伏邪病因学说的最早理论根据。《内经》将温病在概念上认为,仍从属于伤寒的范围,即认为温病是伤寒中的一个类型,伤寒是一切外感热病的总称,如《素问·热论篇》说:"今夫热病者,皆伤寒之类也。"对温病症状的观察:《素问·评热病论》"有病温者,汗出辄复热,而脉躁急,不为汗衰,狂言不能食"。对温病的治疗认识:《内经》"热者寒之","温者清之",虽不是针对温病而言,但对温病治疗学的发展奠定了基础。在温病预后方面,《素问·玉版论要篇》提出了"病温虚甚死"。在预防方面,《素问·刺法论》提出了预防疫病的关键在于"正气存内"和"避其毒气",强调一方面要增强人体正气,以抵御外邪入侵发病;另一方面也要避免外来"毒气"的侵袭。《素问》有关"运气学说"的七篇大论,更是从人与自然、气候相适应的观点出发,精辟地阐明了瘟疫产生的机理和人们防治的方法,更为神奇的是可以科学的预测瘟疫的发生,譬如"三年化疫"学说等,成为中国文化和中医科学的精髓,值得重视和研究。

2.2.2 《难经》

《难经》在《素问》《灵枢》基础上提出八十一个问题进行重点讨论,然后归纳成书。最早见于著录的书目是《隋书·经籍志》,其中提到三国时吴太医令吕广曾注《难经》,这是已知的《难经》的最早注本。唐代杨玄操在吕广注本的基础上重新编次,并明确提出《难经》为秦越人所作。北宋初期,王九思、王鼎象、王惟一曾先后校勘《难经》,其中翰林院医官王惟一校勘的《难经》是在吕注本和杨注本的基础上完成的,曾刊印颁行。南宋时,李元立以秦越人原撰为基础,汇集整理南宋以前9家校注《难经》的著作,编撰《难经十家补注》。后人据此书重刻改订,编成《王翰林集注八十一难经》,简称《难经集注》,为后世通行本。《难经集注》传世通行本传入日本而保存至今,国内上海涵芬楼影印本(1924)、中华书局《四部备要》排印本、人民卫生出版社影印本(1956),均据日人林衡氏辑《佚存丛书》本《难经集注》。其云:"伤寒有五:有中风,有伤寒,有湿温,有热病,有温病。"

2.2.3 《伤寒论》

张仲景著,系中医临床学之鼻祖。《伤寒论》对温病初起热象偏盛的临床特点作了简要的描述,他当时认为温病是伤寒中的一个类型:如"太阳病,发热而渴,不恶寒者为温病"。该书虽然没有明确指出温病的治疗方剂,但在"阳明病证"等论中,所述的清热、攻下、养阴等治法、方药的确可适用于温病,这对后世温病治疗学的形成有深刻的影响。如白虎汤,可直接用于温病气分胃热证,攻下的调胃承气汤变化为"五承气汤"(牛黄、导赤、增液、宣白、桃仁等)系现在最常用的方剂,其中"宣白承气汤"是这次治疗 COVID-19"国家方案"里的方子。此外,麻杏石甘汤、茵陈蒿汤、栀子豉汤、葛根芩连汤等,对于温病治疗学的形成有深刻的影响,至今仍为临床所用。

特别要说的是:在当前抗击 COVID-19 疫情中,《伤寒论》派上了大用场,全国各地均大量运用了中医治疗,基本都是以《伤寒论》的经方为基础加减或由其所组方而成的,如"麻杏石甘汤"首当其冲。

2.2.4 《肘后备急方》

晋朝葛洪所著,对病因的认识:"岁中有厉气兼挟鬼毒相注,名曰温病。"最早认识到温病的病因是一种特殊的致病因素,不同于其他病因,这种特殊的物质疠气,致病传染性强。至于"鬼毒"之说,因葛洪出生于道家,故认为有鬼毒作用,当忽略或剔除即可。这部书上描写的天花症状,以及其中对于天花的危险性、传染性的描述,都是世界上最早的记载,而且描述得十分精确。书中还提到了结核病的主要症状,并提出了结核病"死后复传及旁人"的特性,还涉及了肠结核、骨关节结核等多种疾病,可以说其论述的完备性并不亚于现代医学。书中还记载了被疯狗咬过后用疯狗的脑子涂在伤口上治疗的方法,虽然该方法没有作用,但是原理上还有可以借鉴的地方。另外,对于流行病、传染病,书中更是提出了"疠气"的概念,这种科学的认识方法在当今来讲,也是十分可贵的。书中对于恙虫病、疥虫病之类的寄生虫病的描述,也是世界医学史上出现时间最早,叙述最准确的。

特别要提到的是:中国当代医学家屠呦呦正是受《肘后备急方》中有关对青蒿的论述启发后,才成功研发出了"青蒿素"这种系列药剂,遏制了非洲疟疾,获得了诺贝尔医学奖,也是中国历史上唯一获得诺贝尔医学奖的项目。

2.2.5 《诸病源候论》

隋代巢元方所著,在病因方面,突破了前人的见解,提出新的论点,把当时的病因学提高到一个新的水平。认识到温病是"人感乖戾之气而生病",不同于一般病因的致病因素也是一种特殊的致病物质。但在隋代以前,绝大部分都概括于伤寒和时行病中,认为是由于气候的变异,人触冒之而发病。但他提出单纯触冒寒毒之气发病,则不传染;如"感其乖戾之气而发病",则多相传染。所谓"乖戾之气",很近似于对传染病病原体的认识。此外,更提倡服药预防,控制传染,这是一个很大的进步,对后世吴又可"疠气学说"有很大指导意义。其次,关于地方病,如对岭南"瘴气",指出是由于"杂毒因暖而生"。认为三吴以东的"水毒"等,是由于水源传染;山区多见的瘿病,是由于"饮沙水"而成等,指出了这些疾病的发生与流行,同地区的气候变化、地理条件等有密切的关系,认识到了一些地方性病的特点。另外,对于寄生虫病,则有"湿䘌候""疮䘌候""九虫候"等许多寄生虫的形态及其传染途径的详细描述,特别对绦虫,指出是由于吃了半生不熟的牛肉和生鱼所致,并说"白虫相生,子孙转大,长至四五尺,亦能杀人"。观察非常细致,记载也是最早的。隋以前医家,都认为皮肤病是由风邪或邪热伤于皮肤肌肉所致,而他则进一步阐明有虫毒为患,如对癞、疥、癣等病,都指出有虫寄生。发展了前人的六淫病因学说,已认识到有病原体的存在。又如,对过敏性疾病,如荨麻疹,认为原有"邪气客于皮肤,复逢风寒相折,则引起风瘙隐疹",似认识到发病有致敏原。如漆疮,认为"人有禀性畏漆,但见漆便中其毒",明确了此病有个体特异性。又如,明确指出破伤风与金创感染有关、与产褥感染有关、小儿则与脐疮感染有关,并且与中风、贼风和风癫等做出鉴别。

2.2.6 《千金要方》

唐朝孙思邈著,又称《备急千金要方》《千金方》,是中国古代中医学经典著作之一,共 30 卷,是综合性临床医著,被誉为中国最早的临床百科全书,约成书于永徽三年(652 年)。该书集唐代以前诊治经验之大成,对后世医家影响极大。《千金要方》书中首篇所列的《大医精诚》《大医习业》,更是中医学伦理学的基础。其中,将飞尸鬼疰(类似肺结核病)归入肺脏证治;提出霍乱因饮食而起,以及对附骨疽(骨关节结核)好发部位的描述;消渴(糖尿病)与痈疽关系等的记载,均显示了相当高的认识水平。尤其在方剂的创立方面,丰富了温病治则的内容,突出清热解毒法,为温病治疗学的发展奠定了基础。

2.2.7 《外台秘要》

唐朝王焘所著,卷 1~2 为伤寒;卷 3~6 为天行、温病、疟疾、霍乱等;卷 7~20 为心痛、痰饮、咳嗽等内科杂病;卷 21~22 为五官科疾病;卷 23~24 为瘿瘤、痈疽等;卷 25~27 为痢、痔诸病;卷 28~30 为中恶、金疮、恶疾等;卷 31~32 为采药、丸散、面部诸疾;卷 33~36 为妇儿疾病;卷 37~38 为乳石;卷 39~40 为明堂灸法。全书共 1104 门,均先论后方,载方 6000 余首。凡书中引用书籍都详细注明出处,保存大量唐以前医学文献,为研究中国医疗技术死亡发展史、发掘中医遗产,提供了极为宝贵的考察资料。公元 1069 年,本书曾经北宋校正医书局校刻;1640 年又经程衍道校勘;1949 年后有影印本。王焘记载了许多预防和治疗温病的方剂,如太乙流金散,具有代表性。

2.2.8 《温疫论》

作者为明朝末期的医学家吴有性, 是中国第一部系统研究急性传染病的医学书籍。创立温疫辨证施治理论,其学术成就表现在:论述了温病与伤寒的不同,大胆讲"守古法,不合今病"。在先人"乖戾之气"基础上,首创"疠气"学说,丰富和发展了温病病因学说,说"温疫之为病,非风、非寒、非暑、非湿,乃天地间别有一种异气所感"。温疫是感触疠气而引起,邪从口鼻而入,伏匿膜原,迨其溃发则有九种传变。温疫有强烈的传染性,说"无问老少强弱,触之者即病"。在治疗上强调以祛邪为第一要义,提出"客邪贵乎早逐""邪不去则病不愈"。并创疏利透达之法,如:发病初起,即用透达膜原;中期邪已陷胃,用三承气汤专主下夺,以邪尽方止;后期重在滋养津液,清解余邪。

2.2.9 《燥气论》

喻嘉言所著,提出了秋伤于燥之说,认为《内经》中只有春伤于风、夏伤于暑、秋伤于湿、冬伤于寒,春必病温等论述,而没有论及燥气,不够全面。于是,补充了秋伤于燥之说,并自订"清燥救肺汤"治疗燥病的主方,这确是发前人所未发。然而,清燥救肺汤,成了现代医生治疗肺纤维化、肺毁损等疾病的主方。

2.2.10 《温热论》

《温热论》是叶天士口授所成的温病专著,也是温病学理论的奠基之作。他在这篇著作中,系统阐述了温病的病因、病机、感染途径、侵犯部位、传变规律和治疗大法等。他指出温邪从口鼻而入,犯于人体肺卫,在病程传变中有顺传与逆传的不同,创立了"卫气营血"辨证施治的理论方法,发展了温病的诊断方法,如辨舌、验齿、辨斑疹、白痦等。阐明了温病的主要类型及其发生发展机理,按季节划分类型,分新感、伏气。其经典名言:"在卫汗之可也,到气才可清气,入营犹可透热转气,入血就恐耗血动血,直须凉血散血。"成为当代教科书的硬核内容。

2.2.11 《温病条辨》

《温病条辨》是吴鞠通在叶氏学术成就的基础上,结合他自己的临床经验而编著的,是论述四时温病的专书,共列 238 法 198 首方。此书不仅收取了前贤在温病学方面的成就,还创立了"三焦辨证",完善了温病的辨证体系。叶天士创卫气营血辨证纲领,只是明确了温病不同阶段的辨证治疗,尚不能确切地反映出脏腑病变的实质,然而吴鞠通则以三焦来归纳温病错综复杂的病理表现,凡心肺之病属上焦、脾胃之病属中焦、肝肾之病属下焦。三焦辨证与卫气营血辨证,互为经纬,共同构成了温病的辨证理论体系,阐明温病的病机传变,揭示了温病的发展规律,提出温病"始上焦,终下焦""上焦病不治,则传中焦,胃与脾也;中焦病不治,即传下焦,肝与肾也"。极大丰富了温病治疗学方法,创立"治上焦如羽,治中焦如衡,治下焦如权"的治法。

2.2.12 《湿热病篇》

《湿热病篇》系薛生白著。薛生白,别名雪;字生白,号一瓢。清代吴县人,生于清·康熙二十年(1681 年),卒于清·乾隆三十五年(1770 年),享年 90 岁,与叶天士同时而齐名。早年游于名儒叶燮之门,诗文俱佳,又工书画,善拳技。后因母患湿热之病,乃致力于医学,技艺日精。他专于湿热证治,所著《湿热病篇》即成传世之作,对湿热病的病因、病机、辨证治疗作了较全面、系统地论述,详尽而精辟,药证俱备,无论处常处变,皆有证可辨,有法可循,是温病学发展史上,系统而完整地阐述湿温证治的最早文献之一。

2.2.13 《霍乱论》《温热经纬》《王氏医案》《归砚录》

以上均为清代医家王孟英所著,他在历代温病学理论基础上,广采名家注释,阐其本人见解。尤其《温热经纬》是他的代表作,集中记载了他对温热病的认识与经验,是他以《内经》和《伤寒论》为经,取叶天士、薛生白等诸家学说为纬,结合自身经验而成。列证文献三十余种,起到了全面整理温病学说的作用,是温病学集大成之编,对温病学成熟和发展起了重要作用。其中明确提出"新感""伏邪"两大辨证纲领,重视审同察异,灵活施治,充实并发挥了温病的发病机理和辨证施治理论。他认为温病忌汗,认为出汗退热并非治温病根本之法,如说:"温证误作伤寒治而妄发其汗""温证误投热药补剂亦有此候"。他认为温病自内发,由三阴而三阳,不同于伤寒之由太阳入三阴,主张治温病宜用轻质平淡之法,说:"此论温病仅宜轻解,况本条所列,乃上焦之治,药重则过病所。"其次,王氏对"暑"证,亦多论辩,认为当时医家有"暑必兼湿"说不可过于执信,此认识亦有其独到处。他在食疗方面颇多创见,《王氏医案》应用食疗方案亦比较多。认为以食代药"处处皆有,人人可服,物异功优,久服无弊"。如对伤津液的病人,主张大量频频进梨汁、蔗汁,以其凉甘之性味达到救阴养阴之目的。他称梨汁为"天生甘露饮";甘蔗汁为"天生复脉汤";西瓜汁为"天生白虎汤"等。常选择食物,配合成适当方剂,临床时用以提高疗效,如以橄榄、生萝卜组成"青龙白虎汤"治疗喉症;以生绿豆、生黄豆、生黑大豆(或生白扁豆)组成"三豆饮",以治痘症、明目、消疳、疮疡、泄泻;以漂淡海蜇、鲜荸荠合为"雪羹汤";以猪肚、莲子为"玉苓丸"等。在他的著作里创造了很多理论新见解和治案,给后世留下了"王氏连朴饮""甘露消毒丹"等名方,至今被列入中医方剂教科书中。

(柴玲霞　翟德忠)

3

疫病学的现代地位

中医疫病学仍然秉持着整体宏观和辨证论治的思想,遵循自然法则,适用于已知的传染病,亦适用于未知的传染病。用现代医学的眼光看,中药不但对病原体有很强的杀灭作用,而且对改善病理损伤所表现的症状有明显的疗效,从而对预后产生根本影响。因此,在应对突发的重大传染病公共卫生事件中,中医药将越来越多地发挥其有效的治疗作用。

3.1　中医模式的优势

中医疫病学是数千年来中国医学家在与无数次瘟疫做斗争的临床实践中,不断总结出来的一套理论体系,由于其符合传染病的发病与转归规律,故它不仅适合于过去的和现行的一些发热性和流行性疾病的防治,而且对新增的未知的传染病同样有不可估量的实践作用。这正是中医学的天人合一、整体观念、辨证论治、同病异治、异病同治等科学思想的真实体现,可谓符合传染病发生、发展的普遍规律。

人类文明史的不断推进也必然伴随有新型传染病的不断威胁,随着气候、环境、社会等因素的不断变化,旧的传染病有可能死灰复燃、卷土重来;现有的传染病有可能发生意想不到的变异,而成为医学的新问题,比如耐药肺结核病、ESBL(超光谱 β - 内酰胺酶)菌株感染、艾滋病、性病的蔓延等。特别是近年来突如其来的各种新的传染病,在局部暴发流行,或呈全球性流行,严重威胁着人民生命安全和正常生活秩序,制约了社会政治、经济、文化等的发展,甚至不经意间可以毁灭人类并非危言耸听。当今,如 SARS、人感染高致病性禽流感、中东综合征、西尼河病毒、埃博拉病毒、甲型 H1N1 流感、COVID-19 等,不光是医学界和疾控中心(CDC)等部门的头疼事,已成为世界各国政治生活中的重中之重。

作为与疾病做斗争的实用医学,从来就没有停止过艰辛探索的脚步,但也从来没有像今天这样困惑和焦虑过。西医的"生物—生物"模式已不能完全适应现代临床的实践活动,虽然西医学的尖端技术一直支撑着疫情的主战场,但已显示出了本身素有的不足,因为化学药品的滞后性和耐药性无需回避,面对突发的未知的新型传染病显得无药可用,捉襟见肘。诚然,中医恰恰相反,它是"生物—社会—心理"的医学模式,强调疾病的发生和防控与人文、心理、政治、环保、气候等多因素相关联,即便是面对一些耐药菌、未知病毒或变异病毒的感染性疾病,也能根据其特征性表现随即找到辨证施治的有效方法,而且非常能随机应变和个体化治疗。中医学一直坚持"人天合一"的思想,可以与西医学互补,因此中西医结合创造出了中国现代新医学的瞩目成就,已经成为医学的一个主流。目前大多数国家已承认中医是合法的,中医走上世界也是必然的。

疫病学作为中医园中的一枝奇葩,几千年来在诊治各种热病,在应对一次次异乎寻常的瘟疫的流行实践中,积累下了丰富的经验,亦从中总结出了一整套行之有效而具有普遍意义的诊断用药体系,对防治季节性流行性疾病和各种传染病,保障人类的生息健康,越来越显得实际有用。

3.2　中医治疗"SARS"

SARS(严重急性呼吸综合征)疫情:2002年初在广东发生,并扩散至东南亚乃至全球,直至2003年中期疫情才被逐渐消灭的一次全球性传染病疫情。2003年3月15日后,世界很多地方都出现了SARS的报道,从印尼、菲律宾、新加坡、泰国、越南传播到澳大利亚、欧洲和北美。在此期间发生了一系列事件,包括医务人员在内的多名患者死亡,引起社会恐慌。世界卫生组织及世界各国对该病的处理、疾病病原微生物的发现及命名等高度关注,最终认定疾病元凶是"冠状病毒"。截至2003年8月16日,中国累计报告SARS临床诊断病例5327例,治愈出院4959例,死亡349例。加拿大251例,死亡41人;新加坡238例,死亡33人;越南63例,死亡5人。当时,全球在治疗SARS的临床中都大量应用抗病毒药(无特异性的药品,全部是经验性或试验性用药)和糖皮质激素,但这些药物的不良反应也在患者的治疗后期和恢复期中不断凸显,至今仍然存在着争议。

2003年,中国掀起了一场应用中草药防治SARS的人民战争,曾一度"板蓝根"等药材市场脱销,据统计对50%的SARS患者进行了中医辨证治疗,有效地控制了疫情。世界卫生组织在2003年10月10日召开的"中医、中西医结合治疗

SARS 国际研讨会"上,首次肯定中国中西药结合治疗 SARS 安全有效,并且是最具潜在效益的,这在中国中医药史上具有划时代的意义。世界卫生组织及全球的专家共同认为,中西医结合治疗 SARS 是安全有效的,主要表现在中西药结合可减轻 SARS 病人的气短、呼吸急促等症状,可促进肺部炎症吸收,减少糖皮质激素和抗病毒药的用量及副作用。

3.3　中医治疗"甲型 H1N1 流感"

甲型 H1N1 流感疫情:在 2009 年全球大流行,其中在美国大面积爆发,并蔓延到 214 个国家和地区,导致近 20 万人死亡。截至 2010 年 3 月 31 日,中国 31 个省份累计报告甲型 H1N1 流感确诊病例 12.7 万余例, 其中境内感染 12.6 万例,境外输入 1228 例,死亡病例 800 例。甲型 H1N1 流感早期仅对"奥司他韦"有效,除此之外仍然是对症处理。中国各地仍然坚持中西医结合并重的方针,国家层面迅即制定并下发了中医诊治方案,大量运用中医温病学方法辨证施治。中医治疗甲型 H1N1 流感,则根据其不同表现的不同证型,选择不同的方药,个体化辨证施治,不仅能减轻抗病毒西药的不良反应,而且能较快缓解疾病痛苦,缩短病程,尤其对重症的救治帮助很大,死亡率远低于世界平均水平。

3.4　中医治疗"COVID-19"

早在 2019 年召开的全国中医药大会上就明确:推动中医药和西医药相互补充、协调发展,充分发挥中医药防病治病的独特优势和作用。

2019 年末,先在湖北发现的新型冠状病毒病,没有特效药物和疫苗。国家明确提出"中西医结合",提倡中医参与,90%的患者服用了中药(汤药为主),而且更是"一人一方"原则,突出了中医的辨证施治,没有了 SARS 当初的"板蓝根之风",取得了医患"双赢"、世界瞩目的成效。

中医药对新型冠状病毒感染的肺炎防治国家科研攻关专家组专家、天津中医药大学校长张伯礼院士,亲自奔赴在武汉抗疫一线,请缨用纯中医治疗轻症患者并在"方舱医院"取得了全面成功。采取"一人一方"原则,中药汤剂进危重症病房参与救治危重病例,取得"1+1 大于 2"的效果。其实,全国一盘棋,这只是个例子。张院士认为:"中医、中西医结合治疗 SARS,疗效曾得到世界卫生组织肯定。在新型冠状病毒感染的肺炎防治中,中医在减轻发热症状、控制病情进展、减少激素用量、减轻并发症等方面具有疗效。"新型冠状病毒感染的肺炎是病毒感染和机体免疫状态博弈的结果。中医治疗往往不是着眼于病,而是调动机体自身的抗病能力,在改善临床症状、减少并发症、提高生活质量等方面具有独到优势。他说:"这和靶点治疗一样,同样可以治好疾病""治疗新型冠状病毒感染的肺炎,中医药可以全疗程、全方位发挥作用,但我还是提倡中西医结合治疗""要一切以病人受益最大为原则"。张伯礼介绍:"对轻、中型患者使用中药汤剂个体化治疗更有针对性,对于重症患者也应当采取中西医结合方法救治。"根据既往经验,中医药在改善退热、呕恶、便秘症状、控制病情进展(如稳定血压、血氧饱和度)以及靶器官保护、维护心肺肾功能等方面,都具有作用。当然,治疗要早,要注意观察病势发展情况,及早发现,及时用药阻抑其恶化发展。

2020 年初,国家卫生健康委员会和国家中医药管理局发布的《新型冠状病毒感染的肺炎诊疗方案(试行第二版)》开始就详细阐述了中医治疗方法,之后在各更新版中更是根据病情变化和临床经验,中医方案逐渐完善,更加切合实际。同时,国家中医药管理局随即成立应对新型冠状病毒感染的肺炎疫情防控工作领导小组,组织中医药专家积极参与医疗救治特别是重症、危重症病例的医疗救治工作。广东、北京、天津等地定点医院和武汉部分定点医院均采用中西医结合的方法救治患者。《新型冠状病毒感染的肺炎诊疗方案(试行第三版)》的中医治疗方案,开始将 COVID-19 分为湿邪郁肺、邪热壅肺、邪毒闭肺、内闭外脱等多个中医证型,针对每个证型给出了推荐方药。通过一年多来的大量临床实践,中医方案更具完善和标准化,有效方剂亦得到了普遍认可,如"清肺排毒方"适用于各型的基础治疗。尤其是在中西医结合原则指导下,中医治疗 COVID-19 与西医的临床分期相对应,即按照轻型、普通型、重型、危重型和恢复期,进行对应辨治,更有利于推广和规范化。

3.5 全球抗疫需求中医

据 2020 年 3 月 17 日的网络媒体报道:来自荷兰中华国际医药贸易公司林浩然介绍,已经进口的 750 盒中药预防药剂销售一空。他紧急追加的 15 150 盒中药预防方,于荷兰当地时间 3 月 16 日凌晨 1 点抵达。他说:"现在没有特效药,而中医药在武汉已经证明了自己的作用。这就像是照进黑暗屋子的一束亮光,给了我们信心和勇气。相信中医在欧洲的防治新冠中将起到重要作用。也会有越来越多的人选择中医,这是一个大的发展趋势。"据悉,林浩然是中医世家出身,他从2005 年以来一直在欧洲推广中医药。林先生说:从本周开始,每周将进口 15 000

盒中药预防方,还计划引入现代化中药发药机,与同仁堂荷兰分公司合作,以帮助更多人。意大利岐黄中医学院院长何骏也证实,疫情暴发以来,意大利很多中药店根据中国中医药专家的药方调配了方剂销售,不仅是华人,不少意大利人也购买服用。中药"连花清瘟胶囊(颗粒)"先后被国家及20余个省市新冠肺炎诊疗方案进行推荐,成为推荐频次最多的中成药,大批量已随中国援外防疫专家组到达意大利,另外将支援伊拉克的疫情防控。如此,不胜枚举。

天津中医药大学校长、中国工程院院士张伯礼表示:韩国大田大学、日本神户的东洋医疗技术学院,以及意大利维拉佳达医学院都致函,希望学习中医治疗新冠肺炎的经验,并欢迎援助中成药。张伯礼说:"澳大利亚中医诊所迫切需要适应当地的中医处方,我已经提供了两张处方""我们已经把相关中成药的使用经验以及临床观察报告翻译成英文,和他们分享。中医药是中国的,我们愿意分享我们的经验,帮他们一块来抗击疫情。中医药愿意为世界人民的健康福祉贡献自己的力量。"与此同时,天津中医药大学也通过中医孔子学院、留学生和校友,把中国的抗疫情况通过讲座、短信、微信和校友网进行了广泛分享。

在还没有新冠特效药和疫苗发挥实际效应的情况下,中国的经验和中医药确实安全有效。疫情期间,中国援外的所有医疗队几乎都派有中医专家,中医抗疫走向了世界,是一次空前的突破。

(孙 钧)

4

疫病的发病机理

中医认为：疫病的发生主要有发病因素、感邪途径和发病类型三个方面，包括了西医学的病因学、流行病学的内容，还强调了人与自然、社会等因素之间的关系在发病过程中的重要性。

4.1 发病因素

温邪即病原体，温邪侵犯人体是发病的外因，而人体正气的盛衰则是发病的内因。

4.1.1 体质因素

《内经》中说："正气存内，邪不可干""邪之所凑，其气必虚。"人的体质的强弱，首先，取决于先天禀赋，先天足则正气足，对病邪就有较强抵抗力。当正气旺盛时，即便遇上传染病流行，轻者不易感染，重者感染亦轻。其次，取决于后天保健，若平素注意身体锻炼，注意起居卫生，戒烟限酒，保持心理平衡等，则阴阳气血平衡，正气充足。相反，则阴阳失调，脏腑功能紊乱，抵御温邪的能力下降，瘟疫来时难以逃避。最后，还要进行免疫预防，早在晋代就有这样的做法，如《肘后救卒方》中用狂犬脑组织敷贴于被犬咬伤处以防治狂犬病；用煎服青蒿汤预防疟疾等。明代就开展了"人痘接种术"，来有效地防治天花病。因此，人工免疫及药物预防，也是提高整个人群抗力、阻止瘟疫大流行的有效措施。

中医认为人的体质是不同的，如素体偏阴虚或偏阳亢者，因温邪属阳，同气相求，故易感瘟。然而，这些体质的形成除了先天因素外，主要与后天生活或疾病有关。如喜食辛辣、烟酒或房劳过度，或罹患肺痨等疾病者，就易耗伤阴精而致偏阴虚体质。性情暴躁、喜嗜肥甘等，则助长了体内的阳热之气而易为偏阳亢体质。同样，素体脾虚湿盛者及"太阴内伤"，易感湿热类温病。

4.1.2　自然因素

主要指气候、环境、地域等因素,在温病发病中的作用。我们已经知道这些自然因素是温邪滋生传播的重要条件,同时也是直接或间接影响人体生理变化的重要条件。中医十分强调"人天相应"的思想,顺应四时气候变化规律者昌,逆之则亡。异常气候不仅可导致人体正常生理功能紊乱,使抗病能力下降,而且会导致温邪的泛滥。如遇大寒、大旱、洪涝等反常气候时,各种疫情就有可能出现。

恶劣的环境同样是瘟病发生的必然条件,如空气污染、空气混浊、放射性物质弥散等都能使人体免疫系统受到损伤,且易增加感染机会。

某些特殊的地域是某些温病发生的特定条件,如湿热类温病就容易发生在南方等,应当加以观察和防范。

4.1.3　社会因素

传染病的流行与否,与社会背景有很大关系。人们的经济水平、营养状况、教育程度、文化风俗、卫生设施等因素,都会影响人们识瘟、避瘟和抗瘟的能力。社会制度对瘟病的发生与防治关系更大,如人口制度、防疫制度、环卫制度、投资制度等直接或间接地影响人的生理心理变化和疾病的流行变化。其中,社会动荡、战乱灾荒等更为瘟疫创造了温床。社会因素是温病发生的条件之一,更是最终得到控制乃至消灭的重要途径。比如,没有我们现在稳定的社会秩序和优越的政治制度,2003 年的 SARS 就无法在有效时间内得到控制。如今,全球暴发的 COVID-19,在全球范围内大流行 1 年半,时间过去了这么久,仍得不到有效控制。尤其在欧美等发达国家和印度等发展中国家,疫情彻底失控,持续蔓延,直至二次爆发,触目惊心,对人民生命健康和社会经济生活等造成了重大创伤,更是证明了社会因素在疫情防控中发挥的重要作用,甚至比科学技术更显重要。可以说,在大疫面前社会因素起着决定性作用。

4.1.4　职业因素

不同的职业人群对温病的易感性是不同的,如医务人员、野生动物工作人员等就是高危人群,这与接触病邪的概率有关。如今的医源性疾病、医院内感染等亦不容忽视。如何加强对高危职业和高危人群的保护,其实也是一个社会问题。

4.2　感染途经

4.2.1　呼吸道传播

近距离呼吸传播,病邪从口鼻而入,或温邪污染的空气、飞沫、尘埃、气凝胶等经呼吸道感染人而发病。古代医家很早就指出："一人病气,足充一室。"口鼻是呼吸道的门户,其气同于肺,如风温、秋燥、烂喉痧等都是通过这一途径感染的,起初表现都有上焦手太阴肺之病变。因此,冬春季节及瘟疫流行时期戴口罩很重要。

4.2.2　消化道传播

饮食相染,从消化道而入。常言说"病从口入",祖国医学对此认识十分明确,如《诸病源候论》中说:"人有因吉凶,坐席饮啖,而有外邪恶毒之气,随食饮入五脏,沉滞在内,流注于外,使人肢体沉重,心腹绞痛,乍瘥乍发。以其因食得之,故谓之食注。"湿温类温病,如霍乱、痢疾、甲肝等都是经此途径而得。因此,注意食品卫生和清洁卫生习惯,消灭苍蝇、老鼠、蟑螂等害虫对阻断其传播有重要意义。

4.2.3　接触传播

接触相染,从皮肤黏膜而入。病菌通过接触从皮肤而感染是中医的最早发现,如《灵枢·百病始生》中说:"虚邪之中人也,始于皮肤,皮肤缓则腠理开,开则邪从皮毛入。"诸如血吸虫、疟疾、恙虫热等,或经疫水接触皮肤或经蚊蜱等叮咬皮肤而感染。另外,手接触温邪后,如不经清洗也会从口、眼结膜而入的。"皮毛主一身之表",皮肤是人体健康的第一大屏障,许多温邪可通过破损的皮肤处而感染,如 HIV、HBV、HCV 等病毒和人畜共患性疾病,都是以接触传染为主。

如今医护人员的职业暴露感染已很普遍,必须注意防范,手卫生是防范的首要措施。

4.2.4　其他途径

已发现的 AIDS、HBV、HCV 等现代传染病,除生活接触传播外,以血液、性生活、母婴传播等方式为主,现代中医疫病学应当加以补充。吸毒、性乱等社会恶习,是这些疾病迅速蔓延的根源之一,因此倡导健康的生活方式,洁身自爱,也是防御传染病的有力武器。

4.3　重要学说

4.3.1　"正气"学说

任何急慢性传染病的发生和发展,尤其是危重症或高死亡率,总与罹患有基础疾病、年老体弱、孕产妇、婴幼儿等人群有关联。这是因为,人体的防御能力即"正气",是一个决定性的因素。

《素问·刺法论》"正气存内,邪不可干"的理论,解释了温邪能否侵入人体发病,取决于正气的强弱,即温邪只有在人体正气不足,防御功能减弱,或病邪的致病力超过了人体的防御能力的情况下,才有可能导致发病。《灵枢·百病始生篇》说:"风、雨、寒、热,不得虚,邪不能独伤人。卒然逢疾风暴雨而不病者,盖无虚,故邪不能独伤人。此必因虚邪之风,与其身形,两虚相得,乃客其形。"这就明确指出了人体正气不足是导致外邪侵犯人体发病的一个决定性因素,即所谓"内因"的主要内容。

(1)气的概念

人是自然界的产物,禀天地之气而生,依四时之法而成。天地阴阳五行之气内化于人体,构成了人体生理之气。生理之气是维持人体生命活动的物质基础,其运动变化规律也是人体生命的活动规律。人与天地相应,人体与自然界不仅共同受阴阳五行之气运动规律的制约,而且许多具体的运动规律也是相通的。天地之气有阴阳之分,人体之气亦有阴阳之分,故《素问》:"人生有形,不离阴阳""阴平阳秘,精神乃治""阴阳离决,精气乃绝。"

气是真实存在而至精至微的生命物质,是生命活动的物质基础,负载着生命现象。《医门法律·明胸中大气之法》:"惟气以形成,气聚则形存,气散则形亡""气聚则生,气散则死。"所以说,气是构成人体和维持人体生命活动的最基本物质。气是世界的本原物质,气具有永恒运动的属性,故物质世界处于永恒运动变化之中。中医认为:父母之精相合构成人的形体,精是气的一种,气化为精,如《脾胃论·省言箴》:"精乃气之子。"《素问·金匮真言论》:"精者,身之本也。"身即形体,气化为形,形以气充,气为形体之本,形为生命之根。天地是大生化之宇,人体为小生化之器。人的生命赖形体而存在,若形体散解,则生命活动也随之终止。气始终处于形气转化的气化作用之中,人体则是一个不断发生气化作用的机体,这种气化作用表现为人的生命机能。生命机能来源于人的形体,形体又赖天地自然的物质而生存,所以生命活动是物质自然界的产物,是天地之间的一种自然现象。

中医学从形神关系方面进一步论证了气是人体生命的本原的基本观点。中医将自然界物质运动的变化规律、人体的一切生命活动和生理机能统称为神。就人的机体与生命功能而言,神则是对人体一切生命活动和生理机能(包括精神意识思维活动)的称谓。形与神俱,生命物质存在于机体之内,人的机体则显露出生命功能。精神意识思维活动是在全部生命机能的基础上产生出来的更为高级的机能活动,也是生命物质的产物,也是气的气化作用的表现。

中医学在论述人体的生命活动时,气这个概念同时具有生命物质和生理功能两种含义,但并不是认为除物质性的气之外,还存在一种非物质的纯功能之气。因为气是极为微细的物质,其形态之小,目力难以视及,至多能觉察其混沌的云雾状态(如水汽等)。只有通过它的运动,才能表现出气的存在。人体脏腑组织的生理功能就是生命物质的气的功能表现,所以气不仅有生命物质的含义,而且有功能表现的含义。

气与精血、精气原本一物,但气属阳,以无形之运动而存在,即通过生命运动现象,脏腑经络的生理功能,才能把握气的存在,理解起来比较抽象;而精血、精气属阴,则是有形之物,是容易感触到的精微物质。

(2)气的六大功能

①推动作用:指气具有激发和推动作用。气能激发和促进人体的生长发育以及各脏腑、经络等组织器官的生理功能,能推动血液的生成、运行,以及津液的生成、输布和排泄等。

气是维持人体生命活动的最基本物质。气自身具有运动的能力,如《素问·六微旨大论》:"气有胜复,胜复之作,有德有化,有用有变。"人体的脏腑经络,赖气的推动以维持其正常的机能。如血液在经脉中运行于周身,其动力来源于气。《血证论·吐血》:"气为血之帅,血随之而运行。"津液的输布和排泄赖气的推动,气行则水行,气滞则水滞。气这种动力作用,是由脏腑之气所体现的,如人体的生长发育和生殖功能,依赖于肾气的推动;水谷精微的化生赖脾胃之气的推动。《冯氏锦囊秘录》:"经脉者,行血气,通阴阳,以荣于身者也。"构成经络系统和维持经络功能活动的最基本物质,谓之经络之气。经络之气为人体真气的一部分。

当气的推动作用减弱时,可影响人体的生长、发育,或出现早衰,亦可使脏腑、经络等组织器官的生理活动减退,出现血液和津液的生成不足,运行迟缓,输布、排泄障碍等病理变化。

②温煦作用:指气有温暖作用,故《难经·二十二难》曰"气主煦之"。气是机体热量的来源,是体内产生热量的物质基础。其温煦作用是通过激发和推动各脏腑器官生理功能,促进机体的新陈代谢来实现的。气具有温煦作用,谓之阳气。具体言之,气的温煦作用是通过阳气的作用而表现出来的。

就营卫之气而言,卫气属阳,如《读医随笔·气血精神论》:"卫气者,热气也。凡肌肉之所以能温,水谷之所以能化者,卫气之功用也。"维持人体生命活动的阳气称之为少火,《素问·阴阳应象大论》:"少火生气。"阳气对人体的生长壮老至关重要,《素问·生气通天论》:"阳气者,若天与日,失其所,则折寿而不彰。"温煦作用具有重要的生理意义:人体的体温,需要气的温煦作用来维持;各脏腑、经络的生理活动,需要在气的温煦作用下进行。血得温则行,血和津液等,都需要在气的温煦作用下,才能正常循行。中医认为:气虚为阳虚之渐,阳虚为气虚之极。如果气虚而温煦作用减弱,则可出现畏寒肢冷、脏腑功能衰退、血液和津液的运行迟缓等寒性病理变化。

③防御作用:指气护卫肌肤、抗御邪气的作用。人体机能总称正气,中医学用气的观点解释病因和病理现象,用"正气"代表人体的抗病能力,用"邪气"标示一切致病因素,用正气不能抵御邪气的侵袭来说明疾病的产生。故曰:"正气存内,邪不可干。"(《素问·刺法论》)"邪之所凑,其气必虚。"(《素问·评热病论》)气盛则人体脏腑经络的机能旺盛, 人体脏腑经络机能旺盛则抗病能力旺盛, 即正气强盛。气具有物质性和运动性的显著特征,气分阴阳,阴阳相辅相成,相互激荡,彼此合和,万物便"冲气"合和而化生。气的生成和升降出入运动处于阴阳和谐的动态平衡状态,就是气之"和"或"和谐"。气和则生机盎然,机能旺盛,抗病能力亦盛,故曰"气得其和则为正气"。否则,气失其和则人体机能低下,抗病能力减弱,易招邪气侵袭而为病。故曰:"气失其和则为邪气。"气的防御作用是通过正气而体现出来的。

气的防御作用主要体现为:其一,护卫肌表,抵御外邪。卫气行于脉外,达于肌肤,而发挥防御外邪侵袭的作用。其二,正邪交争,驱邪外出。太阳主一身之表,功能固护于外,外邪侵袭人体,从表而入,必先犯之。气的盛衰决定正气的强弱,正气的强弱则决定疾病的发生发展与转归。故《冯氏锦囊秘录》曰:"正气旺者,虽有强邪,亦不能感,感亦必轻,故多无病,病亦易愈;正气弱者,虽即微邪,亦得易袭,袭则必重,故最多病,病亦难痊。"

④气的固摄作用:气能摄血,约束血液,使之循行于脉中,而不致逸出脉外;气能摄津,约束汗液、尿液、唾液、胃肠液等,调控其分泌量或排泄量,防止其异常丢失;固摄精液,使之不因妄动而频繁遗泄;固摄脏腑经络之气,使之不过于耗失,以维持脏腑经络的正常功能活动。气的固摄作用实际上是通过脏腑经络的作用而实现的。气的固摄作用减退,必将导致机体阴阳、气血、精神、津液的耗散、遗泄、脱失。其病轻者为散、为泄,重者为脱。凡汗出亡阳,精滑不禁,泄痢不止,大便不固,小便自遗,久嗽亡津,归于气脱;凡下血不止,崩中暴下,诸大亡血,归于血脱。

⑤营养作用:指气为机体脏腑功能活动提供营养物质的作用。具体表现在三

个方面:其一,人以水谷为本,水谷精微为化生气血的主要物质基础。气血是维持全身脏腑经络机能的基本物质。因此说,水谷精气为全身提供生命活动所必需的营养物质。其二,气通过卫气以温养肌肉、筋骨、皮肤、腠理。通过营气化生血液,以营养五脏六腑、四肢百骸。其三,气通过经络之气,起到输送营养,濡养脏腑经络的作用。

⑥气化作用:中国古代哲学认为,气化是气的运动变化,即阴阳之气的变化,泛指自然界一切物质形态的一切形式的变化。气化的含义有二:其一,气化指自然界六气的变化。《素问·气交变大论》:"岁候,其不及太过,而上应五星。……承天而行之,故无妄动,无不应也。卒然而动者,气之交变也,其不应焉。故曰:应常不应卒。此之谓也。帝曰:其应奈何?岐伯曰:各从其气化也。"其二,气化泛指人体内气的运行变化。气化是在气的作用下,脏腑的功能活动,精气血津液等不同物质之间的相互化生,以及物质与功能之间的转化,包括了体内物质的新陈代谢,以及物质转化和能量转化等过程。气化的过程包括形化、气化及形气转化。在这一过程中,既有有形物质向气的转化,如食物经脾胃腐熟运化之后化为营气,又有气向有形物质的转化,如营气在心肺的作用下而化为血液。人体是一个不断发生气化作用的机体。阳化气,阴成形。阳主动,阴主静。阴阳动静的相互作用是气化作用的根源。要言之,人体的生命活动全恃气化,气化是生命活动的本质所在。

人体的气化运动是永恒的,存在于生命过程的始终,没有气化就没有生命,故《素问·六微旨大论》曰:"物之生,从乎化,物之极,由乎变,变化之相薄,成败之所由也。"由此可见,气化运动是生命最基本的特征。如果气的气化作用失常,则能影响整个物质代谢过程,从而形成各种复杂的病变。

(3)气的运动

气的运动是自然界一切事物发生发展变化的根源,故称气的运动为气机。气化活动是以气机升降出入运动为具体体现的。人体的气处于不断的运动之中,它流行于全身各脏腑、经络等组织器官,无处不有,时刻推动和激发着人体的各种生理活动。气的升降出入运动一旦停止,就失去了维持生命活动的作用,人的生命活动也就终止了。

气机的形式和规律:位有高下,则高者下降,下者上升;气有盈虚,则盈者溢出,虚者纳入,故有高下盈虚的阴阳对立,就必然产生气的升降出入的运动。《素问·六微旨大论》:"升降出入,无器不有。故器者,生化之宇。器散则分之,生化息矣。故无不出入,无不升降。"古人以升、降、出、入四字来说明气的运动规律和具体表现形式。升,指气行向上。降,指气行向下。出,是气由内而外。入,是气由外而内。气的升降出入之间是互为因果、联系协调的。故《读医随笔·升降出入论》曰:"无升降则无以为出入,无出入则无以为升降。升降出入,互为其枢者也。"没有升降出入就没有生命活动,故《素问·六微旨大论》曰"出入废,则神机化灭;升降息,则气立孤危"。可见,升降出入是万物变化的根本,是气化运动的规律,是生命活动的体现。一旦升降出入失去协调平衡,就会出现各种病理变化;而升降出入止息,则生命活动也就终止了。

升降的含义:天为阳,地为阴,天地阴阳上下之间相引相召,升已而降,降已而升,升降相因,从而引起世界的各种各样的运动变化。升与降、出与入,以及升降与出入,相互为用,相反相成,共同完成人体内部及其与外界环境之间的气化过程。升者升其阳,降者降其阴,出者吐其故,入者纳其新。升降侧重里气与里气相回旋,侧重体内的气化过程;出入则侧重里气与外气相交接,侧重人体与外界环境的物质交换。升降出入,内而脏腑,外而皮毛,上而头面,下而百骸,纵横往来,并行不悖。诸如呼吸运动、水谷的消化吸收、津液代谢、气血运行等,无不赖于气的升降出入运动才能实现。

出入的含义:出入则是升降运动的外在表现,与升降运动密切联系。一般说来,五脏贮藏精气,宜升;六腑传导化物,宜降。就五脏而言,心肺在上,在上者宜降;肝肾在下,在下者宜升;脾居中而通连上下,为升降的枢纽。左右为阴阳之道路,肝主升发,从左而升,肺主肃降,从右而降,肝左肺右,犹如两翼,为气机升降的道路。六腑,传化物而不藏,以通为用,宜降,但在饮食的消化和排泄过程中,也有吸收水谷精微、津液的作用。如胆之疏泄胆汁、胃之腐熟水谷、小肠之泌别清浊、大肠之主津液等等。可见,六腑的气机运动是降中寓升。不仅脏与脏、腑与腑、脏与腑之间处于升降的统一体中,而且每一脏腑本身也是升与降的统一,即升降中复有升降。总之,脏腑的气机升降运动,在生理状态下,是有一定规律的,一般可体现出升已而降,降已而升,升中有降,降中有升的特点。

另外,正气学说上升为"治未病"理论,即顺应"春夏养阳,秋冬养阴"的法则,即春夏顺应生长之气以养阳,秋冬顺应珍藏之气以养阴。"阴平阳密,精神乃治,阴阳离绝,精气乃绝",阐明了阴阳的平密对生命活动的重要意义。调和阴阳是最好的养生方法,阳气固密于外,阴气才能内守,假如阳气过于亢盛,不能固密,阴气就要亏耗而衰竭;阴气和平,阳气周密,精神就会旺盛;假如阴阳离绝而不相交,那么精气也就随之耗竭。

4.3.2 "戾气"学说

"戾气"汉语词汇的含义是暴戾之气的意思,即一种残忍,凡事要做得狠,偏向走极端的一种心理或风气。

中医学中的戾气,是和正气相反,是邪气的一种,又名疠气、疫疠之气、毒气、异气、乖戾之气、杂气。但其区别于一般邪气,指疫病或某些外界感染的特殊病因,具有独特性、凶险性和强烈传染性。

戾气的形成,与反常的或灾害性气候条件有一定关系,或由于战乱、饥荒、卫生条件低劣、污秽不洁之物处理不善等,都能导致疫戾毒邪的形成。

戾气学说的主要观点是:"戾气"通过口鼻侵犯人体,使人感染瘟疫,但是否致病与戾气的量、毒力大小有关,也与人体抵抗力强弱有关;瘟疫有强烈的传染性;人类和动物的瘟疫是由不同的戾气所引起的。某一特异的戾气可引起相应的疾患,既可散发,亦可流行成疫,如《诸病源候论》卷十:"人感怪戾之气而生病,则病气转相染易,乃至灭门。"

戾气学说的意义,在于从病因角度彻底认识了瘟疫发生、发展的普遍规律,揭示了瘟疫的病机和转轨特点,确立了有别于常法的独特诊察和辨证方法,对所有瘟疫均具有普遍临床意义。

4.3.3 运气学说

五运六气学说充分反映了中医学理论体系中"天人相应"的整体观思想,是《内经》理论体系的重要组成部分。安徽中医药大学顾植山教授是对运气学说研究具有代表性的专家,他认为五运六气学说是中医学基础的基础,是打开《黄帝内经》的钥匙。

在疫病的防治上,可充分发挥治未病的优势。西医学在应对流行性传染病时,主要针对致病微生物进行防治,但致病微生物会不断变异,新的致病微生物会不断产生。若仅仅盯住致病微生物,就会老是被动地跟在致病微生物后面跑。如果我们把握好疫病的发生发展规律,在与致病微生物的斗争中,就能变被动为主动。中医天、人、邪三因致疫学说,对西医流行性传染病病因学具有补充作用。

运气理论也是分析疫病病因病机的重要依据,根据天干地支,结合观察气象、人象、物象等规律变化,就可推断气候和疫情。但若把五运六气看作六十干支的简单循环周期,仅据天干地支就去推算预测某年某时的气候和疾病,这样的机械推算显然是不科学的,是违背《黄帝内经》精神的。《素问·五运行大论》强调"不以数推,以象之谓也"。若单从天干地支去推算,就是"数推"了。《黄帝内经》明确指出五运六气有常有变,有未至而至,有至而未至,有至而太过,有至而不及,有胜气、复气之异,有升降失常之变,所谓"时有常位而气无必也"。

大疫多由不正常的异气造成,故对疫病预测来说,分析不正常运气的状态比六十年常规时位的推算更为重要。五运六气预测, 就是根据天气运行变化的象态,判断其有否乖戾及乖戾程度,预测疫情发生的可能性和变化趋势。

清代著名温病学家薛雪曾告诫:大疫之年,方药杂投,如能从运气角度认识到病机,大方向就不会错,治疗也所差无几了。古谚云:"不懂五运六气,检遍方书何济!"主要是针对疫病讲的。当代顾植山说:中医治病强调"必先岁气,无伐天和"。岁气就是五运六气。预测应验了,五运六气和所发疫病的关系也就大致可以确定了。回顾 SARS 病情,患者证候复杂,传变不按一般温病的卫气营血或三焦规律,使许多人在辨证时感到迷茫。临床有主温热者,有强调化湿者,也有认为属寒疫者,莫衷一是。如果我们在 SARS 之初,认识到燥热伏于内,寒湿伤于外的病机,采取针对性更强、更全面的治疗措施,相信中医药治疗 SARS 的疗效将更为显著。

天干地支推算的是五运六气的常位,但运气有常有变,不是都按常位走的。"时有常位而气无必也!"顾教授引用《内经》的经文解释。顾植山强调:"五运六气学说的精华是看动态变化。运气不是固定、封闭、机械的循环周期。假如仅凭天干地支就可推算预测,做个运算软件就可搞定,岂不是人人都能预测了!当然,常位推算的方法还是要掌握的,知常才能达变嘛!"丢掉时间的概念,丢掉气候的参数,那就使运气学说机械化、简单化、神秘化。

一年四季二十四节气,该冷就要冷,该热就要热,风调雨顺,人按规律春生夏长秋收冬藏,就会健康。但大自然并不完全按常规出牌,总会出现一些异气。《伤寒论》讲,"非其时而有其气",就是"疫气"。前人还观察到,不正常的气候产生的疫病,不一定马上就发生,经常要"潜伏"一段时间,在其后适合的条件下暴发。

4.3.4 "三年化疫"学说

(1)"三年化疫"的渊源

根据《素问·本病篇》论述,甲子年本为土运太过之年份,因土运太过,而上一年癸亥年厥阴之气尚存,导致土气虚弱,被木气所胜,导致"甲己失守",故三年后变生为土疫。丙寅年,本为水运太过之年,由于前一年乙丑年司天的太阴土气,尚有存留之气,导致水运太虚,反被土气所胜,最终三年后被克之水气化生为水疫。庚辰年,本为金运太过年份,前一年己卯年,阳明燥金之气存留余气,存留的阳明金气司天,乙己相会导致金运太虚,反被火气所胜,三年后最终化生为金疫。壬午年,本为木运太过之年,前一年为辛巳年,厥阴风木之气尚司天,不退位,丁辛相合,导致木运太虚,反被金运所胜,最终三年之后发生木疫。戊申年,本为火运太过之年,其前一年丁未年,太阴湿土之气司天不退位,丁癸相会,导致火运太虚,反被水运所胜,最终三年之后化生为火疫。

《素问·本病篇》论述的"三年化疫"理论,有着深厚的"运气学"背景,不难发现三年化疫规律:三年化疫根源之一在于太过之年的上一年的司天之气尚有存留之余气,与三年化疫密不可分。对三年化疫五行属性成因三种情况进行总结归纳:一是,上一年"尤尚治天"的司天之气五行所胜之气五行属性相同之疫,如甲子、丙寅年;二是,有与"尤尚治天"之气的五行属性相同的五行之疫,如庚辰、壬午年;三是,与"尤尚治天"之六气五行属性相近之气,所胜之气之五行属性,即为三年化疫所成之疫的五行属性,如戊申年前一年是丁未年,太阴湿土司天,太阳寒水与太阴湿土常合而为邪,太阳寒水胜火运之气,故发为火疫[1]。

部分现代文献研究的观点:"三年化疫"理论的研究,积累了众多宝贵的资料文献,随着时间的推移,在中医学者运用中医运气学诊治疾病的过程中,"三年化疫"理论将能更好地被证实,以更好地应用于对瘟疫类疾病的流行预测和诊治当中。如鞠煜洁[2]分析后得出,三年化疫的学说与气运不合有密切联系的结论。认为天干之五运:木运、火运、土运、金运、水运年份的运气,即使有不显著的差异,也会有三年化疫的可能性。如乙庚年气与运不合,三年后发生金疫的可能性较大。刘宏伟[3]研究发现五运六气的不正常情况,都会对疫病的发生产生影响。认为消化系统疾病的发生,与木运、火运、土运出现不及或太过的年份息息相关。叶剑雄[4]分析《素问·遗篇》认为,乙庚年份,因金运不能延续,己卯年司天之气阳明燥金不退位,中运火气过盛,造成上下气运不接,出现了燥热之邪气偏胜的情况,在这种特殊的气候条件下,三年以后发生影响肺部疾患的"金疫"可能性较大。张轩[5]研究分析后得出结论,中医运气学"三年化疫"思想与痢疾、伤寒、副伤寒、麻疹等多种瘟疫类疾病具有一定的客观联系。认为气象因子风速,对瘟疫类疾病三年化疫的气候影响,较气温、相对湿度更为重要。王昌忠[6]提出重视六气分时对三年化疫所致疾病预测观点,认为六气分时的因素比年份能更加准确预测是否发生瘟疫类疾病,强调六气分时在气候变化中占有重要的地位。顾植山[7]分析2000年(庚辰年)的气候特点,发现与《素问·遗篇》中记载的金疫特征相符,并在SARS的发病时间上,也发现了与三年化疫符合的特点,进一步印证了三年化疫的学术思想。邢玉瑞[8]研究认为 SARS 大流行前的 2002 年,为壬午年,天干阳木易化火,逢五之气阳明燥金主时,可能给病原体的繁殖创造了有利条件,证实此种运气条件与三年化疫学说相关。顾植山[9]分析《内经》后,针对 2003 年的 SARS 大流行和二之气之后病势减退的流行情况,将 SARS 归属于中医运气学说里面的"金疫",并在疾病的病因病机上也阐述了燥热内伏,直袭三阴及寒湿时气引动伏邪发病的思想,对温疫类疾病的预防诊治预测提供了重要参考[10-13]。

(2)关于 SARS 发生的说法

安徽中医药大学教授顾植山在《疫病钩沉》中说:"按照运气理论,SARS 居然与三年前的运气有关!"《素问遗篇·刺法论》:"假令庚辰,刚柔失守……如此则天运化易,三年变大疫。"《素问遗篇·本病论》:"假令庚辰阳年太过……虽交得庚辰年也,阳明犹尚治天……火胜热化,水复寒刑。此乙庚失守,其后三年化成金疫也,速至壬午,徐至癸未,金疫至也。"

他分析:假若庚辰年先是比较燥,又比较热,然后下半年出现"水复寒刑"(气温偏低),这样的气候叫作"刚柔失守",此后快到第二年,慢到第三年,很容易流行"金疫"(相当于肺系传染病)。2000 年是庚辰年,那年气候燥热,会不会引起疫情呢?先要看该年的常位是什么。庚辰年的司天之气是太阳寒水司天,正常情况下气温应偏低。实际气温不低反高,不是五运六气的规律不正确,而是表明该年出现的是不正常运气,《素问遗篇》讲这是"升降失常",上一年的司天阳明燥金未退位,该年的司天太阳寒水未迁正。按照阴阳五行的动态变化规律,下半年易出现"水复寒刑",果然该年 11 月份的月平均气温为 30 年最低。也正因为该年的运气属刚柔失守的异气,所以才有"三年化疫"的变化,导致 2003 年的"金疫"大流行。

过去曾有人致力于寻找运气的对应气象数据。但顾植山认为,气象数据与运气不是一种简单的对应规律。譬如,同样是夏天湿热,2004 年夏天的湿热是正常运气,故不易发生疫情;而 2005 年夏天的湿热则是不正常运气,就容易发生疫情了。可见,运气学说注重的应是各运气因子间的组合序位及相互关系,而不是单一的气象数据。《黄帝内经》提出的原则是"当其时则正,非其时则邪",衡量当时不当时的标准,就需要比较五运六气的常位。

2000 年(庚辰年)的气候恰好如此,中华人民共和国水利部 2000 年水资源公报:"我国……造成严重干旱,北方一些大中城市出现了新中国成立以来最为严峻的缺水局面。"2000 年全国抗旱的情景对我们大多数人来说还记忆犹新。又据涵盖黄河和长江流域的 10 城市气象资料显示:2000 年上半年的气温明显偏高。这一年的气候特征,完全符合《黄帝内经》描述的"刚柔失守"。

60 年中只有一个庚辰年,而且要多个庚辰年才会出现一次刚柔失守。虽然顾植山在 2000 年时就曾注意到这些描述,但三年化疫的情况以前没见到过,心里也没有底。2003 年 SARS 出来了,顾植山马上明白过来了。历史上一定发生过类似的情况,古人不会骗我们,关键是我们要读得懂。追查历史,顾植山又发现,历史上许多重大疫情都和三年化疫有关。但三年时间很长,60 年的周期更长,不容易让人持续联想和观察而已。

(3)关于 COVID-19 发生的说法

新冠肺炎疫情发生后,各大网站报道了王永炎院士 2019 年 6 月 27 日在中国中医科学院一次会议上的一段讲话视频,这应该是真实的。据说他在中国中医科学院组织召开技术体系岗位科学家候选人答辩评审会上,在会后总结时谈道:"要观天地之象,观万物生灵之象,观疾病健康之象,所以今年大江以南,暴雨成灾,厥阴风木司天已经描述了太虚元象,上半年是比较和缓的,下半年特别是在冬至前后,也就是连续到明年的春季,要有瘟疫发生。"

疫情暴发后,顾植山教授在有关媒体也发表了看法:2002—2003 年发生的SARS,比较清晰地显示了五运六气对疫病的影响。SARS 发生的五运六气病机主要是庚辰年的"刚柔失守""三年化大疫"。注意到"新冠"与 SARS 的相似性,故也要从"三年化疫"去进行分析。三年前是 2017 丁酉年,是阳明燥金司天,秋冬季燥象较著,故其影响三年后的"伏邪"是伏燥,与 SARS 相似,乏力较著是伏燥伤肺的一大特征,报道的大部分病例倦怠乏力、干咳、少痰、咽干咽痛等主要症状都与伏燥相符。从产生伏气的三年前的运气失常比较,丁酉年的失常比 2000 庚辰年的刚柔失守明显要轻,故这次疫情的暴烈程度也不至于像 SARS 那样强。因伏燥的因素,庚子年的岁运又是"太商",燥气太过,不利于伏燥的快速缓解。

诚然,在这里需要提示的是:中医是一门古老的传统医学,以观察事物变化规律和临床经验的积累总结而成,因此诸多学说仍需要深入研究,或存疑待考,切不可胶粘拘泥,或一味否认。

本小节参考文献:

[1]崔洪涛,苏颖.《黄帝内经》"三年化疫"理论五疫成因规律探求[J].长春:中医药大学学报.2016,05.

[2]鞠煜洁.内经温疫理论及清代防治温疫方药规律研究[D].长春:长春中医

药大学,2008.

[3]刘宏伟.基于中医运气学理论及气象数据挖掘的疫病流行规律研究[D].北京:北京中医药大学,2011.

[4]叶剑雄.《内经》运气理论研究[D].北京:北京中医药大学,2012.

[5]张轩.《黄帝内经》干支运气理论与北京地区疫病发生相关性研究[D].北京:北京中医药大学,2013.

[6]王昌忠.运气理论与气象、疫病的关联性分析初探[D].合肥:中国科学技术大学,2014.

[7]顾植山.重评《黄帝内经素问遗篇》[J].中医杂志,2004,45(11):868-869.

[8]邢玉瑞.运气学说与SARS的现代研究状况[J].现代中医药,2008,28(3):73-75.

[9]顾植山.运气学说对中医药辨治SARS的启示[J].中华中医药杂志,2005,20(5):261-264.

[10]顾植山,张玉萍.从SARS看《素问遗篇》对疫病发生规律的认识[J].中医文献杂志,2004(1):30-32.

[11]张轩,刘忠第,贺娟.基于"三年化疫"理论探讨麻疹发病与前期气象因素的相关性并建立预测模型[J].中华中医药杂志2014,29(11):3400-3403.

[12]刘忠第,张轩,贺娟.基于"三年化疫"理论探讨痢疾发病与气候变化的关联性[J].中华中医药杂志,2013,28(5):1427-1430.

[13]黄玉燕.《素问遗篇》疫病发病理论的探讨[J].北京中医药大学学报,2013,36(1):14-17.

(孙 钧)

5
几种常见温病证治

　　本文仅就风温、春温、暑湿、湿温、伏暑、秋燥等 6 种温病的辨证论治作以简述，以求对 COVID-19 的诊治有所裨益。

　　中医温病的病名，主要依据发病季节和温邪性质的不同而命名，主要有风温、春温、暑湿、湿温、伏暑、秋燥 6 种，基本上包含了一些常发的外感热病。还有鼠疫、霍乱、烂喉痧(猩红热)、大头瘟(颜面丹毒等)、痄腮(腮腺炎)、麻疹、痘瘀等，在历代中国医学文献中都有较详尽的记载。

　　本文索引方药均为原方，其剂量系古计量单位。换算方法：1 斤=16 两=160 钱；1 两=10 钱=31.25 克；1 钱=3.125 克。另外，原方中的一些动物药品，因动物保护的原因已经缺如或禁用者需要功能近似者替代，如犀牛角可以用水牛角代替；羚羊角可以用山羊角代替，只是剂量后者要几倍于前者。

5.1　风温病

　　风温是感受风热病邪所引起的急性外感热病。初起以发热，微恶风寒，咳嗽，口微渴等肺卫症状为其特征。多发于春冬两季，其发于冬季的又称为冬温。风温之名，首见于《伤寒论》："太阳病，不恶寒者，为温病，若发汗已，身灼热者，名曰风温。"

　　风温病范畴所涉及的疾病有：普通感冒、季节性流感、急性呼吸道感染、病毒性肺炎，以及流行性脑脊髓膜炎初期等。

5.1.1　病因病机

　　病因：感受春季或冬令风热病邪。春季风木当令，气候温暖多风，阳气升发，体弱正气不足之人，或因起居不慎，即可感受风热病邪而成病。叶天士所说："风温者，春月受风，其气已温。"以及吴鞠通所说："风温者，初春阳气始开，厥阴行令,风夹温也。"即是指此而言。如冬令气候反常,应寒反温,人体正气不足,亦可感受风热病邪发为本病。所以吴坤安说:"凡天时晴燥,温风过暖,感其气者,即是风温之邪。"明确地指出了本病是在"温风过暖"的条件下所形成的。

病机:外感风热病邪,多从口鼻而入,肺位居高,首当其冲,所以本病初起以邪在上焦手太阴肺经为病变中心。故吴鞠通说:"凡病温者, 始于上焦, 在手太阴。"由于肺主气属卫,与皮毛相合,卫气敷布于皮毛,因而病变初起即出现发热,恶风,咳嗽,口微渴等肺卫证候。如肺卫之邪不解,则其发展趋向大致有两种情况:一是顺传于胃;一是逆传心包。叶天士谓:"温邪上受,首先犯肺,逆传心包。"明确地指出风温初起的病变所在与传变规律。凡邪热顺传于胃,由卫转气,多呈阳明邪热炽盛之证;如邪热逆传于心包,则必见神昏、谵妄等神志证候。在病变过程中,如邪热客肺,则可出现痰热喘急;热入血络,则易外发红疹;病至后期,则多见肺胃阴伤之象,这亦为本病特点之一。

5.1.2　诊断要点

①发生于春冬两季的外感热病,应考虑到本病的可能性。

②发病初期有发热,恶风寒,咳嗽,口渴,脉浮等肺卫见症,继则出现肺热壅盛等气分症状,后期多致肺胃阴伤。此为诊断本病的主要依据。

③应注意与发于春季的春温等病相鉴别。

5.1.3　分型论治

本病初起邪在肺卫,宜辛凉宣解以驱邪外出;如邪传气分则辛寒清热或苦寒攻下;内陷心包,则必须清心开窍。后期,邪热已退而肺胃津伤未复时,则宜甘寒清养肺胃之阴。若热邪逆传心包,神志不清,其势危急,必用至宝丹或牛黄清心丸。

①邪袭肺卫证治

症状:发热,微恶风寒,无汗或少汗,头痛,咳嗽,口微渴,苔薄白,舌边尖红,脉浮数。

辨证:此为风温初起,邪袭肺卫之证。因邪犯于表,卫气被郁,开合失司,故见发热,微恶风寒,无汗或少汗。卫气郁阻经脉不利则头痛。肺气失于宣畅,故见咳嗽。温热之邪,易伤津液,所以病初即感微渴,但与里热亢盛的大渴引饮有所不同。风热之邪在表,则见苔薄白,舌边尖红,脉浮数之症。本证颇与外感风寒相似,但风寒在表,必发热较轻而恶寒较甚,且口不渴,脉多浮缓或浮紧。两者见症,显然有别。

治法:辛凉解表,宜肺泄热。

方药一:银翘散(《温病条辨》原方)

连翘一两,银花一两,苦桔梗六钱,薄荷六钱,竹叶四钱,生甘草五钱,荆芥穗四钱,淡豆豉五钱,牛子六钱。上杵为散,每服六钱,鲜苇根汤煎,香气大出即取服,勿过煮(肺药取轻清,过煮则味厚而入中焦)。病重者约二时一服,日三服,夜一服;轻者三时一服,日二服,夜一服,病不解者再服。

[方义] 吴鞠通说:"治上焦如羽,非轻不举。"所以本方取轻清宣透之品以清宣肺卫之邪。方中芥穗、豆豉、薄荷解表发汗,祛邪外出,牛蒡、甘草、桔梗轻宣肺气以除咳嗽;连翘、银花、竹叶清热宣透;苇根生津止渴。从本方药物来看,是以辛凉为主而稍佐微辛温之品。所以吴鞠通称本方为辛凉平剂,用于风热客表而发热、恶寒、无汗者最为合适。如恶寒已罢,则荆芥、豆豉亦非所宜。本方如改作汤剂煎服,其每味药的用量应照上述酌减。煎的时间亦不宜过长。如因温热灼津而口渴较甚的,可加花粉以生津清热;兼挟温毒而项肿咽痛的,可加马勃、玄参以解毒消肿;因肺气失降而咳嗽较甚的,可加杏仁以宣利肺气;兼热伤津液而小便短少的,宜加知母、黄芩、栀子之苦寒与麦冬、生地之甘寒,以清热化阴。

方药二:桑菊饮(《温病条辨》原方)

杏仁二钱,连翘一钱五分,薄荷八分,桑叶二钱五分,菊花一钱,苦桔梗二钱,生甘草八分,苇根二钱。水煎服。

[方义] 辛凉解表之剂,药用桑叶、菊花、连翘、薄荷辛凉轻透以泄风热;桔梗、甘草、杏仁宜开肺气以止咳嗽;苇根以生津止渴。本方与银翘散俱为辛凉解表方剂,均可运用于风热侵犯肺卫之证。但银翘散解表之力较胜,故称为"辛凉平剂";而桑菊饮解表之力较弱,所以吴鞠通称之为"辛凉轻剂"。桑菊饮中用杏仁以降肺气,故其止咳之功则较银翘散为优。

②**热入气分证治**

证型一:邪热壅肺

症状:身热,汗出,烦渴,咳喘,或胸闷胸痛,舌红苔黄,脉数。

辨证:本证为风温之邪化热入里,热壅肺经气分所致。因邪已化热入里,故身热而不恶寒。肺热郁蒸,迫体外泄,所以汗出而烦渴引饮。邪热客肺,肺气宜降失常,故喘咳较剧,甚则气急鼻煽,或胸闷、胸痛。舌红苔黄,脉数为里热征象。综观诸症,本证为邪热由卫分转入气分,病位虽亦在肺,然与风温初起邪袭肺卫而有恶寒,无汗或少汗,且口渴不甚,苔薄白者,显然有别。

治法:清热宜肺平喘。

方药:麻杏石甘汤(《温病条辨》原方)。

麻黄三钱(去节),杏仁三钱(去皮尖,碾细),甘草二钱(炙),石膏三钱(碾)。水煎服。

[方义] 本方以麻黄、杏仁宣开肺气,石膏清泄里热,甘草调和诸药,合之共奏清宣肺热之效。麻黄辛温,原为发汗解表之药,石膏辛寒,擅清阳明气分之热。但两药相伍,则麻黄作用并不在发汗解表,而主要是在宣肺定喘;石膏配麻黄则不主在清阳明之热,而是在泄肺中邪热。在临床运用时,对肺热显著者,可重用石膏而酌减麻黄之量。本方虽亦属辛凉宣透之剂,但作用主要是宣肺透热而并不在于解表,与银翘散、桑菊饮之辛凉表散,自是不同。如痰多以凉血止血,若肿热炽盛,烁液为痰,痰热瘀阻,肺失宣降,见咳喘、胸痛,咯腥臭脓痰者,则须清肺化痰,通络排脓,加用芦根、苡仁、冬瓜仁、桃仁等药。如热毒炽盛者,可加蒲公英、银花、连翘以增强清热解毒之力;如咳吐腥臭脓痰较甚者,可加桔梗、甘草、贝母等,以增强化痰排脓之效。

特别提示:"麻杏石甘汤"在COVID-19的治疗中发挥了主力军作用。

证型二:痰热结胸

症状:身热面赤,渴欲凉饮,饮不解渴,得水则呕,按之胸下痛,便秘,苔黄滑,脉洪滑。

辨证:本证为邪热内传与痰互结于上焦,气机失于通降所致。身热面赤,渴欲凉饮,为热盛于里。胸下按之疼痛,为痰热内结胸脘之征象。病邪内阻,肺失通降则大便秘结。苔黄滑,脉洪滑,乃为痰热内阻之象。

身热面赤,渴欲凉饮,似有阳明无形热盛之象,但舌苔黄滑而非黄燥,且有胸脘满痛之感,则显非阳明经证。其见大便秘结,又有似阳明腑实,但腑实便秘,必见潮热或腹部硬满疼痛,今身热、便秘而腹不硬痛,且舌苔亦不黄厚干燥,脉象亦不沉实,则非腑实便秘可知。

治法:清热化痰开结。

方药:小陷胸加枳实汤(《温病条辨》原方)。

黄连二钱,栝蒌三钱,枳实二钱,半夏五钱。水煎服。

[方义] 本方即《伤寒论》小陷胸汤加枳实组成。方用黄连清热,栝蒌宽胸化痰,半夏和胃止呕化痰,枳实降气开结,合之共奏清热化痰开结之效。小陷胸汤主治痰热结胸证,因其痰热内阻,腑失通降,吴鞠通加枳实一味,则功效尤著。如呕

恶较甚者,可加少许生姜汁、竹茹。

特别提示:"小陷胸汤"在COVID-19的治疗中多被运用。

证型三:痰热阻肺,腑有热结

症状:潮热便秘,痰涎壅滞,喘促不宁,苔黄腻或黄滑,脉右寸实大。

辨证:本证为肺经痰热壅阻,肠腑热结不通之手太阴肺与手阳明大肠并病之候。阳明腑实热结,故潮热、便秘。热郁于肺,灼津炼液为痰,痰热壅盛阻肺,肃降无权,以致痰壅而喘促不宁,脉右寸实大。痰热内阻,则舌苔多见黄腻或黄滑。肺与大肠相表里,肺气不降则腑气亦不易下行。所以,本证实系肺与大肠之邪互为因果。又本证与痰热结胸证,病位虽俱偏于上焦,而病机见证却绝不相同。痰热阻肺必影响肺之宣降,故喘咳痰嗽为必有之症;痰热结胸为痰热结于胸脘而邪不在肺,故证以按之胸下痛为主。

治法:宣肺化痰,泄热攻下。

方药:宣白承气汤(《温病条辨》原方)。

生石膏五钱,生大黄三钱(后下),杏仁粉二钱,栝蒌皮一钱。水煎服。

[方义] 本方取白虎、承气二方之意而变其制。方中以石膏两清肺胃之热,杏仁、栝蒌皮宣降肺气,化痰定喘,大黄攻下腑实。腑实得下,则肺热易清,肺气清市,则腑气易通。所以本方为清宣肺热,通降腑气,上下合治之剂。吴鞠通说:"以杏仁、石膏宣肺气之痹,以大黄逐肠胃之结,此脏腑合治法也。因有宣肺通腑之效,故名宣白承气。

特别提示:"宣白承气汤"在COVID-19的治疗中是主方之一。

证型四:肺热发疹

症状:身热,肌肤红疹,咳嗽,胸闷,舌红苔薄黄,脉数。

辨证:本证多为肺经气分热邪波及营络所致。邪热内郁于肺,故身热而不恶寒。肺热波及营分,窜于血络,则外发红疹。热郁肺气不宣,则为咳嗽、胸闷。风温证病变重心在肺,故在病变过程中易于外发红疹,亦是本证特征之一。

治法:宣肺泄热,凉营透疹。

方药:银翘散,去豆豉,加细生地、丹皮、大青叶、倍玄参方(《温病条辨》原方)

连翘一两,银花一两,苦桔梗六钱,薄荷六钱(后下),竹叶四钱,生甘草五钱,荆芥穗四钱,牛蒡子六钱,细生地四钱,大青叶三钱,丹皮三钱,玄参一两。水煎服。

[方义] 银翘散本为辛凉平剂,用于风温初起邪袭肺卫之证。本证邪不在表,

所以去豆豉之解表,因肺热及营而发红疹,故加生地、丹皮、大青叶、玄参等凉营泄热解毒,以共奏宣肺泄热、凉营透疹之效。临床运用时若无表郁见证,荆芥亦可去之。

证型五:肺热移肠

症状:身热咳嗽,下利色黄热臭,肛门灼热,腹部硬痛,苔黄,脉数。

辨证:此为肺胃邪热下移大肠所致。邪热在肺,故见身热咳嗽。肺与大肠相表里,胃与肠相连属,肺胃邪热不从外解,又不内结成实而迫注大肠,故下利色黄热臭,肛门灼热。苔黄、脉数亦为里热之征象。本证下利热臭,肛门灼热,颇似热结旁流,但热结旁流为燥屎内结不下,致使粪水从旁而流,故所下多恶臭稀水,腹部必按之作痛;而本证为热移大肠,故所下多黄色稀便而不是稀水。由于内无燥屎,所以按其腹部并无硬痛感觉。

治法:苦寒清热止利。

方药:葛根黄芩黄连汤(《伤寒论》原方)。

葛根、黄芩、黄连、甘草,上四味,以水八升,先煮葛根,减二升,内诸药,煮取二升,去渣,分温再服。

[方义] 本方用葛根轻清升发止利,芩、连苦寒清热,坚阴止利,甘草甘缓和中。肠中郁热一清,则下利自愈,所以本方亦为治疗热利的主要方剂。如肺热较甚,可加入银花、桑叶、桔梗等以清肺宣气。如腹痛较甚者,可加白芍以和营止痛;如下利赤白相兼者,可加白头翁以清热解毒,凉血止利;如呕恶者,可加藿香、姜竹茹以化湿止呕。

证型六:阳明热盛

症状:壮热,恶热,汗大出,渴喜冷饮,苔黄而燥,脉浮洪或滑数。

辨证:此为阳明里热亢盛之候。邪盛正旺,正邪剧烈抗争,里热蒸腾,所以身热、恶热。里热蒸迫,津液外泄,乃见汗液大出。邪热既盛,汗泄又多,津液耗伤太甚,故口燥渴饮,且多喜凉饮。热盛津伤,故舌苔黄燥。里热内盛,正气抗邪,所以脉形洪大有力或滑数。总之,壮热,汗出,渴饮,脉大,即阳明经证的"四大主症",是为本证的辨证关键。

治法:清热保津。

方药:白虎汤(《温病条辨》原方)。

石膏一两(碎),知母五钱,生甘草三钱,白粳米一合。水煎服。

[方义] 白虎汤为清泄阳明里热之主方。石膏辛寒清泄里热,知母苦润清热

生津,甘草、粳米养胃生津,共奏清泄里热而保津液之效。临床运用时,如欲加强清热生津之力,可加金银花、鲜芦根以清热益气生津。吴鞠通说:"白虎镖悍,邪重非其力不能举,用之得当,有立竿见影之妙,若用之不当,祸不旋踵。"因此,在运用时必须注意它的禁忌范围。《伤寒论》中指出:"其表不解者,不可予白虎汤。"吴鞠通更明确地提出用白虎汤有四禁,即:"脉浮弦而细者,不可与也;脉沉者,不可与也;不渴者不可与也;汗不出者,不可与也。"大旨表邪未解或里热未盛或病非阳明实热者,皆在禁用之例。在临床运用时,如见肺热仍壅盛者,可加杏仁、瓜蒌皮、银花、鱼腥草等。

证型七:阳明热结

症状:日晡潮热,时有谵语,大便秘结,或纯利恶臭稀水,肛门灼热,腹部胀满硬痛,苔黄而燥,甚则灰黑而燥,脉沉有力。

辨证:本证多由肺经邪热不解,顺传阳明与积滞相结而致。邪热入里已深,阳明腑实已成,所以日晡潮热。里热熏蒸,神明被扰,则时有谵语。邪热与肠中糟粕相结,所以大便秘结不通。亦有因燥屎内结,以致粪水从旁而下利纯稀水者,是谓"热结旁流",所下必恶臭异常,且肛门都有灼热感。无论便秘不通或热结旁流,总因肠中有燥屎结滞,所以多腹胀硬痛,或按之作痛。苔黄燥或灰黑而燥,脉沉有力,均为里热成实之象。

治法:软坚攻下泄热。

方药:调胃承气汤(《伤寒论》原方)。

甘草(炙)二两,芒硝半斤,大黄四两(去皮,清酒洗)。上三味,以水三升,煮二物至一升,去滓,内芒硝,更上微火煮一、二沸,温顿服之。

[方义] 方中以大黄苦寒攻下泄热,芒硝咸寒软坚润燥,甘草以缓硝黄之峻使其留中缓下,则燥结郁热俱可从下而解。如腹胀满较甚,可加枳实、厚朴行气破坚,但枳、朴性偏温燥,津伤甚者须慎用。如苔灰黑而燥,津伤较甚者,可加玄参、生地、麦冬等,以攻下泄热,生津养液。

③热入心包证治

证型一:热陷心包

症状:身灼热,肢厥,神昏谵语,或昏愦不语,舌蹇,舌色鲜绛,脉细数。

辨证:本证多由邪在手太阴肺卫时,因失治、误治或心气素亏,邪热内陷,逆传心包所致,即叶天士所说:"温邪上受,首先犯肺,逆传心包。"此在风温病变过程中为较常见之证,其病势亦多凶险。邪热闭郁于内,阳气不达,故身体灼热而四肢厥冷。其热闭浅者,则肢厥轻;热闭愈深,则肢厥愈甚,即所谓:"热深厥亦深,热微厥亦微。"因邪热内陷,灼液为痰,痰热阻闭包络,神志失常,则为神昏谵语,或昏愦不语。舌为心之苗,痰热阻于心窍,故舌塞而言语不利。心营热盛,故舌色鲜绛,营阴耗损,故脉形细数。

治法:清心开窍。

方药:清宫汤送服安宫牛黄丸或至宝丹、紫雪丹。

清宫汤(《温病条辨》原方):玄参心三钱,莲子心五分,竹叶卷心二钱,连翘心二钱,犀角尖二钱(磨冲),连心麦冬三钱。

安宫牛黄丸(《温病条辨》原方):牛黄一两,郁金一两,犀角一两,黄连一两,朱砂一两,冰片二钱,五分,麝香二钱五分,珍珠五钱,山栀一两,雄黄一两,黄芩一两。

紫雪丹(《温病条辨》原方):滑石一斤,石膏一斤,寒水石一斤,磁石二斤,羚羊角五两,木香五两,犀角五两,沉香五两,丁香一两,升麻一斤,玄参一斤,炙甘草半斤。

至宝丹(《温病条辨》原方):犀角一两(镑),朱砂一两(飞),琥珀一两(研),玳瑁一两(镑),牛黄五钱,麝香五钱。

[方义]清宫汤专清包络邪热,包络为心之宫城,故清心包之热之清宫。犀角清心热,玄参心、莲子心、连心麦冬清心滋液,竹叶卷心、连翘心清心泄热,合用以使心包邪热向外透达而解。临床运用时,若痰热盛可加竹沥、瓜蒌皮,窍闭甚加石菖蒲。

特别提示:安宫牛黄丸、紫雪丹、至宝丹均为清心开窍之成药,具有苏醒神志之效。其中安宫牛黄丸优于清热兼能解毒,紫雪丹兼能息风,至宝丹则长于芳香辟秽。这三种药属于中医急救药品,均可用于COVID-19危重症的救治,尤其安宫牛黄丸和苏合香丸,被写进了国家版《新型冠状病毒肺炎诊疗方案》中。

证型二:内闭外脱

症状:身热,神志昏愦不语,倦卧,或兼汗多气短,脉细无力,或兼面色苍白,汗出淋漓,四肢厥冷,脉微细欲绝。

辨证:本证系因邪盛正虚,或汗下太过,阴液骤损,而导致亡阳气脱的危候。邪热闭遏于内,则身体灼热。热陷灼液为痰,痰热闭阻心包,神志被蒙,则神志昏愦不语。阳气虚衰,神气失养,四肢厥冷,脉微细欲绝。气阴两伤,正气欲脱,则汗多,气短,脉细无力。阳气暴脱,则见汗出淋漓,四肢厥冷,脉微欲绝。

治法:清心开窍,固脱救逆。

方药:安宫牛黄丸或紫雪丹、至宝丹合生脉散、参附汤。

安宫牛黄丸(同上)。

紫雪丹(同上)。

至宝丹(同上)。

生脉散(《温病条辨》原方)。

人参三钱,麦冬二钱(不去心),五味子一钱。水煎服。

参附汤(《校注妇人良方》原方)。

人参一两,熟附子五钱,人参另炖,熟附子加姜、枣水煎,取汁合服。

[方义] 生脉散以人参补益元气,麦冬、五味子酸甘化阴,守阴留阳,元气得固,则汗不外泄,阴液内守,则气不外脱。参附汤以人参大补元气,附子温壮真阳。二药合用,大补大温,具有回阳、益气、固脱的功效。上述两方,在温病发展过程中出现内闭外脱时,可与开窍法合并应用,以扶正祛邪,开闭固脱。然固脱法是用于病情危急之际的一种应急措施,用药务必及时快速,并根据病情变化灵活掌握,适可而止。一旦阳回脱止,即应根据具体证候辨证论治。

特别提示:此"内闭外脱"证是COVID-19危重症的常见表现,其辨治方法和方药基本符合《新型冠状病毒肺炎诊疗方案》中的"内闭外脱证"的推荐原则。生脉散、参附汤均由生产厂家制备成注射液,为治疗COVID-19"内闭外脱证"的推荐中成药。

证型三:热入心包,阳明腑实

症状:身热神昏,舌蹇,肢厥,便秘,腹部按之硬痛,舌绛,苔黄燥,脉数沉实。

辨证:本证为手厥阴心包与手阳明大肠俱病之候。热陷心包,故见身热神昏,舌蹇肢厥,舌绛。燥屎内结致成腑实,则大便秘结、腹部硬痛而苔黄燥,脉数沉实。本证身热,神昏,肢厥,在阳明腑实证亦可出现,但单纯的阳明腑实证,不致舌蹇而言语不利,此为辨证的关键。

治法:清心开窍,攻下腑实。

方药:牛黄承气汤(《温病条辨》原方),即用安宫牛黄丸一丸,化开,调生大黄末三钱,先服一半,不知再服。

[方义] 本方以安宫牛黄丸清心包热闭,生大黄攻阳明腑实。如燥结津伤甚者,可加芒硝、玄参等以软坚生津;如心包见证严重而燥结不甚者,可先予清心开窍而后再行攻下。

④余热未净,肺胃阴伤

症状:身热不甚或不发热,干咳不已或痰少而粘,口舌干燥而渴,舌红少苔,脉细。

辨证:本证多见于风温的恢复期。如邪热虽退而余热未尽者,可见身热不甚,如邪热已退则不发热。肺津伤,则咳不已而无痰,或痰少而粘。胃津伤,则口舌干燥而渴等。肺胃之阴不足,故舌红少苔,脉细。

治法:滋养肺胃津液。

方药:沙参麦冬汤(《温病条辨》原方)。

沙参三钱,玉竹二钱,生甘草一钱,冬桑叶一钱五分,麦冬三钱,生扁豆一钱五分,花粉一钱五分。水煎服。

[方义] 本方以沙参、麦冬、花粉、玉竹滋养肺胃津液为主,扁豆、甘草以和养胃气,桑叶以清泄邪热。合之以共奏润肺止咳、泄热和胃之效。

特别提示:此"余热未净,肺胃阴伤"证在 COVID-19 恢复期常见。

5.2 春温病

春温是感受春季温热病邪而引起的一种急性热病。一般发病急骤,病情较重,变化较多。初起以高热、烦渴、甚则神昏、痉厥等里热证候为主要表现。多发于春季。

本病在历代医学文献中论述颇多,源于《内经》"冬伤于寒,春必病温"之论,把本病作为"伏寒化温"而发生的伏气温病。后世医家在此基础上有了进一步的认识和发挥。宋代郭雍在《伤寒补亡论》中首先提出了"春温"病名,并指出其发生有"冬伤于寒,至春发者";有"冬不伤寒,而春自感风寒温气而病者";有"春有非节之气中人为疫者"。到了明初的王安道认为本病是热邪自内达外而致,指出因伏邪内发而呈现里热之证,从而肯定了"清里热"为主的治疗原则。叶天士也认为春温系伏邪为病,提出"春温一证,由冬令收藏未固,昔人以冬寒内伏,藏于少阴,入春发于少阳",并对本病的理法方药作了较为系统的论述。但在中医文献中,春温的概念不尽一致。有以春温概括春季的各种温病,如邵仙根在《伤寒指掌》中说:"春温病有两种:冬受寒邪不即病,至春而伏气发热者,名曰春温;若春令太热,外受时邪而病者,此感而即发之春温也。"有人认为"感而即发之春温"者,实属风温。

本病多属重型流感、流行性脑脊髓膜炎、病毒性肺炎、传染性非典性肺炎等热病的范畴。

5.2.1　病因病理

外因:温热病邪。

内因:阴精素亏,正气不足。

病机:《素问·金匮真言论》说:"夫精者,身之本也,故藏于精者,春不病温。"即指出了不能保养阴精者,在春天可发为温病。由于正虚邪袭,病邪在里,因而起病之初即见里热炽盛表现。亦有兼见表证者,但为时甚短。根据本病初起临床表现的不同,可把其发病类型分为两种:一是初起即呈里热炽盛之证的,称为"伏邪自发",二是兼有恶寒、头痛等卫表证的,称为"新感引发"。

本病虽是以邪郁内发,里热炽盛为特点,但由于人体感邪有轻重,正虚程度亦有不同。因此,起病之初有热郁气分和热郁营分之分。热邪郁发气分的,邪虽盛,正亦强,其病情较郁发营分的为轻;如病势发展,则可向营、血分深入,热郁营分,为热邪深伏,营阴亏耗,病情较郁发气分的为重。其病势发展,如兼见气分证,说明邪有向外透达之机,则转归较好;如深入血分,或耗伤下焦肝肾之阴,说明阴竭正虚,预后较差。

由于本病里热炽盛,邪热甚易侵犯心包而发生神昏。又由于本病患者阴精先亏,加之病变过程中里热炽盛,阴液更易耗损,故本病多见热盛动风;至病变后期,每致热烁肝肾之阴而为邪少虚多之候。

5.2.2　诊断要点

①病发于春季,起病急,初起即见高热,烦渴,有汗不解,小便黄赤等里热证候。少数病例亦可兼见头痛,恶寒,无汗等卫表证,但其表证较轻,短暂即失而纯见里热证候。

②本病在病变过程中易出现斑疹、痉厥、神昏,后期易致肾阴耗损、虚风内动。

③本病应与风温相区别。两者虽发生于春季,但本病属伏邪温病之类,初起以里热证为主;风温属新感温病之类,初起以肺卫之表热证为主。

5.2.3　分型论治

本病是热邪内郁,病发于里的温病,其治疗原则,以清泄里热为主,必须注意顾阴,透邪外出。热在气分的,初起即宜苦寒清泄里热;热在营分的,主以清营解毒、透热外达;如兼有表证的,在清里同时,佐以解表。如热盛动血,迫血妄行而见斑疹或出血的,治宜清热凉血解毒;热盛动风的,治宜凉肝息风;热伤肝肾之阴的,治宜滋养肝肾之阴。

①**气分证治**

证型一:热郁胆腑

症状:身热,口苦而渴,干呕,心烦,小便短赤,或胸胁不舒,舌红苔黄,脉弦数等。

辨证:春温初起温热病邪郁发于胆腑,热毒内蒸,胆火上扰,故口苦,心烦,脉弦数等。脉弦数是热郁胆腑之征象。身热为急性热病所必见,本证热郁于里,自不例外。热必伤津,故口渴,尿少色黄。胆热犯胃,胃失和降则干呕。舌红苔黄,更是里热阳明证的表现。另外,若病初起除上见证而又兼见头痛、恶寒、无汗或少汗者,是热邪内郁胆腑,兼有表邪外遏卫气,正邪相争之故。它与风温初起必有肺卫见症,而无胆腑热郁的脉症显然有别。

治法:苦寒清热,宣郁透邪。兼有表证者,佐以疏邪透表。

方药:黄芩汤加豆豉、玄参方(《温热逢源》原方)。

黄芩三钱,芍药三钱,甘草(炙)一钱,大枣(擘)三枚,淡豆豉四钱,玄参三钱。水煎服。

[方义] 黄芩为君,苦寒泻火,直清胆热;配玄参养阴生津、清热解毒;并用芍药、甘草、酸甘化阴。豆豉可宣发郁热、透邪外达。炙甘草性偏温补,可易以有清热解毒之功的生甘草;大枣亦偏温,可去而不用。春温初起之用本方是示人以治里热阴伤之证,须用清热坚阴为主之法,至于具体运用,还可以作灵活加减。如热郁少阳之经,寒热往来而胸胁胀闷、心烦明显者,加入柴胡、山栀以疏解少阳郁热。如兼有表证者,可加葛根、蝉衣、薄荷等透解郁表之邪。如呕吐较甚,为胆热炽盛,上逆犯胃,可加龙胆草、川连清泄胆热,并佐玉枢丹止呕。

证型二:热郁胸膈。

症状:身热,心烦懊憹,坐卧不安,舌苔微黄,脉数。

辨证:邪热在胸膈气分,郁而不宣,故见身热,心烦懊憹,坐卧不安,脉数等症。本证虽属邪热在里,但里热未甚,津液未伤,所以一般多身热不甚,舌苔微黄而无舌燥口渴等症。

治法:清宣郁热。

方药:栀子豉汤(引《伤寒论》原方)。

栀子十四个(擘),香豉(绵裹)四合。以水四升,先煮栀子得二升半,纳豉,煮取一升半,去滓,分为二服。

[方义] 本方以栀子清热,豆豉宣郁达表,合之以清宣胸中郁热。如兼有卫分表证,可加薄荷、牛蒡子、蝉衣等以解表透邪。如兼津伤口渴者,可加花粉以生津止渴。如兼气逆呕吐者,加姜竹茹以降逆止呕。

证型三:热灼胸膈

症状:身热不已,烦躁不安,胸膈灼热如焚,唇焦咽燥,口渴,或便秘,舌红黄或黄白欠润,脉滑数。

辨证:邪热灼于胸膈,里热亢盛,故身热不已。热灼胸膈,则烦躁不安,胸膈灼热如焚。热盛上焦,耗灼津液,则口渴、唇焦、咽燥。里热盛,故苔黄或黄白欠润、脉滑数。便秘为气不降,但腹部并不硬满胀痛,且脉不沉实,则非阳明热结腑实之证。

治法:清泄膈热。

方药:凉膈散(《和剂局方》方)。

黄芩(酒炒),薄荷七钱,山栀子(炒焦)八钱,大黄(酒浸)二两,芒硝一两,甘草六钱研为末,每服四、五钱至一两,加竹叶十五片,清水煎,去渣,温服。

[方义] 本方以连翘、薄荷、竹叶、山栀、黄芩清泄胸膈热邪;大黄、芒硝、甘草通腑引热下行,以共奏清泄胸膈之热,兼御阳明腑实之效。如大便不秘而烦躁、口渴、唇焦者,可去芒硝,加花粉、芦根以生津除烦。

证型四:阳明热盛

症状:壮热,面赤,汗多,心烦,渴喜凉饮,舌质红,苔黄燥,脉洪大或滑数。

辨证:热邪未从少阳外解,反传入阳明,形成里热亢盛之候,邪盛正旺,正邪抗争,外蒸肌肉,内迫胃津,乃见壮热、恶热、心烦、大汗出等症。阳明之脉荣于面,阳明热甚则面赤,甚则目赤。邪热既盛,汗泄又多,津液大为耗损,故渴喜凉饮。邪热内盛,故脉形洪大有力。舌苔黄燥系热盛津伤之舌象。总之,本证以高热、汗多、渴喜凉饮,脉洪大有力为辨证关键。

治法:清热保津。

方药:白虎汤(方见风温相关内容)。

[方义]阳明热盛津伤,故用此方以清泄里热,保护津液,方中石膏辛淡甘寒,清胃热而解肌;知母苦寒性润,助石膏泄热,并可滋水润燥而除烦;甘草、粳米养胃生津,共奏清热保津之效。在临床运用时,若热盛津伤,烦渴甚,可加山栀、竹叶、石斛、芦根以清热解毒、生津除烦。若热扰神明见谵语者,可加水牛角、连翘、竹叶卷心以泄热清心。若热盛波及肝经,引动肝风,出现手足抽搐者,可配合羚

羊角、钩藤、菊花等以凉肝息风。若气阴两伤、微喘、脉芤，可加太子参以清热生津益气。

证型五:阳明热结,阴液亏损

症状:身热,腹满,便秘,口干唇裂,舌苔焦燥,脉沉细。

辨证:温为阳邪,最易伤阴,病至热结肠燥,津液耗伤更甚。身热、腹满、便秘皆为阳明实热内结之见症;口干,唇燥,舌苔焦燥则属阴液亏损之见症。脉沉细是腑实阴亏之象。

治法:滋阴攻下。

方药:增液承气汤(《温病条辨》原方)。

玄参一两,麦冬八钱(连心),细生地八钱,大黄三钱(后下),芒硝一钱五分。水五杯,煮取三杯。水煎服。

[方义] 本方由增液汤(玄参、麦冬、生地)加硝、黄而成。其中玄参咸寒,滋阴降火;麦冬、生地甘寒,滋阴润燥,三药相合有养阴生津润燥通便之效。大黄、芒硝泻热软坚攻下腑实。如邪热已去,仅是阴亏而肠燥便秘的,可减去硝、黄,以防克伐伤正,只需用增液汤以"增水行舟"即可。

证型六:阳明热结,气液两虚

症状:身热,腹痛,便秘,口干咽燥,倦怠少气,或见撮空摸床,肢体震颤,目不了了,苔干黄或焦黑,脉象沉弱或沉细。

辨证:本证是燥结腑实,应下失下,气液两虚之候。身热,腹满便秘,苔干黄或焦黑为阳明腑实之象。口干咽燥,唇裂舌焦为阴液亏损之症。倦怠少气,撮空肢颤,目不了了,脉沉弱、沉细为正气虚衰所致。本证与前证相比,虽均为虚实互见之证,但前者为腑实而阴液耗伤,此则属腑实而气液俱虚,这是两者的区别点。

治法:攻下腑实,补益气阴。

方药:新加黄龙汤(《温病条辨》原方)。

细生地五钱,麦冬五钱(连心),玄参五钱,生大黄三钱(后下),芒硝一钱,生甘草二钱,人参一钱半(另煎),当归一钱半,海参两条(洗),姜汁六匙。水八杯,煮取三杯。先服一杯,冲参汁五分,姜汁两匙,顿服之。

[方义] 本方系以陶节庵之黄龙汤加减变化而成,故名新加黄龙汤。方中用人参、甘草扶补正气,大黄、芒硝泻热软坚,麦冬、生地、玄参滋阴润燥,海参滋补阴液咸寒软坚,姜汁宣胃肠气机,当归和血分之滞,以使气血和畅,胃气宣通,则药得以运化,而能施展其祛邪扶正之作用。

证型七:阳明腑实,小肠热盛

症状:身热,大便不通,小便涩滴不畅,尿时疼痛,尿色红赤,心烦渴甚。

辨证:本证为阳明腑实,小肠热盛之候。热盛于里,腑实内阻,故身热而大便不通。小肠热盛,下注膀胱,则小便涩滴不畅,尿时疼痛而尿色红赤。热盛,津液不能上承,则时烦渴甚。

治法:通大肠之秘,泄小肠之热。

方药:导赤承气汤(《温病条辨》原方)。

赤芍三钱,细生地五钱,生大黄三钱(后下),黄连二钱,黄柏二钱,芒硝一钱。水五杯煮取二杯,先服一杯,不下再服。

[方义] 本方是由导赤散合调胃承气汤加减而成,故名导赤承气汤。方取大黄、芒硝攻下腑实;生地、赤芍、黄连、黄柏滋阴泄热。临床上每见肠腑热结得去,膀胱之热亦解,而小便自可通利。

②营血分证治

证型一:热灼营阴

症状:身热夜甚,心烦躁扰,甚或时有谵语,斑疹隐隐,咽燥口干而反不甚渴,舌质红绛,苔薄或无苔,脉细数。

辨证:本证多见于营阴素虚而受邪较重者,发病之初即可见营热较盛、营阴受损、心神被扰之证;亦有病发于气分,热不外解而内陷入营者。阴损热炽,则身热夜甚,咽干不甚渴,舌绛无苔而脉细数。营气通于心,热毒入营,心神被扰,则心烦躁扰,甚至时有谵语。此与阳明热盛、腑实的昏谵,可从是否有大渴、大汗、大便燥结、腹部满痛、舌上有无苔垢等方面进行区别。热邪内闭营中,窜于血络,则见斑疹隐隐,此与热陷血分、迫血外溢、斑疹稠密显露者显然不同,不难辨别。如由气分初传入营,则舌上多有部分薄黄苔,若邪全已入营分,则舌呈纯绛而少苔垢。

治法:清营泄热。

方药:清营汤(《温病条辨》原方)。

犀角三钱,生地五钱,玄参三钱,竹叶心一钱,麦冬三钱,丹参二钱,黄连一钱五分,银花三钱,连翘二钱(连心用)。水八杯,煮取三杯,日三服。

[方义] 本方为清泄营分热邪的主方,其中犀角咸寒主清心营,黄连苦寒配犀角清热解毒。生地、玄参、麦冬以清热滋阴。银花、连翘、竹叶性凉质轻,以清透泄热,使营分邪热转出气分而解,这是遵叶天士"入营犹可透热转气"之法。用丹参既可除烦躁,养心血,又能活脉络清瘀热。诸药配合,共奏凉营清心,透热转气

之效。如兼有表证,可酌加豆豉、薄荷、牛蒡子等以宣透表邪。如黄苔尽退,舌转深绛,为热毒由营渐转入血,可撤去银翘等气药。

特别提示:此证此方,在COVID-19重症患者中常见,清营汤是临症化裁的基础方。

证型二:气营(血)两燔

症状:壮热,口渴,头痛,烦躁不安,肌肤发斑,甚或吐血、衄血,舌绛苔黄,脉数。

辨证:本证为气分热邪未解,营血分热毒又盛,以致形成气营(血)两燔。壮热,头痛,口渴,苔黄乃气分热盛之象。舌绛,烦躁则系热扰心营之证。肌肤发斑,甚或吐血、衄血,为血热炽盛,阴伤血瘀,损络迫血所致。本证特点是既有气分证,又有营、血分证,与单纯之热盛气分或热入营、血分者,其见症均有所不同。

治法:气营(血)两清。

方药:玉女煎去牛膝、熟地,加细生地、玄参方(《温病条辨》原方)。

生石膏三两,知母四钱,元参四钱,细生地六钱,麦冬六钱。水煎服。

化斑汤(《温病条辨》原方)。

生石膏一两(捣细),知母四钱,生甘草三钱,玄参三钱,犀角二钱。水煎服。

清瘟败毒饮(《疫疹一得》原方)。

生石膏大剂六至八两,中剂二至四两,小剂八钱至一两二钱;生地黄大剂六钱至一两,中剂三至五钱,小剂二至四钱;犀角大剂六至八钱,中剂三至五钱,小剂一至一钱半;真川连大剂四至六钱,中剂二至四钱。栀子、桔梗、黄芩、知母、赤芍、玄参、连翘、甘草、丹皮、鲜竹叶各取六钱。水煎服,先煮石膏,后下诸药,犀角磨汁和服。

[方义] 一般可用加减玉女煎;斑疹显露色深的,宜用化斑汤;证情严重的,可用清瘟败毒饮。玉女煎去牛膝、熟地,加细生地、玄参方是吴鞠通以景岳玉女煎加减而成。方用石膏、知母清气分之热,玄参、生地、麦冬凉营滋阴,合之共奏清气凉营之效。用于气营同病而热毒尚不炽盛之证为宜。白虎汤加犀角、玄参而成。斑属胃,胃主肌肉,阳明热毒内郁营血,外郁肌表,故用白虎汤清气解肌,泄热救阴。但斑出色深,是热毒较重而脉络瘀滞,逼迫营血之象,故加犀角、玄参以清营血以解毒化斑。临床运用时,尚可根据病情酌加丹皮、赤芍等以凉血散血,大青叶、竹叶、蝉衣等以清热化斑解毒。清瘟败毒饮由白虎汤、凉膈散、黄连解毒汤、犀角地黄汤四方组合而成。因此具有数方的综合协同作用,能大解热毒而清气血热邪,

故有清瘟败毒之名。本证热毒亢盛,病情较重,用本方较当。

特别提示:气营(血)两燔证,是COVID-19重症的一个明确证型,辨证原则一致。清瘟败毒饮是治疗气营(血)两燔证的代表方。

证型三:热盛迫血

症状:身体灼热,躁扰不安,甚或昏狂谵妄,斑色紫黑,成片成块,或吐衄便血,舌质深绛,脉数。

辨证:血分热毒炽盛,迫血妄行,心主血、藏神,热陷血分,扰于神明则躁扰不安,甚或昏狂谵妄。热盛于营血则身体灼热。热邪伤络,迫血妄行,溢于脉外而见不同部位的出血,如阳络伤,血溢于上则见吐血、衄血;阴络伤,血溢于下则见便血、溺血;表络伤,血溢肌肉,于皮下则斑出稠密成片。斑色紫黑,舌质深绛,脉数是血分热盛毒重之象。

本证与"热灼营阴"比较,病势更重,营分证仅见斑疹隐隐,本证则不只斑点显露,且分布密,甚至成片,有的还见上下、内外不同部位的出血症状。本证与气营(血)两燔证比较,二者虽都有血热迫血见症,但本证是热毒内陷血分,迫血妄行,而无大渴、苔黄之气热表现;气血两燔证则血热炽而气热亦盛。

治法:凉血散血、清热解毒。

方药:犀角地黄汤(《温病条辨》原方)。

干地黄一两,生白芍三钱,丹皮三钱,犀角三钱。水五杯,煮取二杯,分二次服,渣再煮一次服。

[方义] 本方以犀角清热凉血解毒,配生地既可解血中热毒而止血,又可生津益阴。芍药和营泄热,丹皮凉血散血,同助犀、地以奏凉血散血、清热解毒之效。在临床运用时,如热毒重而热势高者,可加大青叶、知母以增强清热解毒之力。如斑色紫赤,可加大青叶、玄参、丹参、紫草,以增强凉血解毒,活血化瘀之效。如神昏较重者,可加安宫牛黄丸,以清心醒神。如出血显著者,可加蒲黄、侧柏叶、茜草、白茅根等以增强凉血散血止血的作用。

证型四:热与血结

症状:少腹坚满,按之疼痛,小便自利,大便色黑,神志如狂,或清或乱,口干而漱水不欲咽,舌紫绛色暗或有瘀斑,脉沉实或涩。

辨证:热毒内陷血分,热搏血瘀,蓄于下焦,少腹坚满,大便色黑,是热与血结,瘀蓄于内之故。按之作痛,小便自利,是血热内结少腹而瘀热不在膀胱之象。心主血,血分瘀热上扰心神,故见神志如狂,或时清时乱。热毒在里,津液耗伤故口干,但热在血分,邪已入阴,且血瘀内蓄,故虽思水润燥而不欲下咽。舌紫绛色暗或有瘀斑,是热与血结之证。邪实血瘀,气血运行受阻,则脉现沉实或涩。

治法:攻下泄热,活血逐瘀。

方药:桃仁承气汤(《温病条辨》原方)。

大黄五钱(后下),芒硝二钱(冲服),桃仁三钱,芍药三钱,丹皮三钱,当归三钱。水煎服。

[方义] 本方是以《伤寒论》桃核承气汤加减而成。热瘀相结,若独清热则瘀不去,独祛瘀则热不解,故当清热祛瘀并用。方中用丹皮、赤芍、桃仁清热凉血消瘀。大黄、芒硝泄热软坚,攻结。当归养血和血,并行血中之气,使气帅血行,以期瘀血热邪从下而解。

③热入心包证治

证型一:热闭心包

症状:身灼热,神昏谵语,或昏愦不语,或痰壅气粗,舌蹇肢厥。

辨证:本证多系营分失治,热毒深陷,内闭心包的危证。热毒内陷,耗血伤津,灼津成痰,痰热阻络,神志被蒙,则神昏谵语,或昏愦不语而痰壅息粗。舌为心之苗,痰热阻于心窍,故舌短缩而转动不灵。热毒闭于内,则身灼热如焚而手足厥冷,其厥冷的程度与热闭的浅深成正比,因此有"热深厥亦深,热微厥亦微"之说。本证昏谵与热灼营阴而见时有谵语者的病机有所不同,程度亦有轻重之别。热在营分的神,是因营热扰及心包,尚无痰热内堵,所以昏谵较轻,或有时尚清醒而无舌蹇、肢厥之象;本证则痰热已堵闭心窍,危及神明,故昏谵较重,甚至昏迷不醒而舌蹇、肢厥,两者以此为辨。

治法:清心开窍。

方药:清宫汤送服安宫牛黄丸,或紫雪丹、至宝丹。(方见风温相关内容)

证型二:内闭外脱

症状:神昏谵语,或不语如尸,躁扰不安,气短息促,手足厥冷,冷汗自出,大便闭。舌绛色暗,干燥起刺,欲伸无力,脉细疾或沉弱。

辨证:因热毒内闭,开闭不及时,或不得法,致闭厥不返,热炽津耗,热毒内阻而闭,阳气外越而脱,故既见内闭之神昏谵语,不语如尸,肢厥,便闭等症,又见外脱之肤冷汗出,气息短促等症。躁扰不安,脉细疾、沉弱,舌质绛暗,干燥起刺,欲伸无力,皆是热毒内闭与心之气阴亏伤之象。

治法:开闭固脱。

方药:生脉散或参附汤送服安宫牛黄丸或至宝丹(方见风温相关内容)。

证型三:热盛动风

症状:身热壮盛,头晕胀痛,手足躁扰,甚则狂乱、神昏、痉厥,舌干绛,脉弦数。

辨证:本证是热邪内陷,深入厥阴,热盛动风之候。热毒内盛,故身壮热。热极生风,厥气上逆,扰于清空,则头晕胀痛。热扰心神,则狂乱不宁,甚则神志昏迷。肝藏血,主筋,血热窜扰经脉,并灼伤肝阴则手足躁扰,筋脉拘急,四肢抽搐,甚则颈项强直,角弓反张。邪气内郁,气机受阻,阴阳气不相顺接则四肢厥逆。舌干绛,为血热内郁伤津之象。热盛而肝风内动,故见脉弦数。

治法:凉肝息风。

方药:羚角钩藤汤(《通俗伤寒论》原方)。

羚角片一钱五分(先煎),霜桑叶二钱,川贝四钱(去心),鲜生地五钱,双钩藤三钱(后入),滁菊花三钱,茯神木三钱,生白芍三钱,生甘草八分,鲜竹茹五钱(与羚角片先煎代水)。

[方义]本方用羚羊角、钩藤为主以凉肝息风止痉。桑叶、菊花轻清宣透,助羚羊角、钩藤以平息肝风,并透热外出。热炽阴伤,阴伤风动,故重用生地滋养阴液,白芍、甘草酸甘化阴,以加强生地的作用,滋养筋脉以缓拘急。热盛煎熬津液成痰,热挟痰浊,瘀阻络窍,并扰神明,故用茯神宁心安神,贝母、竹茹清肝胆郁热而化痰通络。诸药合用,收凉肝息风、增液舒筋之效。在临床中如气分热盛而见壮热汗多、渴欲冷饮者,可加生石膏、知母等以清气热;如兼腑实便秘者,可加大黄、芒硝等攻下泄热;如兼营血分热盛而见舌质红绛,肌肤发斑者,可加犀角、板蓝根、丹皮、紫草等凉血解毒;如项强痛显著,可加葛根以解项背之挛急;如角弓反张或抽搐较重,可加全蝎、地龙、蜈蚣等以息风止痉;如神昏不醒,可加服紫雪丹、安宫牛黄丸,或加菖蒲、郁金以化痰开窍配神;如痰涎甚,可加竹沥、生姜汁以涤痰。

④热灼真阴证治

证型一:阴虚火炽

症状:身热,心烦不得卧,舌红苔黄或薄黑而干,脉细数等。

辨证:本证为热伤肾阴,心火亢盛之候。热邪深入少阴,心火上亢,肾阴下虚,以致阴愈虚则火愈亢,火愈亢则阴愈虚,相互影响,其病益甚,故证见心烦不眠。此即吴鞠通所说的"阳亢不入于阴,阴虚不受阳纳"。身热,苔黄或薄黑而干,舌红,脉细数等,都是阴虚火盛之象。

治法:育阴清热。

方药:黄连阿胶汤(《温病条辨》原方)。

黄连四钱,黄芩一钱,阿胶三钱,白芍一钱,鸡子黄二枚。水八杯,先煮三物,取三杯,去渣,纳胶烊尽,再纳鸡子黄搅令相得,日三服。

[方义] 本方即《伤寒论》黄连阿胶汤,只是在用量上作了相应的缩减。方中以黄连、黄芩清邪热,泄心火;阿胶、白芍滋肝肾,养真阴;鸡子黄养心而滋肾。合为刚柔相济,抑壮火而救阴精之方。

证型二:肾阴耗损

症状:身热不甚,久留不退,手足心热甚于手足背,咽干齿黑,舌质干绛,甚则紫晦,或神倦,耳聋,脉虚软或结代。

辨证:本证为春温重证后期的表现,热毒余邪久羁,损伤肝肾真阴,以致精血耗伤,虚热不退,属邪少虚多之候。阴虚不能制阳,则阳偏亢而低热不已,手足心热甚于手足背。咽干齿焦,是肾阴亏损,津难上承之象。舌质干绛,甚则紫晦,是肝血肾液耗伤之证。邪少虚多则脉虚软无力,阴亏液涸则脉行艰涩,故搏动时止而结、代脉见。若阴津亏损较甚,神失所养,则可见神倦欲眠。此外,肾开窍于耳,肾阴亏耗,精气无力上通于耳,则肾窍失聪,即《灵枢·决气篇》说:"精脱者耳聋。"

此为纯虚之候,与热郁少阳之实证耳聋者迥然有别:少阳证耳聋,乃系少阳风热上扰,清窍不利所致,其耳聋为"两耳无所闻",多有胀闷之感,且必有一系列少阳见症。本证之耳聋乃肾之精气不能上通于耳所引起,因此,这种耳聋一般无胀闷之感,而有一系列真阴亏损之证。温病后期见此,如不及早滋养精气,则复聪不易。再者,本证与上证比较,两者均属真阴亏虚,但上证为阴虚而阳热上亢,本证则纯属阴精亏损。

治法:滋阴养液。

方药:加减复脉汤(《温病条辨》原方)。

炙甘草六钱,干地黄六钱,麦冬五钱(不去心),阿胶三钱,麻仁三钱,生白芍六钱。水八杯,煮取八分三杯,分三次服,剧者加甘草至一两,地黄、白芍各八钱,麦冬七钱,日三,夜一服。

[方义] 本方由《伤寒论》炙甘草汤去参、桂、姜、枣加白芍组成。吴鞠通说:"热邪深入,或在少阴,或在厥阴,均宜复脉。"方中用炙甘草为主药,以补益化生气血之本的中气,而达津充阴复的目的。生地、阿胶、麦冬、白芍都是益阴生津之品,以滋养肝肾之阴;麻仁亦可润燥。全方共奏滋阴退热,养液润燥之效。如因误治,汗

之不当,劫灼阴液,耗伤心气,以致气不外固而汗自出,心失所养,中无所主而震震悸动者,则宜去麻仁,加生龙骨,生牡蛎以滋阴敛汗,摄阳固脱;如脉虚大欲散,加人参以补益元气,增强固脱之力。

证型三:虚风内动

症状:手足蠕动或瘛疭,心中憺憺大动,甚则时时欲脱,形消神倦,齿黑唇裂,舌干绛或光绛无苔,脉虚。

辨证:水不涵木,以致虚风内动,多由肾阴耗损证发展而来,故多见于本病的后期。肝为风木之脏,赖肾水以滋养,热邪羁留,真阴被灼,水亏木旺,筋脉失养而拘挛,以致出现手足蠕动,甚或瘛疭之动风见症。心憺大动,系心之气阴双亏,心失所养之故。若阴液亏虚,而将有阴阳离决的危象时,则可出现时时欲脱。形消神倦,齿黑唇裂,亦是阴液枯竭,失养失润所致。舌干绛或光绛无苔、脉虚皆为肾阴耗损之证。

本证与热盛动风证虽均为肝风内动,但病机有虚实之别,证情亦有差异。热盛动风证多见于病的极期阶段,为"热极生风",其证属实,多在发痉的同时,伴有壮热、肢厥、神昏、头胀痛、渴饮、苔燥、脉弦数等症状;本证多见于温病的后期,为"血虚生风",其证属虚,故呈现一派重象,两者不难辨别。

治法:滋阴息风。

方药:三甲复脉汤(《温病条辨》原方)。

炙甘草六钱,干地黄六钱,生白芍六钱,麦冬五钱(不去心),阿胶三钱,麻仁三钱,生牡蛎五钱,生鳖甲八钱,生龟板一两。水八杯,煮取八分三杯,分三次服。

[方义] 本方系加减复脉汤加牡蛎、鳖甲、龟板而成,在滋养肝肾之阴的同时,加三甲以潜阳息风。如因误治阴衰严重而时时欲脱,纯虚无邪者,宜用大定风珠,以留阴敛阳,防止虚脱。

大定风珠(《温病条辨》原方):生白芍六钱,阿胶三钱,生龟板四钱,干地黄六钱,麻仁二钱,五味子二钱,麦冬六钱(连心),炙甘草四钱,鸡子黄二枚,生鳖甲四钱,生牡蛎四钱。水八杯,煮取三杯,去滓,再入鸡子黄搅令相得,分三次服。喘加人参;自汗者,加龙骨、浮小麦;悸者,加茯神、人参、浮小麦。本方系三甲复脉汤加鸡子黄、五味子而成。取鸡子黄血肉有情之品,以增强滋阴息风之效;五味子补阴敛阳以防厥脱之变。

⑤邪留阴分证治

症状:夜热早凉,热退无汗,能食形瘦,舌红苔少,脉沉细略数等。

辨证:本证多见于春温后期,由于余邪留伏阴分所致。人体卫气日行于阳,夜行于阴。阴虚余热内留,卫气夜入阴分鼓动余热,则两阳相得,阴不能制,故入夜身热;至晨卫气出阴分而行于阳则热退身凉,但因余热留于营阴,不随卫气外出,故热虽退而身无汗。邪留阴分,病不在胃肠,故能进饮食。然余热久留,营阴耗损而不能充养肌肤,故形体消瘦。舌红苔少,脉沉细略数,都是余热耗损阴液之象。阴虚夜热病情虽轻,但低热久延,耗阴伤正,也不能忽视。

治则:滋阴透热。

方药:青蒿鳖甲汤(《温病条辨》原方)。

青蒿二钱,鳖甲五钱,细生地四钱,知母二钱,丹皮三钱。水煎服。

[方义] 本方以鳖甲滋阴入络搜邪,青蒿芳香透络。丹皮泻伏火,生地养阴清热,知母清热生津润燥,合为养阴透热之方。本方不仅用于温病有效,对于其他病,只要具有"阴虚夜热"证者也可使用。

5.3 暑温病

暑温是感受暑热病邪而引起的一种急性热病。本病发病急骤,初起即见壮热、烦渴、汗多、脉洪等气分热盛证候。病机传变也较迅速,最易伤津耗气,且多闭窍动风之变。发病有严格的季节性,发生于夏暑当令之时。

古代有关暑病的记载较多,凡夏月有暑热见证者,概称为暑病。有的把暑病也作为伏气之病,认为是冬季感受寒邪,伏至夏季而发,如《素问·热论篇》说:"凡病伤寒而成温者,先夏至日者为病温,后夏至日者为病暑。"王肯堂认为发于夏季的热病,既有伏寒化热者,也有暴感暑邪为病者,他指出:"若冬伤于寒,至夏而变为热病。此则过时而发,自内达表之病,俗谓晚发是也,又非暴中暑热新病之可比。"吴鞠通认为暑之偏于热者为暑温,至此确立了暑温病名。

本病起初多见阳明证,后期热邪渐减而津气未复,大多表现为正虚邪恋证候。其临床表现多因病机不同而各异,如偏于气阴亏损的,可见低热不退,心悸,烦躁,甚至因虚风内动而致手指蠕动;若因包络痰热未净,窍机不利的,则可见神情呆钝,甚或痴呆,失语,失明,耳聋;若风痰瘀滞经络,筋脉失利,在热退之后仍可见手足拘挛,肢体强直或抽搐。若病势严重,昏痉持续时间较长者,则可因痰阻清窍、痰瘀留滞而后遗神呆,失明,失语,耳聋,瘫痪等病症。

根据暑温发生的季节特点及临床表现,相当于现代医学中的流行性乙型脑炎、钩端螺旋体病等急性传染病。以及中暑等亦符合某些证型。

5.3.1 病因病理

外因:感受夏暑之季的暑热病邪。

内因:正气不足是导致外邪侵袭而发病的重要因素。

病机:夏月暑气当令,气候炎热,人若正气素亏或劳倦过度而津伤气耗,则抗御外邪入侵的能力下降,暑热病邪即可乘虚袭入人体而发病。暑为火热之气,其性酷烈,传变迅速,故病邪侵入人体发病多径入气分而无卫分过程,初起即见壮热,汗多,口渴,脉洪等阳明气分热盛证候。叶天士所说"夏暑发自阳明",即指出本病发病的证候特点。由于暑性火热,极易伤人正气,尤多耗伤津液,所以在病变过程中常出现津气耗伤,甚或津气欲脱等危重证象。又因暑性炎热,易入心营与引动肝风,所以气分热邪不能及时清解,最易化火,深入心营,生痰生风,从而迅速出现痰热闭窍、风火相煽等危重病证。暑热之邪还易内迫血分,而致咳血、咯血、吐血、衄血或出现斑疹等。暑热病邪还可以直接侵袭心包或犯于肝经,引起神昏、痉厥。这些危重的病证于小儿患者更为多见。

夏季暑热既盛,而雨湿较多,湿气亦重。因天暑下逼,地湿上蒸,湿气与热邪相合,故暑湿每多兼感,亦可称之为暑湿病邪,其致病可形成暑温挟湿之证,叶天士所说"暑必兼湿",即是此意。其临床表现除了具有暑热见证外,并伴有胸痞、身重、苔腻等湿邪中阻的症状。

5.3.2 诊断要点

①有明显的季节性,多发生于夏暑当令之时,一般多发于夏至到处暑期间。

②起病较急,初起较少卫分过程,发病以高热、汗多、烦渴、脉洪等暑入气分的里热见证为典型表现。

③病程中变化较快,可有化火、生痰、生风等较多的病理变化,易见津气虚脱、内闭、动风、动血等严重证候。

④暑温多挟湿,如伴见脘痞身重,苔腻或恶寒、无汗等症者,则为暑温兼湿或寒遏暑湿。

5.3.3 分型论治

暑为火热之邪,故清泄暑热为本病的基本治则。根据本病发展过程中的病理变化及其证候表现,其相应的治疗大法是:初起暑伤气分,阳明热盛者,治以辛寒清气、清暑泄热;进而暑伤津气,则宜甘寒之剂以清热生津;若暑邪虽去而津气大伤,又当用甘酸之品以益气敛津、酸苦之品以泄热生津。若暑热化火,生痰生风,内传心营,引起闭窍、动风等病变时,则须根据具体病情而采用清心凉营、化痰开窍、凉肝息风等法。后期多为余邪未清,气阴未复,故治疗常用益气养阴、清泄余热等法以善其后。《明医杂著》中说"治暑之法,清心利小便最好",乃是针对暑邪的性质及病理特点而言,其目的是清心涤暑,并引导心火下行,使暑热有外出之径。对于暑兼湿邪之证,则应在清暑之中兼以祛湿,若属寒邪遏伏暑湿,则又宜在清暑化湿的同时兼以解表散寒。

①气分证治

证型一:暑入阳明

症状:壮热,汗多,心烦,头痛且晕,面赤气粗,口渴,齿燥,或背微恶寒,苔黄燥,脉洪数或洪大而芤。

辨证:阳明经热蒸腾于外,则体表壮热;热邪内扰于心,则心烦不安;热邪上蒸头目,则头痛且晕、面目红赤,此与阴虚之颧红者有虚实之别;暑热内蒸,迫津外泄,则汗出多而口燥渴;热壅气机则呼吸气粗而似喘。若汗出过多,津气耗伤,则背微恶寒。此种恶寒为汗多腠理疏松而致,与邪在表分之恶寒、无汗、脉浮者截然不同。齿燥、苔黄燥系热盛津伤,此与腑实阴伤之苔黄厚干燥而有芒刺者,显然有别。脉洪数,系阳明热盛之证,若汗多津气耗伤过甚,则可见脉洪大而芤之象。

治法:清暑泄热,津气受伤者兼以益气生津。

白虎加人参汤(《温病条辨》原方)。

生石膏一两(研),知母五钱,甘草三钱,白粳米一合,人参三钱。水八杯,煮取三杯,分温三服。

[方义] 暑入阳明,热蒸于内而亢盛于外,内外俱热,以白虎汤清暑泄热,透邪外达。吴鞠通说"白虎本为达热出表",即含此意。若阳明经热过盛而津气耗伤者,则需于清热中佐以益气生津之品,可用白虎加人参汤,即白虎汤加人参组成。本证治疗以透泄热邪为主,不宜滥用苦寒之品。临床运用时,酌情加入银花、连翘、竹叶、荷叶、西瓜翠衣等清暑透泄热邪之品。如发病之初兼有暑湿而见微恶寒、胸痞、呕恶、舌腻者,可酌加藿香、佩兰等芳化之品。如有邪湿卫表而见微恶风,身灼热无汗者,可加香薷、大豆卷、连翘、银花以疏解表邪。

证型二:暑伤津气

症状:身热息高,心烦溺黄,口渴自汗,肢倦神疲,脉虚无力。

辨证:此证为暑热未退,而津气俱伤。暑热郁蒸,故见身热息高、心烦溺黄等症。暑为阳邪,主升主散,暑热较盛,热蒸外越,为暑热未退,津气热蒸外越,故腠理开而多汗;汗泄太多,伤津耗气,故见口渴、体倦少气,脉虚无力等症。综观本证,为暑热未退而津气俱伤,与前证比较尚有区别。前证为暑热炽盛,本证为暑热之势稍轻而津气耗伤较甚。

治法:清热涤暑,益气生津。

方药:王氏清暑益气汤(《温热经纬》原方)。

西洋参三钱,石斛三钱,麦冬三钱,黄连八分,荷梗三钱,知母三钱,甘草一钱,粳米三钱,西瓜翠衣四钱,竹叶八分。水煎服。

[方义]本证为暑热仍盛,气津已伤,治疗时不但应清其暑热,还需益气生津,故方用王氏清暑益气汤。以西瓜翠衣、黄连、知母、竹叶、荷梗等清涤暑热;以西洋参、石斛、麦冬、粳米等益气生津。本方与白虎加人参汤二者均为清热解暑、益气生津之剂,但后者清泄暑热之力较胜,而本方则养阴生津益气之力较强。在临床运用时,必须权衡暑热与津气耗伤两个方面的轻重而予以灵活加减。若暑热较重,则可重用清涤暑热之品,如石膏之类;如津气耗伤较甚,则生津益气之品可以重用,黄连等苦寒之品可予酌减。

证型三:津气欲脱

症状:身热已退,汗出不止,喘渴欲脱,脉散大。

辨证:本证为津气耗伤过甚,而致欲脱之候。暑热虽解,但正气耗散过甚,不能固摄于外,津液不能内守,外泄太甚,故身无热象而汗出不止,脉形散大而无力。津液耗伤太过,肺之化源欲绝,因而喘渴欲脱。本证汗出愈多则津气愈耗,正气愈伤则汗泄愈甚。此与阳气外亡而汗出、肢冷、脉微欲绝者有所不同,但病势亦属重险,且进一步发展亦可导致阳气外亡。

治法:益气敛津,生脉固脱。

方药:生脉散(方见风温相关内容)。

[方义]本证属津气欲脱危重之候,故治疗应急予益气敛津固脱之法,方用生脉散。方中人参补益元气,麦冬、五味子酸甘化阴,守阴留阳,使元气得固,元气固则汗不外泄,阴液内守则阳留而不外脱,此即"再用酸敛"之意,然本方功在补气敛阴,并非治暑之剂。徐灵胎说生脉散是伤暑之后存其津液之方也,用此方须详审其邪之有无,不可视为治暑之剂也。生脉散的使用,有邪无邪是一主要关键,在临床上对津气受伤而暑热未清者不可单用本方,必要时可与清热涤暑剂合用,以免恋邪为患。

证型四:暑湿困阻中焦

症状:壮热烦渴,汗多溺短,脘痞身重,脉洪大。

辨证:本证属暑温兼湿困阻中焦之候,以热盛于阳明为主,兼有湿阻太阴。因阳明胃热亢盛,故见壮热烦渴、汗多溺短、脉洪等症;又因太阴脾土蕴湿,故见脘痞身重。综观本证是暑湿困阻中焦,热重湿轻的证候。

治法:清热化湿。

方药:白虎加苍术汤(《类证活人书》原方)。

石膏一斤,知母六两,甘草(炙)二两,粳米三两,苍术三两。水煎服。

[方义] 本证为热炽阳明,湿阻太阴,热重而湿轻。治疗应以清热为主,化湿为辅,方用白虎加苍术汤。本方药物即由白虎汤加苍术而成,以白虎汤清阳明胃热,苍术燥太阴脾湿。在临床运用时,如中焦湿邪较盛,可酌加藿香、佩兰、滑石、大豆卷、通草等芳化渗利之品。

证型五:暑湿弥漫三焦

症状:身热,面赤耳聋,胸闷脘痞,下利稀水,小便短赤,咳痰带血,不甚渴饮,舌红赤,苔黄滑。

辨证:暑湿内郁,蒸腾于外则身热不退,上蒸清窍则面赤耳聋。叶天士说:"湿乃重浊之邪,热为熏蒸之气,热处湿中,蒸淫之气上迫清窍,耳为失聪,不与少阳耳聋同例。"少阳耳聋乃胆热上冲所致,必伴有寒热往来,口苦咽干,脉弦等症,与本证因暑湿郁蒸而耳聋者显然有别。暑热漫及上焦,侵袭于肺,肺主一身之气,肺气不利,气机受阻,热损肺络,可见胸闷、咳痰带血。暑湿阻于中焦则脘腹痞闷而不甚渴饮。湿热蕴结下焦,肠道失于分清泌浊,则见小便短赤,下利稀水。此与热结旁流之下利稀水而有腹部按之硬痛者自是不同。舌虽红赤,苔犹黄滑,可知暑湿之邪仍在气分。本证与白虎加苍术汤证均为暑温兼湿之证,但白虎加苍术汤之病机中心在于中焦脾胃,而本证之病机涉及三焦气机,除中焦证外,尚有上焦与下焦见症。

治法:清热利湿,宣通三焦。

方药:三石汤(《温病条辨》原方)。

飞滑石三钱,生石膏五钱,寒水石三钱,杏仁三钱,竹茹二钱(炒),银花三钱(露更妙),金汁一酒杯(冲),白通草二钱。水五杯,煮成二杯,分两次温服。

[方义] 暑湿之邪郁蒸,需治以清热利湿之法。而本证属暑湿弥漫三焦,故予三石汤清宣上中下三焦暑湿之邪。方中以杏仁宣开上焦肺气,气化则暑湿易化;石膏、竹茹清泄中焦邪热;滑石、寒水石、通草清利下焦湿热;另用银花、金汁涤暑解毒。全方重在清暑泄热,兼以利湿,用于暑湿弥漫三焦,暑重湿轻之证,可以共奏清

宣三焦暑湿之功。临床上尚需根据暑湿在三焦不同部位的侧重不同而选择药物。

②血分证治

证型一：暑伤肺络

症状：灼热烦渴，头目不清，骤然咯血、衄血，咳嗽气粗，舌红苔黄，脉数。

辨证：本证为暑热伤肺，损伤阳络所致。临床上常见骤然咯血、咳嗽等症，其表现颇似痨瘵。由于暑热损伤肺络，血从上溢则见骤然吐血、衄血。热壅肺气，失于宣降则咳嗽气粗。暑热蒸迫则灼热烦渴，头目不清。舌红苔黄，脉数，均为暑热内盛之象。综合诸症是属肺经暑热之邪伤及肺络所致。本证多来势颇急，严重者可见大量咯血，口鼻血涌，甚或因失血过多而造成气随血脱的危证。

治法：凉血解毒，清络宣肺。

方药：犀角地黄汤合银翘散。

犀角地黄汤（方见春温病）。

银翘散（方见风温病）。

[方义]暑热伤肺，当清暑热以保肺；络伤咯血，当清络热以止血，方用犀角地黄汤，目的在于清热解毒，凉血止血。合以银翘散乃取其清解肺络之热，且以宣降肺气。因外无表证，故方中荆芥、豆豉、薄荷等透表之品应予减去。其他如山栀、黄芩、茅根、侧柏叶炭、藕节炭等清热泻火、凉血止血之品亦可酌情加入。出血较多者还可加人参、三七。若气分热盛，可酌加石膏、知母、黄连等清气药。如出现气随血脱之证，需急投补气固脱之剂，可选用独参汤、参附汤（方见风温）等。

证型二：暑入心营

症状：灼热烦躁，夜寐不宁，时有谵语，甚或昏迷不语，舌红绛，脉细数；或猝然昏倒，不知人事，身热肢厥，气粗如喘，牙关微紧，舌绛脉数。

辨证：暑为火热之邪，中人最速，因而在发病时，不仅多径入气分，而且易内陷心营。暑入心营，除可从气分证发展而来外，还有因暑热之邪猝中心营而内闭心包，致一病即发昏厥者；临床上称此为暑厥。暑热入营，心神被扰则灼热，烦躁不宁，时有谵语；进而热陷心包，清窍被蒙则可见神志昏迷，谵语妄言，或昏愦不语。舌红绛，脉细数为热扰心营、营阴被灼之证。若暑热之邪猝中心营而内闭心包者，则表现为突然昏倒，不省人事。并因暑热内迫而伴见身热气粗，阳热内郁则手足厥冷，此属热厥，热深则厥亦深，切不可一见肢厥而误认为寒证。牙关微紧为热盛而有动风之象。本证发病急骤，突然昏倒，与中风相似，但中风多有口眼㖞斜、半身不遂，本证则无此见症，且本证多见于炎暑节令，所以两者一般不难鉴别。

治法:凉营泄热,清心开窍。

方药:清营汤、安宫牛黄丸、紫雪丹、行军散。

清营汤(方见风温病)。

安宫牛黄丸(方见风温病)。

紫雪丹(方见风温病)。

行军散(市售成药)药味从略。每服0.6~0.9克,日二至三次。

[方义]暑热灼心营而尚未动血动风闭窍者,治以清营汤为主方。该方清泄营热,可使营热透出气分而解。若邪热进而内陷心包,则需加服清心开窍之品,如安宫牛黄丸、紫雪丹等。若因猝中暑热之邪而骤然窍闭昏厥者,则应急予开窍之剂,除了急予上述清心开窍之剂外,还可选用行军散,并可配合针刺人中、十宣、曲泽、合谷等穴以加强清泄邪热、苏醒神志之力。如神清厥回之后,暑热仍未清者,可按病机之在气在营,分别加以相应治疗。所要注意的是在暑热内闭之时,切不可早用寒凉,免致暑邪愈遏愈深,反而不能外解。

证型三:暑热动风

症状:身灼热,四肢抽搐,甚或角弓反张,牙关紧闭,神迷不清,或喉有痰壅,脉象弦数或弦滑。

辨证:此为暑热亢盛引动肝风之证,所以又有"暑风"之称。暑为阳邪,火热鸱张,最易内陷厥阴,引动肝风而导致痉厥之变。临床所表现的壮热、抽搐、角弓反张、牙关紧闭、脉弦数等症,均为热盛动风之象。神迷不清,系风火相煽,扰乱神明所致,如见喉间痰鸣,则为风动痰生,随火上壅的征象。本证既可见于暑温的病变过程中,亦可因猝中暑热之邪而突然发生,尤多见于小儿患者。吴鞠通说"小儿暑温,身热,卒然痉厥,名曰暑痫",其所说暑痫即是暑风。

治法:清泄暑热,息风定痉。

方药:羚角钩藤汤(方见春温病)。

[方义]暑热亢盛而致引动肝风,必须清热凉肝,息风定痉,常用羚角钩藤汤。本方在临床运用时,还应结合具体证情灵活加减。如阳明气热亢盛者可加石膏、知母等辛寒之品以清气热;若腑实燥结者可加大黄、芒硝、全瓜蒌等以通腑泄热;若心营热盛者,可加犀角、玄参、丹皮等清营泄热;若热毒炽盛者可加板蓝根、大青叶等以清热解毒;若兼邪陷心包者可加紫雪丹、至宝丹等清心化痰之品以息风开窍;若见痰涎壅盛的,可加胆星、天竺黄、竹沥等清化痰热;如抽搐频繁,难以控制者,可加全蝎、蜈蚣、地龙、僵蚕等以助息风定痉之效。

证型四:暑入血分

症状:灼热躁扰,斑疹密布,色呈紫黑,神昏谵妄,吐血、衄血、便血,甚或兼见四肢抽搐,角弓反张,喉中痰声漉漉,舌绛苔焦。

辨证:本证为暑热火毒灼血分,内陷心包,风动痰生之重险证候。症见灼热躁扰,昏迷谵妄,为血分热毒炽盛,扰乱心神之象。斑色紫黑,吐、衄、便血,为热盛动血,迫血妄行之症。由于热盛动风,风动痰生,故本证每常伴见抽搐、喉中痰壅等症。

治法:凉血解毒,清心开窍。

方药:神犀丹、安宫牛黄丸。

神犀丹(《温热经纬》原方)。

犀角尖(磨汁)、石菖蒲、黄芩各六两,粪清、连翘各十两,真生地(冷水洗浸透绞汁)、银花各一斤(如有鲜者捣汁用尤良),板蓝根九两(无则以飞净青黛代之),豆豉八两,玄参七两,花粉、紫草各四两。各生晒研细(忌用火炒),以犀角、地黄汁、粪清和捣为丸(切勿加蜜,如难丸,可将香豉煮烂),每重三钱。

安宫牛黄丸(方见风温病)。

[方义]本证较前证病势更深一层,病情复杂而危重,故方用神犀丹。该方以犀角、粪清、银花、连翘、玄参、黄芩、板蓝根、生地、紫草、豆豉凉血解毒透斑;花粉等生津止渴;石菖蒲芳香开窍。并配合安宫牛黄丸以加强开窍醒神之力。如见动风抽搐则加入羚羊角、钩藤以凉肝息风,或加服止痉散,取全蝎、蜈蚣、僵蚕(一方中尚有地龙)以增强止痉之效。涎痰盛者加入天竺黄、胆星、竹沥或送服猴枣散(成药)等清化痰热,以免痰壅气道,产生厥变。本证临床所见,每有血热炽甚而又气分热盛者,神犀丹中虽含有一些清气药物,但力量不够,可加入生石膏、知母等清气药,或用清瘟败毒饮加减。

③暑伤心肾证治

症状:心热烦躁,消渴不已,肢体麻痹,舌红绛,苔黄燥,脉细数。

辨证:本证为暑热久羁,波及心肾而致水火不济之候,多见于暑温的后期。余热扰心,心火亢炽,心神不安则心热烦躁。暑热灼耗肾阴于下,肾水不能上济则消渴不已。肾阴不足,肝阴亦虚,不能濡养筋脉则肢体麻痹。舌红绛、苔黄燥为阴虚里热之征象。

治法:滋肾水、清心火。

方药:连梅汤(《温病条辨》原方)。

黄连二钱,乌梅三钱,麦冬三钱(连心),生地三钱,阿胶二钱。水五杯,煮取二杯,分两次服。脉虚大而芤者加人参。

[方义] 本证系由阴虚阳亢、水不济火而致,且两者互为因果。心火愈旺则肾水愈虚,肾水愈虚则心火愈亢,故投以连梅汤清心泻火、滋肾养液。本方由《伤寒论》黄连阿胶汤去黄芩、芍药、鸡子黄加乌梅、生地、麦冬而成。方以黄连清心热,阿胶、生地滋肾液,麦冬等甘寒滋阴。方中乌梅与黄连相合,有酸苦泄热之效;与生地麦冬相合,有酸甘化阴之功,使心火清而肾水复。水火既济则心烦、消渴可除;肾水得复,肝阴可充,筋脉能润养,则麻痹可愈。若见脉虚大而芤者,属兼有气阴不足,可加人参以益气养阴。

④邪未净,痰瘀滞络证治

症状:低热不退,心悸烦躁,手足颤动,神情呆钝,默默不语,甚则痴呆、失语、失明、耳聋,或见手足拘挛,肢体强直等。

辨证:此证为病久不解,余热挟痰、瘀留滞络脉而气滞血瘀,且阻闭机窍所致,余热不清、气阴亏损则见低热不退,心悸、烦躁,甚或虚风内动,手足颤动。若包络痰热未清,清窍失灵则见神情迟钝,甚或痴呆,默默不语。如热退之后仍见手足拘挛、肢体强直、抽搐,是因痰瘀留滞经络所致。若因痰瘀留滞不去,气血日亏,筋脉失养,可后遗瘫痪等症。

治法:化痰祛瘀搜络。

方药:三甲散加减(《湿热病篇》原方)。

醉地鳖虫,醋炒鳖甲,土炒穿山甲(现已禁用),生僵蚕,柴胡,桃仁泥。水煎服。

[方义] 本证为热痰阻滞,灵机失运所致,故治疗宜用破滞通瘀,以灵动心机,方用薛生白仿吴又可三甲散。方中以柴胡配鳖甲入阴分以透邪,以桃仁配䗪虫破瘀以泄下,以僵蚕配山甲片入络而散邪,共奏络通脉和、热瘀俱化之效。在临床运用时,如余热未清者可酌加青蒿、地骨皮、白微等;如痰较甚者,可酌加陈胆星、白附子、乌梢蛇、红花、白芥子等化痰祛瘀通络药物。

5.4 湿温病

湿温是由湿热病邪引起的急性热病。初起具有身热不扬,身重肢倦,胸闷脘痞,苔白腻,脉缓等主要症状。本病起病较缓,传变较慢,病机演变虽有卫气营血的变化,但主要稽迟于气分,以脾胃为主要病变部位。临床表现具有湿、热两方面的证候。后期既有湿热化燥伤阴,又有"阳气虚衰"两种不同转归。本病四时皆有,但多发生在雨湿较多的夏秋季节。

湿温病名首见于《难经·五十八难》，该书将其隶属于伤寒之中，并载其脉象为"阳濡而弱，阴小而急"。晋王叔和《脉经》记载了湿温的病因证治，如提出其病因是"常伤于湿，因而中喝，湿热相薄"，其主证为"苦两胫逆冷，腹满叉胸，头目痛苦，妄言"。指出"治在足太阴，不可发汗"。宋代朱肱《类证治人书》指出白虎加苍术汤为治疗本病的主方。金元时期对湿温的治疗仍局限在伤寒范围。至清代，有了本病的专著《湿热病篇》，薛生白在该书中所称的湿热证主要指湿温。吴鞠通《温病条辨》中称暑兼湿热，偏于暑之湿者为湿温。薛、吴二氏系统论述了湿温的病因病机以及辨证施治等，一直为今日所遵循。

现代医学的伤寒、副伤寒、钩端螺旋体病、流行性感冒等，以及慢性病毒性肝炎，符合湿温病证候特点者，可参考本病辨证施治。

5.4.1 病因病理

外因：湿热病邪是本病的主要致病原因。夏秋季节，天暑下逼，地湿上腾，人处气交当中，则易感受湿热病邪。

内因：损伤脾胃，运化失司，湿邪停聚，郁久化热，亦可蕴生湿热之邪。

病机：湿热偏盛季节，脾胃功能本多呆滞，如劳倦过度或恣食生冷等，更易使脾胃受伤，导致湿邪内困，加重湿滞不运，这些是本病发生的条件。吴鞠通说"内不能运水谷之湿，外复感时令之湿"，指出仅有外感而无内伤，或仅有内伤而无外感，皆不易形成湿温，惟"外邪入里，里湿为合"方能发病。如薛生白说："太阴内伤，湿饮停聚，客邪再至，内外相引，故病湿热。此皆先有内伤，再感客邪。"

湿温病由于其病邪性质的特异性，因此病机传变较之一般温热为病有所不同。因湿为阴邪，其性重浊腻滞，与热相合，蕴蒸不化，胶着难解，故本病传变较之一般温病缓慢，病程较长，往往缠绵难愈。其发展演变，一般亦不外由表入里，由卫气而及营血，但因脾为湿土之脏，胃为水谷之海，故湿热致病多以脾胃为病变中心。正如章虚谷所说："湿土之气同类相召，故湿热之邪始虽外受，终归脾胃。"

湿温初起，以邪遏卫气为主要病理变化。湿热病邪抑郁肌表则见头痛恶寒，身重疼痛，身热不扬等卫分证；脾胃受伤，运化失常，湿邪停聚，阻遏气机，则见胸闷脘痞，舌苔厚腻等气分证。因湿属阴邪，化热较慢，故初起一般病势不盛，随着气分湿热证的加重，卫分见症随之消失。气分湿热留恋，其初起阶段，虽湿中蕴热，但多见湿重热轻证。其病变渐趋于中焦脾胃。但中气的盛衰，决定着湿热的转化，薛生白说："中气实则病在阳明，中气虚则病在太阴。"即指素体中阳偏旺者，则邪从热化而病变偏于阳明胃，素体中阳偏虚者，则邪从湿化而病变偏于太阴脾。病在太阴者,则湿重热轻,病在阳明者,则湿轻热重。

虽然以中焦脾胃的病变为主,但湿邪有蒙上流下的特性,故又能弥漫三焦,波及其他脏腑。如湿热郁蒸,蒙蔽于上,清窍壅塞,则引起神志昏昧;如湿邪下注小肠,蕴结膀胱,则致小便不利;湿热内蕴肝胆,则身目俱黄;湿热外蒸肌腠,则发白㾦等。湿热郁阻中焦日久,其热偏盛者,易耗损阴津;其湿偏盛者,易损伤阳气。本病经过顺利者,病变可停留于气分而不再发展。在湿热消解时,或有胃气未醒,或有脾虚不运,至正气渐复,或经适当调治则逐渐痊愈;若感邪严重,湿热化燥化火,即可深逼营血,除有斑疹、昏谵等营血分一般见证外,多见肠络损伤之便血,甚至因气随血脱而阳气外亡。此外,亦有因湿困日久,阳气受损而致肾阳虚衰水湿内停的变证,此时其证治可参内科心悸、水肿等有关疾病。

5.4.2 诊断要点

①发病季节多见于夏秋。四季皆有。

②起病较缓,初起虽有恶寒发热,但热势不扬,并且头身重痛,胸闷脘痞,舌苔垢腻,脉濡缓等。

③传变较慢,病势缠绵,故病程较长。其中以湿热留恋气分阶段较长。

④病程中易见白㾦;后期可见便血的严重证候。

⑤暑温挟湿多与本病酷似,暑温起病急骤,初起以高热、口渴、大汗、心烦、脉洪数等暑热炽盛证候为主,此时虽可兼挟湿邪,但仍以暑热证候为突出。湿温初起,一般表现为湿邪偏盛证,至湿渐化热,才演变为湿热俱盛或热偏盛证。故两者自是不同。

5.4.3 分型论治

本病系湿中蕴热,蒸酿为患,尤以气分湿热蕴蒸临床证候更为复杂多样,故应注重气分病证的辨证施治。辨证方面,首先在于分辨湿热之偏盛程度,其次应辨别病变所属部位;在治疗方面,注重分解湿热,湿去热孤则易消解。分解湿热的方法,随湿热多少、病变部位而异。初起卫气同病,湿邪偏盛者,宜芳香透表里之湿;邪在中焦,湿浊偏盛,湿中蕴热者,宜以苦温开泄为主,适当佐以清热;逾至湿邪化热,热势转盛,成湿热俱盛者,宜苦辛通降,化湿清热并进;若至热重于湿时,以清热为主,酌情兼化湿邪。湿邪注下,泌别失司,则以淡渗利湿为治,尽速为湿邪寻求出路。一旦湿热完全化燥化火,治疗则与一般温病相同。恢复期阶段,余邪未净气机未畅者,可酌予清泄余邪、宣畅气机之品;若病邪已解而胃气未醒或脾运不健时,则需根据具体情况投以醒胃健脾之品以善其后。

①**湿重于热证治**

证型一:邪遏卫气

症状:恶寒少汗,身热不扬,午后热甚,头重如裹,身重肢倦,胸闷脘痞,舌苔白腻,脉濡缓。

辨证:肺主气属卫,卫受湿郁则肺气失宣,腠理开合失常,故恶寒少汗。热处湿中,被湿所遏,故虽发热而身热不扬。湿热交蒸,其发热较午前为明显。湿郁卫表,清阳被阻,则头重如裹。湿性重着,客于肌表,故身重肢倦。至于湿遏气机之里证,主要表现胸闷脘痞,舌苔白腻,脉象濡缓等。因湿阻气分,气机失于宣展,故胸闷脘痞。里湿偏盛上泛于舌,故见舌苔白腻,脉象濡缓为湿邪阻滞的征象。总之,上述表现为湿温初起,湿遏卫气的湿重热轻证。

本证发热恶寒,头痛少汗,有类风寒表证,但脉不浮紧,项不强痛,且有胸脘痞闷等湿阻见症。本症胸闷脘痞,有似食滞见症,但无嗳腐食臭。本证午后热甚,状若阴虚,但无五心烦热,无舌红少苔。

治法:芳香辛散,宣化表里湿邪。

方药:藿朴夏苓汤(《医原》原方)。

藿香二钱,半夏一钱半,赤苓三钱,杏仁三钱,生薏仁四钱,蔻仁六分,猪苓一钱半,泽泻一钱半,淡豆豉三钱,厚朴一钱。水煎服。

三仁汤(《温病条辨》原方)。

杏仁五钱,飞滑石六钱,白通草二钱,白蔻仁二钱,竹叶二钱,厚朴二钱,生苡仁六钱,半夏五钱。水煎服。

[方义] 本证卫气同病,故以藿朴夏苓汤宣化表里之湿。本方用淡豆豉、杏仁宣肺疏表,肺气宣化,则湿随气化;藿香、厚朴、半夏、蔻仁芳香化浊,燥湿理气,使里湿除而气机得畅;猪苓、赤苓、泽泻淡渗利湿,为湿邪寻求出路,即"湿去气通,布津于外,自然汗解"。本方集芳香化湿、苦温燥湿、淡渗利湿于一方,以使表里之湿内外分解。

三仁汤用杏仁轻宣肺气;白蔻仁、厚朴、半夏芳香化浊、燥湿理气;生苡仁、白通草、飞滑石淡渗利湿;合用竹叶以轻清宣透郁热。吴鞠通说:"惟以三仁汤轻开上焦肺气,盖肺主一身之气,气化则湿亦化也。"以上两方,均有开上、畅中、渗下作用,能宣化表里之湿而用于邪卫气证。其中藿朴夏苓汤因有豆豉、藿香疏表透卫,故用于湿邪偏于卫表而化热尚不明显者为宜;三仁汤因有竹叶、滑石能泄湿中之热,故用于湿渐化热者为宜。

本病初起忌用辛温发汗、苦寒攻下、滋养阴液等。若见头痛恶寒身重疼痛误作伤寒而发汗,则湿随辛温发表之药蒸腾上逆,遂蒙蔽清窍;若见胸闷脘痞,以为积滞而攻下,则损伤脾胃之阳气而致脾气下陷;若见午后热增,以为阴虚而滋润之,则使湿邪滞着不化,病情迁延难愈。吴鞠通说:"汗之则神昏耳聋,甚则目瞑不欲言,下之则洞泄,润之则病深不解。"即指出了湿温病初起治疗的三大禁忌。

证型二:邪阻膜原

症状:寒热往来,寒甚热微,身痛有汗,手足沉重,呕逆胀满,舌苔白厚腻浊,脉缓。

辨证:膜原外通肌肉,内近胃腑,为三焦之门户,实一身之半表半里。湿热秽浊郁伏膜原,阻遏阳气,不能布达肌表而恶寒,至阳气渐积,郁极而通,则恶寒消失而见发热汗出。邪正反复交争,故寒热往来。因湿浊偏盛,阳气受郁,故恶寒较甚而发热则微。膜原湿邪,外渍肌肉,则见手足沉重,肢体疼痛。秽浊内阻,气机失调,胃气上逆,故呕逆胀满。舌苔白厚腻浊,脉缓均为湿浊偏盛的征象。本证见寒甚热微,身痛有汗,手足沉重,均系湿邪困阳气郁而不伸的表现,此与伤寒寒邪束表,恶寒身痛而无汗者截然不同。

治法:疏利透达膜原湿浊。

方药:雷氏宣透膜原法(《时病论》原方)。

厚朴一钱(姜制),槟榔一钱五分,草果仁八分(煨),黄芩一钱(酒炒),粉甘草五分,藿香叶一钱,半夏一钱五分(姜制),加生姜二片为引。水煎服。

[方义]本证湿浊郁闭较甚,非一般化湿之剂所能为功,需投以疏利透达之法,以开达湿浊之邪,本方系从吴又可达原饮化裁而来。方用厚朴、槟榔、草果直达膜原,开泄透达盘踞之湿浊;辅以藿香、半夏、生姜助畅气化湿之效;佐黄芩清湿中之蕴热;甘草为和中之用。阳虚体寒者,加老蔻、干姜以破阴化湿。阴亏阳亢者,本方则需慎用。本方药偏温燥,临床应用须适可而止,一旦湿开热透,热势转甚,即应转手清化。否则反助热势,劫伤阴津,而致痉厥之变。

证型三:湿困中焦

症状:身热不扬,脘痞腹胀,恶心欲吐,口不渴或渴而不欲饮或渴喜热饮,大便溏泄,小便混浊,苔白腻,脉濡缓。

辨证:本证因湿浊偏盛,困阻中焦,脾胃升降失司所致。湿热病邪可直犯中焦,膜原湿浊亦可传归脾胃,脾受湿困,气机失于展化,则见脘痞腹胀。湿阻于内,故口不渴。若湿阻清阳,津液失于上布,则口渴,但多渴不欲饮或喜热饮。湿浊趋下,则大便溏泄。因脾气升运受阻,胃气失于和降,故浊气上逆而见恶心呕吐。苔白腻、脉濡缓,为湿邪偏重的征象。至于身热不扬,则为湿中蕴热,热为湿遏所引起。

治法:燥湿化浊。

方药:雷氏芳香化浊法(《时病论》原方)。

藿香叶一钱,佩兰叶一钱,陈广皮一钱五分,制半夏一钱五分,大腹皮一钱(酒洗),厚朴八分(姜汁炒),加鲜荷叶三钱为引。水煎服。

[方义]本证因湿浊偏盛,故用藿香、佩兰芳香化浊;湿遏气机,故以半夏、陈皮、厚朴、腹皮燥湿理气;清气不升,故使以鲜荷叶升清,并泄湿中之热。总之,重在温运化湿。本证系湿中蕴热,不可早投寒凉而闭郁湿浊。

证型四:湿浊蒙上,泌别失职

症状:热蒸头胀,呕逆神迷,小便不通,渴不多饮,舌苔白腻。

辨证:本证系中焦湿浊久困所致之蒙上流下证。如薛生白说:"湿多热少则蒙上流下。"湿阻中焦,脾胃升降失司,则恶心呕吐;热为湿遏,蒸郁而蒙蔽于上,清阳受阻,清窍被蒙故见热蒸头胀、神志昏迷;湿浊注下,泌别失司,则小便不通;湿浊偏盛,则渴不多饮、舌苔白腻。

治法:先予芳香开窍,继进淡渗分利。

方药:先用苏合香丸芳香开蔽、通窍醒神,继进茯苓皮汤淡渗除湿。

苏合香丸(《和剂局方》原方)。

白术、青木香、乌犀屑、香附子炒去毛、朱砂、诃黎勒、白檀香、安息香别为末,用无灰酒一升熬膏,沉香、麝香研、丁香、荜茇各二两,龙脑研、苏合香油入安息香膏内,熏陆香(即乳香)别研各一两。上药除苏合香油外,均研成极细粉末和匀,然后将苏合香油用适量白蜜(微温)调匀拌入药粉内,加炼蜜制成药丸。

茯苓皮汤(《温病条辨》原方)。

茯苓皮五钱,生苡仁五钱,猪苓三钱,大腹皮三钱,白通草三钱,淡竹叶二钱。水煎服。

[方义]方以猪苓、茯苓皮、苡仁、通草、淡竹叶淡渗利湿,大腹皮理气化湿,以使小便通行,湿浊下泄。

特别提示:"苏合香丸"是COVID-19诊治方案"中危重症-内闭外脱证"的推荐主药(中成药)。

证型五:湿阻肠道,传导失司

症状:神志如蒙,少腹硬满,大便不通,苔垢腻。

辨证:此证系湿温久羁,肠道湿郁气结,传导失常所致。湿热久郁,肠道气机痹阻,故少腹硬满、大便不通。但非燥粪搏结,故虽硬满,而很少疼痛,且无潮热及焦燥黄厚之苔。因湿邪弥漫、蔽郁清窍,故神志如蒙,但非热入心包,故意识尚有清楚之时。苔垢腻是湿邪偏盛的征象。

治法:宣通气机,清化湿浊。

方药:宣清导浊汤(《温病条辨》原方)。

猪苓五钱,茯苓五钱,寒水石六钱,晚蚕砂四钱,皂荚子三钱。水煎服。

[方义]本方用晚蚕砂化肠道湿浊,皂荚子宣通肠道气机,以猪苓、茯苓、寒水石利湿清热。一以逐有形之湿,一以化无形之气,浊化气畅,则大便自通。总之,本证系湿郁气结,与肠腑燥结自是不同,故不宜苦寒攻逐为治。

②湿热并重证治

证型一:湿热蕴毒

症状:发热口渴,胸痞腹胀,肢疲倦怠,咽肿溺赤,或身目发黄,苔黄而腻。

辨证:本证为湿热交蒸,酿成热毒,充斥气分所致。热毒伤津,则见发热口渴;热毒上壅,则咽喉肿痛;湿热下蕴,则小便色赤;湿邪阻滞,气机受困,则见胸痞腹胀,肢疲倦怠;若湿热交蒸,胆汁外溢,则兼见身目发黄。舌苔黄腻是湿热蕴阻的征象。

治法:解毒化湿。

方药:甘露消毒丹(《温热经纬》原方)。

飞滑石十五两,绵茵陈十一两,淡黄芩十两,石菖蒲六两,川贝母、木通各五两,藿香、射干、连翘、薄荷、蔻仁各四两。各药晒燥,生研极细(见火则药性变热),每服三钱,开水调服,日二次。或以神曲糊丸,如弹子大,开水化服亦可。

[方义]本证因湿热交蒸而热势偏盛,故本方选用黄芩、连翘、薄荷清热透邪;湿热蕴毒、咽喉肿痛,故以射干、川贝解毒利咽;湿邪未化,阻于气分,故用藿香、蔻仁、石菖蒲芳香化浊;下焦湿热蕴结,小便不利,故以茵陈、滑石、木通利湿泄热。本方又名普济解毒丹。王孟英说:"此治湿温时疫之主方也。"

证型二:湿热中阻

症状:发热汗出不解,口渴不欲多饮,脘痞呕恶,心中烦闷,便溏色黄,小短赤,苔黄滑腻,脉象濡数。

辨证:本证为湿热俱盛,相互交蒸于中焦脾胃,多见于湿温病湿渐化热的过程中。里热偏盛,证见发热,汗出,口渴,心中烦闷,小便短赤等。因湿热胶着流连,虽有相蒸之汗但热势不能因汗而退,热盛津伤则小便短赤;津不能上承则口渴;因内有湿邪所阻,故所饮不多;邪热扰里有湿阻,湿郁气机则脘痞呕恶;脾失升运,湿邪扰心则心烦;因兼湿邪郁闭,故烦且闷。脘痞呕恶、便溏色黄、苔腻色黄、脉濡而数,皆为脾失运化,湿热俱盛的征象。

治法:苦辛开降。

方药:王氏连朴饮(《霍乱论》原方)。

川连一钱,厚朴二钱,石菖蒲一钱,醋炒半夏一钱,淡豆豉三钱,炒山栀三钱。水煎服。

[方义]本方以黄连、山栀苦泄里热,厚朴、半夏开泄脾湿,苦辛并进,共奏分解湿热之效。同时用豆豉宣透蕴热,菖蒲芳香化浊。若湿热郁蒸肌表,外发白痦,可加竹叶、薏苡仁,以增透热渗湿之效。若津伤较甚而口渴、小便短赤显著者,可加芦根等生津之品。

证型三:湿热酿痰,蒙蔽心包

症状:身热不退,朝轻暮重,神志昏蒙,似清似昧或时清时昧,时或谵语,舌苔黄腻,脉滑而数。

辨证:本证为气分湿热酿蒸痰浊,蒙蔽心包络所致。心包为痰湿所蒙,心神受其蔽扰,故见神志昏蒙,如似清似昧或时清时昧等。气分湿热蕴蒸,故身热不退,朝轻暮重。舌苔黄腻,脉象滑数,均为热邪偏盛的征象。但本证有时亦可表现为以湿浊偏甚为主,则其舌苔多见垢腻而色白,脉濡而不数。湿热酿痰蒙蔽心包与热闭心包,均以神志异常为主要表现,但二者是性质不同的两种临床类型,应注意鉴别。前者为湿热酿痰,包络受其蒙蔽,后者为热邪内阻,机窍受其阻塞;前者病在气分,后者已入营血;前者神志为痰湿蒙蔽而呈昏蒙,后者心神为热邪逼扰而神昏谵妄,兼见灼热肢厥;前者湿热熏蒸,上泛于舌而苔黄腻,后者营血受灼而舌质红绛。正如石芾南说:"前系舌苔黄腻,湿热明征,此系舌赤无苔,伤阴确据"。

治法:清热化湿,豁痰开蔽。

方药:菖蒲郁金汤(《温病全书》原方)。

石菖蒲三钱,广郁金二钱,炒山栀三钱,青连翘二钱,细木通一钱半,鲜竹叶三钱,粉丹皮三钱,淡竹沥五钱,灯芯二钱,紫金片(即玉枢丹)五分。水煎服。

[方义]菖蒲郁金汤用山栀、连翘、丹皮、竹叶等清泄湿中之蕴热。以菖蒲、郁

金、竹沥、玉枢丹等化湿豁痰,开蔽醒神,并以木通、灯芯导湿热下行。在临床运用时,可根据痰热、湿浊偏盛,而酌情分别应用至宝丹或苏合香丸。如热偏重者加服至宝丹;痰浊偏盛者送服苏合香丸。并见痉厥者,兼以息风止痉,可加用全蝎、蜈蚣、地龙、僵蚕等。

③热重于湿证治

症状:高热汗出,面赤气粗,口渴欲饮,身重脘痞,苔黄微腻,脉象滑数。

辨证:本证为湿邪渐化热而成热重湿轻之候,其病机是阳明热炽,兼太阴脾湿未化。高热汗出,口渴欲饮,面赤气粗,皆为阳明热盛,里热蒸迫的表现;兼湿困太阴,故身重脘痞。苔黄微腻,脉象滑数,为热重于湿的征象。

治法:辛寒清泄胃热,苦燥兼化脾湿。

方药:白虎加苍术汤(方见暑温病)。

[方义] 本证以阳明热盛为主,故主以辛寒之白虎汤大清胃热,又兼太阴脾湿,故加苍术燥之。如热郁化火、津伤不甚者,黄连、黄芩等苦寒泻火之品亦可加入。

④化燥入血证治

证型一:伤络便血

症状:灼热烦躁,便下鲜血,舌质红绛。

辨证:本证系湿邪化燥,热邪化火,侵入血分,损伤肠络,迫血下行所致,以便下鲜血为特点。同时有血分热毒炽盛、营阴受损的表现,如灼热烦躁、舌质红绛等。

治法:凉血解毒止血。

方药:犀角地黄汤(方见春温病)。

[方义] 本证病势危急,应及时救治。薛生白说:"大进凉血解毒之剂,以救阴而泄邪,邪解而血自止矣。"犀角地黄汤功专凉血解毒,临床运用可加入紫珠草、地榆炭、侧柏炭、茜草根等以助止血之效。

证型二:气随血脱

症状:便血不止,面色苍白,汗出肢冷,舌淡无华,脉象微细。

辨证:本证多由湿邪化燥、热邪化火、侵入血分、损伤肠络发展而来,便血过多,则气随血脱。因气为血之帅,血为气之母,气摄血,血载气,便血过多,故气随血脱。气脱不能摄纳,则骤然出血不止。血脱而气失所附,则阳气暴脱,症见体温骤降、汗出肢冷、面色苍白、脉象细微等。

治法:益气固脱。

方药:独参汤(《十药神书》原方)。

人参二两去芦,每服水二盏,枣五枚煎一盏,细饮之。

黄土汤(《金匮要略》原方)。

甘草、干地黄、白术、附子(炮)、阿胶、黄芩各三两,灶中黄土半斤。水煎服。

[方义] 本证病势危急凶险,常因气脱阳亡而毙于顷刻,故首当益气固脱,急用独参汤频频送服。人参能固护元气,气复血摄,便血即可控制。元气回复,危象解除后,应再根据具体病情,随证施治。一般而言,此时多见脾胃虚寒,阴血亏虚的征象。如面色㿠白,四肢欠温,倦怠乏力,仍有少量便血,舌淡无华,脉缓无力等。治宜温补脾肾,养血止血,可用黄土汤。黄土汤以白术、黄土、附子温阳健脾。因脾能统血,脾健则血能统摄而渐止。阿胶、地黄滋阴养血。黄芩苦寒坚阴,兼清肠道余热,且防术、附之过于燥热。甘草调和诸药。总之,本方寒热并用,润燥共济,扶阳而不伤阴,益阴而不损阳,能收到气复血止,阴生阳长之效。

⑤余邪未净证治

症状:身热已退,脘中微闷,知饥不食,苔薄腻。

辨证:本证见于湿温之恢复期,因热邪已退,故一般不发热。惟余湿未净,胃气不舒,脾气未醒,故觉脘中微闷,知饥不食。舌苔薄腻是余邪未净的征象。

治法:轻清芳化,涤除余邪。

方药:薛氏五叶芦根汤(《温热经纬》原方)。

藿香叶、薄荷叶、鲜荷叶、枇杷叶、佩兰叶、芦根、冬瓜仁各适量,水煎服。

[方义] 藿香叶、佩兰叶、鲜荷叶芳香化湿,醒脾和胃;薄荷叶、枇杷叶、芦根、冬瓜仁清透化解未净湿热之邪。

5.5 伏暑病

伏暑是由暑湿病邪引起的发于秋冬的一种急性热病。其证候特点是:发病初期类似感冒;继而形似疟疾,惟寒热多不规则;以后则但热不寒,入夜尤甚,天明得汗稍减,而胸腹灼热却不清除,大便多溏而不爽。本病起病急骤,病势既重且缠绵难解。因其有暑湿见症,且在发病季节上又有秋冬迟早的不同,所以又有"晚发""伏暑秋发""冬月伏暑"等名称。

《内经》中虽未明确提出伏暑之名,但已有暑邪伏而为病的记载,如《素问·生气通天论》说:"夏伤于暑,秋为疾疟。"至宋《和剂局方》首载"伏暑"之名,但其所指系病因而非病名。正式定为伏暑病名的,最早见于明代方广《丹溪心法附余》,继则在明李挺《医学入门》中讨论了伏暑的发病机理和临床表现。到了清代,许多温病学家对本病作了专门论述,使本病在理论上和治法上渐臻完善。综合前人论述,本病属于伏气温病的范畴。如秋温、冬温即指"伏暑秋发""冬月伏暑",与秋燥及感受风热病邪之冬温,名虽同而含义有别。

现代医学所指的季节性流感、流行性乙型脑炎、钩端螺旋体病、流行性出血热、阿米巴痢疾等病发于秋冬季节而见有上述临床特点者,可参考本病辨证施治。

5.5.1 病因病理

外因:暑湿病邪。因秋冬非暑湿当令,所以古人就认为本病系夏感暑湿伏至秋冬而发病,属于伏气温病。

内因:由于夏月摄生不慎,感受暑邪,未即发病,至深秋霜降或立冬前后,复感当令之邪而诱发。

病机:本病多具暑湿性质,其致病之邪实质上也是一种暑湿,最易阻遏气机,发于气分为多,但在阴虚阳盛之体,病邪则多舍于营分。一般来说,发于气分者病势较轻,发于营分者暑热性质较突出,病势较重。前人还认为,本病病情的轻重,与发病的迟早有关。如吴鞠通《温病条辨》说:"长夏受暑,过夏而发者,名曰伏暑。霜未降而发者稍轻,霜既降而发者则重,冬日发者尤重。"本病不论发于气分或发于营分,均兼有时令之邪在表,故发之初必兼有卫表见证。在表证解除后,气分暑湿之邪多郁蒸于少阳,出现形如疟疾的见证。如其邪转入中焦脾胃而湿邪未尽的,多表现为湿热交混或热重于湿之证,则其临床症状和病机与暑温兼湿及湿温大体相同。如患者内有积滞,每致湿热与积滞胶结胃肠,出现便溏不爽、胸腹灼热不除等症状。如发于营分者,表证解除后,亦可发展成为血分证、气营(血)两燔证,并可出现痰热瘀闭心包、热盛动风、斑疹透发等见证。此外,病发于气分的,其暑湿性质的病邪亦可化燥而入营入血,出现营血分见证。在这些情况下,其病机、发展趋势和证治与其他温病邪在营血分者相同。

5.5.2 诊断要点

①多发生于秋季,亦有发生于冬季者。

②起病急骤,一病即见有暑湿或暑热内伏特性的证候。病发于气分的,可见发热,心烦口渴,脘痞苔腻等症。发于营分的,则见发热,心烦口干,舌赤少苔等症。但均兼有时令之邪在表,故初起时兼有恶寒表证。

③本病发于气分而兼表者,初期类似感冒,但里有暑湿性质症状表现。邪留

少阳者,又形似疟疾,但寒热不规则。对此临床应做出鉴别。

④病程中若但热不寒,入夜尤甚,天明得汗稍减而胸腹灼热不除,再见大便不爽、色黄赤如酱、肛门灼热者,此多为湿热挟滞郁于胃肠之候,这也是本病的特征之一。

⑤在湿热流连气分阶段,可以郁发白㾦;若邪舍于营,热逼血分,亦可发斑。临床诊断应密切注意全身情况并观察其变化。

5.5.3 分型论治

本病初起多为表里同病,故总的治疗原则为解表清里。然里证有在气在营之分,若是气分兼表,则宜解表清暑化湿;若是营分兼表,则宜解表清营。如表邪已解而暑湿之邪郁于少阳气分,则宜清泄少阳,分消湿热。如湿热挟滞而郁于肠腑,则须苦辛通降导滞通便,以疏通其郁热湿滞之邪。若暑湿完全化燥而进入营血,出现邪闭心包,或热盛动血,或肝风内动等证,其治法与一般温病邪入营血者相同。

①初发证治

证型一:卫气同病

症状:头痛,周身痠痛,恶寒发热,无汗,心烦口渴,小便短赤,脘痞,苔腻,脉濡数。

辨证:本证为里有暑湿而外有表邪,系表里同病之候。其头身疼痛,恶寒发热,无汗者,均为邪在卫表之证。心烦口渴,小便短赤,是暑热内郁之象。因湿邪内阻气分,湿郁热蒸,故见胸痞,苔腻,脉濡数。本证与秋冬间因风寒所致的伤寒、感冒等,虽同为外感疾病,但病情并不相同。风寒在表者,仅单纯表现为恶寒发热、头痛无汗等表证,并无口渴、脘痞、苔腻等暑湿内郁于里等证;本证则既有表证,又有里证,此为两者不同之点。本证与春温发于气分兼有表证者,均为表里同病。但其表证虽同而里证不同,一为里有暑湿,一为里有郁热。且两者发病季节不同,春温发于春季,本证发于秋冬,故二者不难辨别。

治法:解表清暑化湿。

方药:银翘散(方见风温病)加杏仁、滑石、苡仁、通草。水煎服。

黄连香薷饮(《类证活人书》原方):香薷、扁豆、厚朴、黄连。水煎服。

[方义] 本证外有表邪,当予辛散解表;里有暑湿,又当清热化湿,此当用表里同治之法。方用银翘散以辛凉疏解卫表之邪,加杏仁以开肺利气,以肺主一身之气,气化则湿亦易化;滑石清利暑湿;苡仁、通草淡渗利湿。合用之可使表里之邪

各得分解。若证见表寒较甚里有暑湿,且暑热较甚而口渴,心烦较著者,可用黄连香薷饮。本方又名"四物香薷饮",方中以香薷、厚朴、扁豆解表散寒,涤暑化湿,黄连以清热除烦。在临床运用时,如初起湿阻气滞而脘痞泛恶甚者可酌加半夏、陈皮等以助开痞化湿;如湿邪在表,有汗热不解者可酌加藿香、佩兰;如暑热较盛还可加入寒水石、竹叶心等。

证型二:卫营同病

症状:发热微恶寒,头痛,少汗,口干不渴,心烦,舌赤少苔,脉浮细而数。

辨证:此证为暑邪舍于营分初起兼表之候。邪袭于外,故见发热恶寒,头痛少汗等症。暑热性质较突出而犯于营分,故见心烦、舌赤而少苔、口干不渴。脉浮细而数,是营阴不足而又兼表之征象。本证与前证相比较,虽同为伏暑初起表里同病之候,但里热有在气与在营之别,且病邪又有暑湿郁蒸与暑湿化燥之殊。故表证相同而在里之见症则异:前证为暑湿之邪郁蒸气分,故见口渴,脘痞而苔腻;本证为暑湿化燥而邪在营分,故见口干而不渴饮,舌红赤少苔,脉浮细而数。

治法:辛凉解表,清营泄热。

方药:银翘散(方见风温病)加生地、丹皮、赤芍、麦冬,水煎服。

[方义]本证因有外邪在表,故用银翘散辛凉透泄,以疏解卫分之邪。因有里热在营,故加丹皮、赤芍凉营泄热,生地、麦冬清营滋液。此方有表里同治,解表凉营之效。在临床运用时,若系阴液不足,汗源亏乏而致汗不出者,可酌加玉竹、玄参等以增液助汗。

②邪在气分证治

证型一:邪在少阳

症状:寒热似疟,口渴心烦,脘痞,身热午后较重,入暮尤剧,天明得汗诸症稍减,但胸腹灼热不除,苔黄白而腻,脉弦数。

辨证:本证为暑湿性质之邪郁于少阳气分而致。因邪阻少阳,枢机不利,故寒热似疟而脉见弦数。暑湿郁蒸于里则心烦口渴。湿邪阻遏气机则脘痞苔腻。其病机属邪在半表半里,但与伤寒邪在少阳,胆热炽盛而无痰湿者自是不同。本证发热之所以见午后、暮夜为重,是因午后及暮夜属阴,湿为阴邪,阴邪旺于阴分,午后暮夜邪正交争较烈,故身热增高。然此与阳明腑实的日晡潮热又有所不同。因病邪具有暑热性质,热欲蒸迫外泄,而又被湿邪所阻,所以天明得汗诸症虽可稍减而胸腹灼热却不能尽除。本证虽类似疟疾,但与疟疾汗出之后诸症若失,并呈周期性发作者显然有别。

治法:清泄少阳,兼以化湿。

方药:蒿芩清胆汤(《通俗伤寒论》原方)。

青蒿一钱半至二钱,黄芩一钱半至三钱,淡竹茹三钱,仙半夏一钱半,枳壳一钱半,陈皮一钱半,赤苓三钱,碧玉散三钱(包)。水煎服。

[方义] 少阳枢机不利,胆热炽盛,暑湿内郁,故用蒿芩清胆汤清泄胆热,且以化湿。方中以青蒿、黄芩清泄少阳胆热而疏利枢机;竹茹、陈皮、半夏、枳壳清胃降逆、理气化湿;赤苓、碧玉散既可导胆热下行又能清利湿热。诸药合用,胆热可清,痰湿得化。如湿邪较重,还可酌加大豆卷、白豆蔻、苡仁、通草等化湿、利湿之品。

证型二:邪结肠腑

症状:胸腹灼热,呕恶,便溏不爽,色黄赤如酱,苔黄垢腻,脉濡数。

辨证:本证为暑湿病邪郁蒸气分,并兼有积滞阻于肠道。湿热积滞互相胶结于胃肠,故大便溏而不爽,色黄赤如酱,其气秽臭,肛门有灼热感。湿热阻遏气机而碍于胃,胃气失降而反上逆,故见恶心呕吐。湿热郁蒸于内,则胸腹灼热。苔黄腻,脉濡数,均为里有湿热之征象。本证与前证其病邪性质虽均为暑湿,其病机均在气分,但病变重心不同,前证重心在少阳,而本证则以肠道为主。

治法:导滞通下,清热化湿。

方药:枳实导滞汤(《通俗伤寒论》原方)。

枳实二钱,生大黄一钱半(酒洗),山楂三钱,槟榔一钱半,川朴一钱半,川连六分,六梅三钱,连翘一钱半,紫草三钱,木通八分,甘草五分。水煎服。

辨证:本证为邪滞肠道,非通导不能祛邪;暑湿之邪内郁,又非清化不能除尽,故宜枳实导滞汤苦降辛通、清化湿热、消积化滞。方以大黄、厚朴、枳实、槟榔推荡积滞,且以泄热理气化湿;山楂、六梅以消导化滞和中;用黄连、连翘、紫草以清热解毒,再助以木通利湿清热。甘草则调和诸药。本证为湿热挟滞之证,非阳明腑实证可比,故不宜用三承气汤苦寒下夺或咸寒软坚之法。若误投承气,非但湿热之邪不能去,且将有伤阳损正之弊。又因本证为湿热挟滞胶黏滞着肠道,每非一次攻下即能使病邪排除净尽,往往需要连续攻下,但所用之制剂宜轻,因势利导,不宜重剂猛攻,此即所谓"轻法频下"。临床上亦有下后不久,邪气复聚热势又作,大便再见溏而不爽者,此时仍可再行轻剂消导,泄热下行,总以胃肠邪尽,湿热挟滞之证消失为度。此与伤寒燥热结于肠腑所用攻法有所不同,正如叶天士说:"伤寒邪热在里,劫烁津液,下之宜猛;此多湿邪内搏,下之宜轻。伤寒大便溏为邪已尽,不可再下;湿温病大便溏为邪未尽,必大便硬,慎不可再攻也,以粪燥为无湿矣。"

③邪在营血证治

证型一:热在心营,下移小肠

症状:发热日轻夜重,心烦不寐,口干,渴不欲饮,小便短赤热痛,舌绛等。

辨证:本证为心营有热,下移小肠之候。发热夜重,舌绛口干而不欲饮,是热在心营,营阴受损之征象;心烦不寐为热扰心神所致。心与小肠相表里,心营热邪下移小肠,则小便短赤热痛。本证为心营与小肠同病,与单纯热炽心营证有所不同,其区别之点在于有无火府热炽之征象。

治法:清心凉营,清泻火府。

方药:导赤清心汤(《通俗伤寒论》原方)。

鲜生地六钱,朱茯神二钱,细木通五分,原麦冬一钱(辰砂染),粉丹皮二钱,益元散三钱(包煎),淡竹叶一钱半,莲子心三十支,辰砂染灯芯二十支。水煎服。莹白童便,一杯冲。

[方义]本证热在心营,治当清心凉营,但兼小肠热盛,则又须清泻火府,方用导赤清心汤。以生地、丹皮清泄营热;茯神、麦冬、莲子心、朱砂染灯芯清心热而宁心神;以木通、淡竹叶、益元散、童便清导小肠之热。全方可使心营之热得清,小肠之热得解,正合王纶所提出的"治暑之法,清心利小便最好"的治疗大旨。本方为导赤散加麦冬、莲心、茯神、灯芯、童便等所组成,除有清利小肠火府作用外,又能加强清营泄热宁神之功。

证型二:热闭心包,血络瘀滞

症状:发热夜甚,神昏谵语,漱水不欲咽,舌绛无苔,望之若干,扪之尚润,或紫晦而润。

辨证:本证为热闭心包,血络瘀滞之候。发热夜间为甚,系热炽营中;神昏谵语,乃热闭心包之征象。舌绛望之若干,扪之却润,或舌现紫晦而润,为血瘀之象。此与津液干枯而舌面干扪之亦燥者不同。水不欲饮,即口干欲求救于水而又不欲饮水之意,为营分热蒸,血络瘀滞之征象。本证与上证虽均为热在心营,但兼证不同:前证兼小肠热盛,本证则为邪闭心包且兼血络瘀滞。故两者所表现的证候亦不相同。

治法:清营泄热,开窍通瘀。

方药:犀地清络饮(《通俗伤寒论》原方)。

犀角汁四匙(冲),粉丹皮二钱,青连翘一钱半(带心),淡竹沥两瓢(和匀),鲜生地八钱,生赤芍一钱半,原桃仁九粒(去皮),生姜汁二滴(同冲),先用鲜茅根一两,灯芯五根,煎汤代水,鲜石菖蒲汁两匙冲。

[方义]本证为热炽营中又兼邪闭心包、血络瘀滞。故治疗除予清营泄热外,必合以清心开窍,更加桃仁、茅根活血通瘀之品。本方系犀角地黄汤加味组成,用犀角地黄汤凉血散血为主,茅根活血凉营,连翘、灯芯清心泄热,佐用菖蒲、竹沥、姜三汁以涤痰开窍,共奏清泄包络热之效。

5.6　秋燥病

秋燥是秋季感受燥热病邪所引起的外感热病。其特点是初起邪在肺卫时即有津液干燥见症,如咽干、鼻燥、咳少痰、皮肤干燥等。本病多发秋季,尤以秋分后小雪前为多见。本病病势轻浅,除极少数可以传入肝肾者外,一般传变较少,病程较短,易于痊愈。

在中医文献里很早就有燥邪为病的记载,如《素问·阴阳应象大论》曾指出燥邪为病的病变特点是"燥胜则干"。清初喻嘉言著有论述燥邪为患的专篇:"秋燥论",首创秋燥病名。但对燥邪的性质,各医家又有不同看法,如喻嘉言认为燥属火热,而沈目南却认为燥属次寒。吴鞠通则以胜复气化之理来论述燥气,大旨以胜气属凉,复气属热。

秋燥有温燥、凉燥之分。因为凉燥不属温病范畴,故本文论述的秋燥是指温燥而言。

现代医学中发于秋季的急性上呼吸道感染、急性支气管炎等疾病,可参考本病辨证施治。

5.6.1　病因病理

外因:燥热病邪。秋天气候有偏热、偏凉之不同。在久晴无雨,秋阳以曝之时,感之者多病温燥;若是秋深初凉,西风肃杀之时,感之者多病风燥,亦即凉燥。

内因:肺气不足或肺阴亏虚,或营卫不和。

病机:由于秋日燥金主令,肺属燥金,故燥气内应于肺,肺合皮毛,所以本病初起多邪在肺卫,出现肺卫证候。此与风温初起的证候表现大致相似,所不同者,本病有明显的津液干燥见证。这是本病的特征,也是与其他温病初起见证的不同之点。肺卫燥热之邪不解,势必内传入里。由于燥气易耗津液,一经化热传里,其津液干燥之象更为明显。若燥热在肺,易成肺燥阴伤,或进而导致肺胃阴伤。传入阳明胃肠,易成肺燥肠闭或阴伤腑实之证。若化燥传入营血,也可出现络伤咳血或气血两燔之证。传入下焦,则多伤肝肾之阴,易导致水不涵木、虚风内动等病证。若初起治疗得当,或患者素质较好,则一般不致发展到深入下焦的地步。

5.6.2 诊断要点

①有一定的季节性,多发生于秋令燥热偏盛时节。

②典型的临床特征是:初起除具有肺卫见证外,必伴有口、鼻咽、唇等津液干燥征象。

③本病重心在肺,病情较轻浅,一般传变较少,以伤肺胃之阴者为多,较少传入下焦。

④本病初起症状颇似风温,但风温多发于春季,且初起津液干燥见症不如本病明显。本病还应与发于秋季的伏暑相区别,伏暑初起虽有表证,但较少肺经见症,且以暑湿在里见症为主,病情较重,变化较多。

5.6.3 分型论治

燥邪为病,最易伤津,故本病治疗原则应以滋润为主,即所谓:"燥者濡之。"然而,秋燥病毕竟是由外感燥气而成,初起具有表证,因此本病初起治疗,于润燥同时,还必须分别病邪温邪在肺卫之治,法宜辛凉甘润。"上燥治气,中燥增液,下燥治血",可作为秋燥初、中、末三期治疗大法的概括。燥气的性质有其特殊性,燥性虽近于火,但又不同于火,所以治燥不同于治火。一般温病在化热化火之后,常用苦寒清热泻火之法,惟燥证则喜柔润,最忌苦燥。因此,治火可用苦寒,治燥必用甘寒。火郁可以发,燥胜必用润。火可以直折,燥必用濡养。

①邪在肺卫证治

症状:发热,微恶风寒,头痛,少汗,咳嗽少痰,咽干鼻燥,口渴,苔白舌红,右脉数大。

辨证:本证为温燥初起邪袭肺卫之候,因其燥热袭表,故见有发热、恶寒、头痛、少汗等表证。由于燥热在肺,肺津受伤,则有咳嗽少痰、咽干、鼻燥、口渴等津液干燥表现。苔白舌红,右脉数大,也均为燥热侵袭肺卫之征象。

本证与风温初起的症状颇多相似,病机均属邪在肺卫,两者所不同的是:在感邪和发病季节上,风温为感受风热病邪而引起,多发生在冬春季;本病为感受燥热病邪而引起,多发生在秋季。在证候表现上,秋燥除具有与风温基本相同的卫表症状外,尚有津液干燥的特征。在病情转归上,风温易于逆传心包,而秋燥则不常见。

治法:辛凉甘润,轻透肺卫。

方药:桑杏汤(《温病条辨》原方)。

桑叶一钱,杏仁一钱五分,沙参二钱,象贝一钱,豆豉一钱,栀皮一钱五分,梨皮一钱。水煎服。

[方义] 本证为温燥袭于肺卫,其治法既不同于风寒,又不同于风热。因此辛温之品固不可用,纯予辛凉又不完全合拍。根据温者宜凉,燥者宜润的原则,本证治疗宜用辛凉甘润,方用桑杏汤。方中以桑叶、豆豉辛散透邪,杏仁、象贝宣肺止咳,栀皮清热,沙参、梨皮养阴润燥,以使邪去而不伤津,润燥而不碍表,共奏疏表润燥之效。若感燥邪不甚,其证情较轻浅者,可用桑菊饮轻透肺卫之邪。

②邪在气分证治

证型一:燥干清窍

症状:耳鸣,目赤,龈肿,咽痛,苔薄黄而干,脉数。

辨证:本证为上焦气分燥热扰及清窍所致。因咽喉为肺胃之门户,牙龈为阳明经脉所络,燥热随经上干,所以咽痛、龈肿。清窍受扰,故有耳鸣、目赤等证。苔薄黄而干,脉数为燥热之征象。

治法:清宣上焦气分燥热。

方药:翘荷汤(《温病条辨》原方)。

薄荷一钱五分,连翘一钱五分,生甘草一钱,黑栀皮一钱五分,桔梗三钱,绿豆皮二钱。水煎服。

[方义] 本证因燥热之邪上干,清窍不利,病位在上,病势轻浅,故治疗当以轻清宣透,清解上焦燥热为主。方用翘荷汤,取薄荷辛凉以清头目,连翘、栀皮、绿豆衣清解燥火,甘草、桔梗以利咽喉而消龈肿。此为辛凉清火之轻剂,符合"治上焦如羽"之原则。桑叶、蝉衣亦可加入,如耳鸣可加苦丁茶,目赤加菊花、夏枯草,咽痛加牛蒡子等。

证型二:燥热伤肺

症状:身热,干咳无痰,气逆而喘,咽喉干燥,鼻燥,齿燥,胸满胁痛,心烦口渴,舌苔薄白而燥或薄黄干燥,舌边尖红赤等。

辨证:此为肺经燥热化火,耗伤阴液之证。肺为热灼,肺气失于清肃,则见身热,干咳无痰,气逆而喘。热壅于肺,气机失畅,则胸满胁痛。燥伤津液,故咽喉干燥、鼻燥、齿燥。热灼阴伤,故见心烦口渴。本证苔薄白而燥,是因燥热迅即由卫及气,化火伤阴所致,故舌面干燥而苔色未及转变。邪留气分时间稍久,苔必由白转黄,舌面必进一步干燥,对此种薄白而燥之苔切不可以作表未解而津伤。综合诸症全面分析,本证病机当是在气而不在卫亦不在营血。

治法:清肺润燥养阴。

方药:清燥救肺汤(《医门法律》原方)。

石膏二钱五分,冬桑叶三钱,甘草一钱,人参七分,胡麻仁一钱(炒研),真阿胶八分,麦门冬一钱二分(去心),杏仁七分(去皮,麸炒),枇杷叶一片(去毛,蜜炙)。水煎服。

辨证:本证为燥热化火,伤及肺气肺阴。肺之气阴两伤,既不能用辛香之品,以防耗气,亦不可用苦寒泻火之品,以防伤津。治疗当以清肺润燥为主,方用清燥救肺汤。本方取桑叶、杏仁、枇杷叶轻宣肺气而止咳,石膏清肺金燥热,阿胶、麦冬、胡麻仁润肺滋液。《难经·十四难》云"损其肺者益其气",故用人参、甘草益气生津。合之以共奏清泄肺热、润燥养阴之功。若肌表尚有邪热,则又当稍参轻宣之品,如连翘、牛蒡子等以透邪外泄,同时可暂去阿胶以防其恋邪。若痰少者可加瓜蒌皮、贝母化痰。

证型三:肺燥肠热,络伤咳血

症状:初起喉痒干咳,继则因咳甚而痰粘带血,胸胁牵痛,腹部灼热,大便泄泻,舌红,苔薄黄而干,脉数。

辨证:秋燥初起,燥热在肺,故喉痒干咳。继而燥热化火,肺络受伤,故痰粘带血而胸胁作痛。津伤则肺肠有热,故舌红,苔薄黄而干,脉数。肺与大肠相表里,肺中燥热之邪下移大肠,故见腹部灼热如焚而大便泄泻。此种便泄,多是水泄如注,肛门热痛,甚或腹痛泄泻,泻必艰涩难行,似痢非痢。《素问·至真要大论》云"暴注下迫,皆属于热",此属热利,与虚寒利下而无热象者迥不相同。

治法:清热止血,润肺清肠。

方药:阿胶黄芩汤(《通俗伤寒论》原方)。

陈阿胶、青子芩各三钱,甜杏仁、生桑皮各二钱,生白芍一钱,生甘草八分,鲜车前草、甘蔗梢各五钱,先用生糯米一两,开水泡取汁出,代水煎药。

[方义]本证是因肺燥肠热而致咳血泄泻,治当清热以止血,清肠以止泻。以甜杏仁、桑皮、甘蔗润肺生津且止咳嗽,阿胶养血以止血,芍药合以甘草酸甘化阴,且能缓急止痛,再配黄芩苦寒以清肺与大肠之热而坚阴,车前草以导热下行,又能清肠止泻。

证型四:肺胃阴伤

症状:身热不甚,干咳不已,口舌干燥而渴,舌红少苔,脉细。

辨证:此为燥热渐退而肺胃津伤未复之候。肺阴伤则咳嗽不已而少痰,胃阴伤则口舌干燥而渴,以外感之邪渐净,故身热不甚。由于邪去而肺胃津伤,故舌质多为光红而少苔,脉象多细。与前证比较,均为燥热伤津,但前证为阴伤而燥热正盛,本证以津伤为主而燥热已轻。

治法:甘寒滋润,清养肺胃。

方药:沙参麦冬汤(方见风温病)。

五汁饮(《温病条辨》原方)。

梨汁、荸荠汁、鲜苇根汁、麦冬汁、藕汁(或用蔗浆),临时斟酌多少,和匀凉服。不甚喜凉者,重汤炖温服。

[方义] 本证外邪已解,燥热不甚,以津伤为主,故治疗重在滋养肺胃津液。方中以沙参、麦冬、花粉、玉竹滋养肺胃之阴;扁豆、甘草益气培中,和养胃气,配以桑叶轻宣燥热。合之具有清养肺胃,生津润燥之功。究本证性质,实为邪少而虚多,虚在肺胃津伤,故只宜甘寒,忌用苦寒。吴鞠通说:"温病燥热,欲解燥者,先滋其干,不可纯用苦寒也,服之反燥甚。"

证型五:肺燥肠闭

症状:咳嗽不爽而多痰,胸腹胀满,便秘等。

辨证:此证为肺有燥热,液亏肠闭,肺与大肠同病之候。表证虽解,但肺受燥热所伤,气机失于宣畅,故咳而不爽,肺之输布失职,则津液停聚而为咳嗽多痰。肺不布津,大肠失于濡润,传导失常,则糟粕停聚于内而为便秘腹胀。此与阳明腑实证的区别在于:本证虽有腹胀、便秘,但无腹痛拒按,舌苔也无焦老燥裂起刺。

治法:肃肺化痰,润肠通便。

方药:五仁橘皮汤(《通俗伤寒论》原方)。

甜杏仁三钱(研细),松子仁三钱,郁李仁四钱(杵),原桃仁二钱(杵),柏子仁二钱(杵),橘皮一钱半(蜜炙)。水煎服。

[方义] 本证之便秘是因肺燥及肠,肠中缺乏津液所致,与阳明燥实内结者不同,故不任承气苦寒攻下,宜用肃肺化痰,润肠通便之五仁橘皮汤为治。方中松子仁、郁李仁、桃仁、柏子仁均富有油脂而具有润燥滑肠之功。甜杏仁既能润肺化痰,又可宣开肺气,滑肠通便。橘皮能化痰行气除胀,且助运行,使诸仁润而不滞。用蜜炙,亦取其润而不燥之意。全方意取肃肺润肠,因肺与大肠相表里,肠润便通则肺气易降,肺气降则大便亦易于通下。

证型六：腑实阴伤

症状：便秘，口干唇燥，身热，或见谵语，苔黑干燥，脉沉细。

辨证：此为燥热内结阳明，津伤肠燥，土实水虚之证。阳明热结津伤，故大便不通，津液耗伤，故口干唇燥。热太盛，上冲扰及神明则见谵语。热结阳明，津液被灼，故舌苔色黑而干燥，脉见沉细。本证与前证均有大便秘结，然病机则有不同：前证为肺不能布化津液而肠燥便秘，并无谵语及苔黑干燥等热盛见症；本证为燥热结滞而腑实津伤，并无咳嗽多痰等肺脏之证。

治法：滋阴通下。

方药：调胃承气汤(方见风温病)加鲜首乌、鲜生地、鲜石斛等。水煎服。

[方义] 本证既为燥热内结，当攻下以泻实；津液受伤，又当滋养阴液以润燥。选用调胃承气汤攻下腑实以去燥热。攻下虽有存阴之意，然阴亏已甚，亟待复阴，故加鲜首乌、鲜生地、鲜石斛以滋养阴液。通下能存阴，滋液亦有助于通下。所以用鲜品者，以鲜药汁液较多，滋液之力较强。

③**气血两燔证治**

症状：身热，口渴，烦躁不安，甚或吐血、衄血，苔黄，舌绛。

辨证：此为气分燥热之邪未解，热又入营血，而成气血两燔之证。身热，口渴，苔黄为气分热盛之象。舌绛，烦躁不安以及吐血、衄血，均为热炽血分之征象。本证热邪不单纯在气，又不单纯在血，其病机是气分、血分热势均盛。

治法：气血两清。

方药：加减玉女煎(方见春温病)。

[方义] 本证为气血两燔，治疗不可单治一边，必须两清气血分之热，本方系以景岳玉女煎加减而成，方用石膏、知母大清气分之热，玄参、生地、麦冬凉血养阴，共奏气血两清之效。

④**燥伤真阴证治**

秋感燥热病邪，在卫不解可传入气分，有少数患者如再不解，可进而影响营血。若燥热之邪全入营血，便有热燥营阴、热闭心包、热迫血溢等方面的病机变化。若进而深入下焦，热烁真阴，则又可出现肝肾阴伤或虚风内动之变，其证治可参看春温病。

(柴玲霞)

6

疫病的类型

不同的环境条件下产生的疫毒温邪种类是不同的,如雨湿偏盛,则疫邪属性多湿热秽浊;而暑热偏盛,则疫毒属性多燥热,因此根据病邪性质的不同,可将瘟疫分温热和湿热两大类。根据外发、内发的不同,即发病部位的不同,可有新感和伏邪温病的区分。按照五运六气理论,可有"五疫"之说。

6.1　新感瘟病和伏气瘟病

6.1.1　新感瘟病

指感邪后立即发病的一类温病,即发病初期就以发热,恶寒,无汗或少汗,头痛,咳嗽,舌苔薄白,脉浮数等卫表证候为主,而无里热证者。其传变也是由表入里或由浅入深,初期治疗以解表透邪为主。与伏邪温病比较病程短,病情较轻,如风温、秋燥、暑湿、湿温等。

6.1.2　伏邪瘟病

指感邪后未立即发病,而邪气伏藏于体内逾时而发的一种温病。即发病初期就以灼热,烦躁,口渴,尿赤,舌红或苔黄等一派里热证候为主,而无表证者。其传变如伏邪由里达表,则病轻趋愈;如伏邪内陷,则病重难速愈。治疗以直清里热为主。主要病种有春温、伏暑等。

伏邪温病其实并不是指其潜伏期长,除了初期表现的区别外,主要内涵实质是"冬伤于寒,春必病温"的"伏寒化温"思想和"藏于精者,春不病温"的"冬不藏精"思想。强调季节、养生与发病的关系,说明在发病机理上与新感温病有所不同,故临床表现、转归及治疗等方面亦有所不同而已。

6.2　温热类瘟病和湿热类瘟病

6.2.1　温热类瘟病

纯热无湿,以急骤起病、传变迅速、热势亢盛、病程较短、易化燥伤阴;或见肌肤外发斑疹为特征,如风温、暑热、燥热、大头瘟、烂喉痧等。治以清热救阴为法,宜用辛凉、苦寒、甘寒等方药。

6.2.2　湿热类瘟病

湿热类疫毒,多从口鼻而入,伏蕴于膜原;暑热疫毒则多从太阳而至阳明,炽盛于胃。病程中因病邪性质的差异, 其传变方式和侵犯脏腑的部位可有显著不同。但其基本病理特点是疫疠毒邪侵入人体后迅速充斥表里、内外,弥漫上、中、下三焦,造成卫气营血的广泛损害,临床表现亦复杂多变。

①湿温疫

湿热相兼,湿从热化。起病较缓,传变较慢,病程较长,缠绵难解。初期发热与伤阴表现多不明显,而阳气郁遏表现显著,以中焦病变为中心,后期亦可化燥伤阴,或从湿而化,出现阳虚湿胜症状,如湿温、伏暑、霍乱等。治以化湿清热为法,宜用芳香、苦温、淡渗等方药。

②寒湿疫

湿热相兼,湿从寒化。或由寒湿裹挟疠气侵袭人群而为病。病位在肺、脾,可波及心、肝、肾。以寒湿伤阳为主线,兼有化热、变燥、伤阴、致瘀、闭脱等变证。六淫之寒湿,由风所挟而伤人,先袭其表,由表及里。寒湿裹挟疠气,则不循常道,或浸肌表而入,或由口鼻而入,甚或直中于里,侵袭肺脾,波及他脏。一是寒湿侵袭体表,表气郁闭,肺主表,则见发热、恶寒、头痛、身痛等表证;二是疠气从口鼻而入,侵袭肺脏,肺之宣发肃降受扰,则见咳嗽、气喘、胸闷等呼吸道症状,两者相互影响,肺卫郁闭更甚;三是寒湿直中脾胃而运化失司,则见呕恶、纳差、腹泻等胃肠道症状。

寒湿疫的病理过程,最终必然燥化、热化,其机理为:

病之所发,虽由寒湿,然疫病伤人,传变最速,变证有五,即化热、变燥、伤阴、致瘀、闭脱。化热之源,一是肺卫郁闭,秽浊着里,湿阻气机,郁而化热,此类寒湿化热,即转为湿温而已;二是体质有别,地域有异,或遇阳热体质、或遇伏热之人、或染疫之人抵达燥热之地,亦可化热、化燥,耗伤阴津。湿与燥反,如何化燥?湿阻气机,疫伏三焦,气机不畅,肺失宣降,水道不通,津液不散,加之阳伤失煦,蒸腾无力,津不上承,致使一身之中既有湿阻之象,亦存燥化之征象,故虽感寒湿戾气,其反干咳少痰。所化之燥,与固有燥邪不同,湿寒顿去,津液得复,则燥亦无存;化热变燥,皆可伤阴,病至中后期,多有阴伤,重症者气阴亏耗,故见舌暗红而少苔、剥苔之症,病将愈者,多有肺脾气虚,亦合伤阴之理。另外,疫毒闭肺,寒凝血脉,湿阻经络,加之气机不畅,瘀血遂生,故活血化瘀而通络,以防肺毁损、肺纤维化。病之深重,则见闭脱。闭者邪热壅遏于内,炼液化痰,痰热瘀闭阻包络,则见神昏、烦躁不安。脱者阴阳离绝,气脱则失神而卧,正气欲脱,阴液失于固摄,则见气促而汗多,阴液亏虚太甚,致使阳气暴脱,则见四肢厥冷,呼吸浅促,冷汗淋漓,脉细微欲绝。疫病伤人,变证多端,伤阳则其一。盖寒湿皆为阴邪,寒湿困阻,最伤阳气,故老者得之易亡,少者得之易愈,阳气多少有别之故。

上述诸证,既可循序渐进,交替为患,亦可出现暴病,诸证错杂,变生他证。故寒湿戾气伤人,起病即见化热、变燥者,不在少数。大多中医学者认为:COVID-19就属此类疫病。

6.3 "五疫"学说

《黄帝内经》对疫病从五运六气的角度进行分类,称为木疫、火疫、土疫、金疫、水疫,总称五疫。

《素问·刺法论》提示:若遇岁运太过和不及之年的五行属性与司天之气五行属性相同的年份要引起注意,这样的年份在《素问·六微旨大论》中称作"天符"年。在天符年,由于岁运与司天之气的五行属性相同,同气化合,没有胜负,失去相互之间的制约,易造成一气偏胜独治的异常气候现象,这样的异常气候容易给人体及自然生物带来一定危害。正如《素问·六微旨大论》所说:"天符为执法……中执法者,其病速而危。"被天符之年的邪气所伤,则发病迅速,病情严重。不同的年份疫病之邪的性质有一定规律。在岁运不及之年,疫病之邪的性质是"克我者",即所不胜之气。例如:木运不及之岁,易发生金疫;火运不及之岁,易发生水疫;土运不及之岁,易发生木疫;金运不及之岁,易发生火疫;水运不及之岁,易发生土疫。

五疫虽名不相同,但发病机理一致,皆因"三虚相合"而为病,发病急骤,致死率高。五疫的基本病因病机为"三虚相合""三虚"一词,出自《素问·本病论》《素问·刺法论》指出了三虚的含义及其在疫病发生过程中的相互关系。即人体五藏的某一脏之气不足,此乃一虚;又遇与该脏五行属性相同的司天之气所致的异常气候,此乃二虚;在人气与天气同虚基础之上,又加之情志过激,或饮食起居失节、或过劳、或外感等,此为三虚。三虚相合,即上述 3 种情况相遇,又逢与该脏五行属性相同的不及之岁运所致的异常气候,感受疫病之邪气,影响相应之脏,致使该脏精气、神气失守,发生温疫。

按此分析,COVID-19 符合"木疫"的范畴。

(孙 钧)

7

疫病的特色诊法

疫病学属于中医学的范畴,因此就离不开"望、闻、问、切"四诊,没有四诊就不是中医。但疫病学对舌、齿、皮疹、瘀斑、神色、脉象等方面的观察,具有独到之处和重要意义,因此又是其独特之处。

7.1 辨舌

舌为心之苗,通过经络与五脏六腑相联系,是脏腑气血津液亏盈的一面镜子;舌苔又是胃气熏蒸而成,但其质色受邪气的影响而变化,故能直接反映脾胃功能及邪气盛衰情况。温病时因为发热伤津、损伤脾胃等显著,故通过对舌的质、苔、形态等的观察是诊断温病的重要手段之一。常言"杂病重脉,温病重舌",就是这个道理。

7.1.1 辨舌质

正常舌质为淡红而润泽。

①红舌:比正常舌红色稍深者,主邪热较甚,或邪渐入营分,或阴伤者。常见有:

a.舌尖红赤起刺:心火上炎;邪热入营分初期,即为绛舌之渐。

b.舌红中有裂纹如文字形或舌中生有红点:心营热毒炽盛。

c.舌质光红柔嫩,望之似乎潮润,手扪之且干燥无津:阴液损伤,多为邪热初退而津液未复之肺胃阴伤。

d.舌淡红而干,其色不荣:比正常舌还淡的一种特殊舌象。多见于温病后期邪热已退而心脾气血不足,气阴两亏者。

提示:温邪在卫气分时,以舌边尖红为主,或罩有苔垢;如热入营分后,则以全舌发红而每无苔垢。红色鲜明、质糙生刺、生红点或有裂纹者,多为邪热亢盛或入于心营之象,其证属实;如色淡红而不荣,则标志气阴不足之虚证。

②绛舌:由红舌发展而来,即深红色舌。常见有:

a.舌质纯绛鲜泽:热入心包。

b.舌绛而干燥:邪热入营,营阴耗伤。如舌中心干绛而周围尚润,为胃热亢盛而心营受劫。

c.舌绛而舌面上有大红点:心火炽盛,热毒乘心。

d.舌绛而有黄白苔:邪热初入营分,但气分之邪尚未尽解。

e.绛舌上罩粘腻苔垢:营热夹痰湿或秽浊之气,多见于湿热瘟病或邪热夹痰闭阻心包证中。

f.舌绛光亮如镜(镜面舌):胃阴衰亡。

g.舌绛不鲜,干枯而痿:肾阴耗竭。

提示:绛舌意义与红舌基本相同,但标志邪热更盛且多已入营,入营者阴液均有不同程度的受损。色鲜绛者多主实;色绛而光亮干燥不荣者多主虚。

③紫舌:绛红舌进一步加深呈绛紫色,即瘀暗也。常见有:

a.舌焦紫起刺(杨梅舌):血分热毒极盛,多见于烂喉痧(猩红热)。其他则为热盛动血或生风之兆。

b.舌紫而瘀暗,扪之而湿:内有瘀血。

c.舌紫晦而干(猪肝舌):肝肾阴竭。主危。

提示:紫舌反映瘟病危重,由营血热极或肝肾阴竭所致。但素有慢性心肺疾患、嗜酒中毒等者,亦能见之。紫舌色淡青滑者,多数阴寒证,一般在瘟病中少见。

7.1.2　辨舌苔

正常舌苔薄白平铺,颗粒均匀,干湿得中,舌色淡红而清爽。

①白苔

a.苔薄白欠润,舌边尖略红:风温初起,肺卫风热。

b.苔薄白而干,舌边尖红:表邪未解,肺津已伤。或素体阴虚而感风热;或秋燥邪气在表。

c.苔白厚而粘腻:湿热相搏于气分,多见于湿温病湿重于热者。

d.苔白厚而干燥:脾湿未化而胃津已伤。或胃津素虚而感邪者。

e.苔白腻而舌质红绛:湿遏热伏之气分病变。或热邪已入营分而又兼有湿邪未化者。

f.白苔滑腻厚如积粉而舌质紫绛:湿热秽浊郁闭膜原的舌象。湿遏热伏所为,多见于湿热类瘟疫。

g.白苔如碱状:湿热类温病之胃有素滞而兼秽浊郁伏。

h.白砂苔(水晶苔):苔白干硬如砂皮燥涩,主邪热迅速化燥入胃,苔未及转化而津已大伤,多里热实结。

i.白霉苔:秽浊上泛,胃气衰败,预后不良。

提示:苔白而薄属表,病在卫分;厚主里,病属气分;白腻有湿热,白润津伤不甚,白燥津已伤;积粉白苔、碱状白苔、水晶苔、白霉苔等为特殊舌象,均为危重表现。

②黄苔

a.薄黄苔:薄黄而不燥者为邪热初入气分;薄黄而干燥为气分热甚,津液已伤。

b.黄白相兼苔:协热已入气分,表邪尚未解尽。

c.苔黄干燥:气分邪热炽盛,津液受损之里热证。

d.苔老黄燥裂:阳明腑实,津液受伤。

e.黄腻苔或黄浊苔:湿热内蕴,多见于湿温病之湿热并重。

提示:黄苔由白苔转化而来,主里主实主热证,多邪在气分的表现。薄厚辨轻重,润燥量津液。浊腻湿蕴,老厚燥实。如遇素体内蕴湿热者,平时就有黄苔或黄腻苔,当鉴别之。

③灰苔

a.灰燥苔:多为阳明腑实,阴液已伤。

b.灰腻苔:温邪挟痰湿内阻。

c.灰滑苔:阳虚有寒。

提示:灰苔干燥者多从黄燥苔转来,而灰苔润滑者多从白腻和黄腻苔转来。灰苔燥者主热盛,润滑者主痰湿或虚寒。

④黑苔

a.黑苔焦燥起刺,质地干涩苍老:阳明腑实,肾阴耗竭,多见于热结腑实证,因下之不及时或应下失下而致热结更甚,阴液耗竭。故有"急下存阴"之理。

b.黑苔薄而干燥或焦枯:温病后期下焦热盛,肾阴耗竭。如兼舌红,多为真阴欲竭而壮火复炽,即"津枯火炽"也。

c.遍舌黑润:温病兼夹痰湿。

d.舌苔干黑,舌质淡白无华:湿温病热入营血,灼伤阴络,便血,气随血脱证。

e.黑苔滑润而舌淡不红:湿温病后期湿胜阳微,转为寒湿证。与灰苔主病相似。

提示:黑苔由黄苔或灰苔发展而来,主危重。燥者主热盛或阴伤,润者主痰浊或寒湿。

7.1.3 辨舌态

舌态即舌体形态。正常则舌体柔软,运动灵活自如。肥胖老嫩大小适中,色泽红活鲜明。

①舌体强硬:气液不足,经脉失养之动风痉厥之兆。

②舌体短缩:内风扰动,痰浊内阻舌根之痉厥证。

③舌卷囊缩:舌体卷曲兼阴囊陷缩,主病入厥阴之危象。

④舌体痿软:肝肾阴液将竭。

⑤舌斜舌颤:肝风内动。

⑥舌体胖大:如兼黄腻苔垢者,主湿热蕴毒上泛;如色紫晦者,主酒毒冲心。

7.2 验齿

齿、龈与胃、肾的关系密切,验齿对了解温病病邪的部位及阴液盛衰等具有重要意义。

7.2.1 牙齿润燥

①光燥如石:胃热津伤,但肾阴未竭,病情尚轻。

②燥如枯骨:肾阴枯竭,预后不良。

③齿燥色黑:邪热深入下焦,肝肾阴伤,虚风渐动。

7.2.2 齿缝流血

①齿缝流血兼齿龈肿痛:胃火上冲之实证。

②齿缝流血兼齿龈不肿痛:肾火上炎之虚证。

7.2.3 齿龈结瓣(牙龈之间结的血瓣)

①齿龈结瓣紫如干漆:阳明胃热亢盛动血,即阳血,属实。

②齿龈结瓣黄如酱瓣:阴虚于下而虚阳载血上浮,即阴血,属虚。

7.3 辨斑疹

皮疹、皮肤瘀斑或出血点。

7.3.1　辨形态

①斑:不高出皮肤,压之不褪色,消后不脱屑。

②疹:高出皮肤,疹间皮色正常,压之褪色,有的消后有脱屑或色素沉着。

③丹痧:即猩红热疹。肌肤潮红,皮疹细小密集如痧点,高出皮肤,压之褪色,疹间皮色亦红,消后多脱屑。

④夹斑带疹:斑与疹同时存在。

7.3.2　辨分布

①斑:多起于胸腹,后分布于四肢。

②疹:如发热四天后,先起自上腭、口腔,后布于耳后、头面、背、胸腹、四肢,最后至手足心者,即"麻疹"。如发热二日见自颈项延至躯干、四肢的丹痧者,即"猩红热"。如发热五六日见胸前少量散在玫瑰样疹者,即"伤寒"。

③内斑:发于肠胃嗌膈之间者,则由营血热盛动血所为。既内脏瘀点瘀斑现象,临床要结合全身表现来判断。

7.3.3　辨病机

①疹:多属邪热郁肺,内窜营分,病位在肺。如营热续炽,则由疹转斑或夹带疹。

②斑:多属阳明热炽,内迫营血,病位在肺。

③丹痧:气分热毒壅滞,窜如营分而弥漫肌肤,与疹相似。

7.3.4　辨顺逆

①顺证:斑疹色泽红活荣润,形态松浮,色鲜如撒于皮面,分布稀疏均匀,发之后热势衰减,神转清爽者;或色泽由黑转紫变红,形态由紧束变松浮,分布由密变疏者。

②逆证:斑疹色黑而隐隐,形态紧束有根,似从皮里钻出,分布稠密甚至融合成片,透发之后热势不退,或晡出即隐,病情反加,四肢厥冷者;或色泽由红变紫,由紫变黑,形态由松浮变紧束,分布由稀疏变融合者。

提示:出疹前与出斑前之表现有所不同,前者常见发热、烦躁、面红耳赤、胸闷、咳嗽等;后者常见高热、躁动、舌红绛、肢厥冷、闷瞀、耳聋、脉伏等。二者皆是邪气外露之故,也是邪热波及或深入营血的标志。斑疹透发后热势减退与否,是辨顺逆的关键。颜色一般"红轻、紫重、黑危"。另外,温病中所谓的"阴斑"是指其色淡红,隐而不显,分布稀疏,往往仅在胸背微见数点者,多不发热,脉不洪数,属中气不足,阴寒下伏,无根失守之火载血上行,溢于肌肤所致,多与治疗过程中过用寒凉有关。

7.4 辨白痦

①水晶痦:白痦晶莹饱绽,颗粒清楚明亮,乃津气充足,邪却外达之象。

②枯痦:痦出空壳无浆,如枯骨之色,乃津气衰竭,邪气内陷之象。

③脓痦:内含脓液者,乃热毒极盛,病情危重之象。

提示:白痦是指疱疹、水痘之类的皮疹。病机为湿热郁阻气分,蕴蒸于肌表,失于开泄。这是诊断气分湿热证的重要标志。

7.5 察神色

区别正气的盛衰、邪热的轻重。

7.5.1 察神气

温病察神气的变化,在于区别有神与无神,因神藏于心,外候在目,故察神气着重于眼神的观察。

①有神:目光明亮有精彩,瞳仁灵转,神思清晰,气息匀静,纳谷如常,行动轻捷等。有神为感邪轻,正气未伤,脏腑功能正常,预后良好的征象,或为温病将愈,正气已复的表现。

②无神:又称失神。临床表现如目光晦暗,瞳仁呆滞,或闭目倦卧,萎靡懒言,或神思不清,闭目即有所见,喃喃自语,语无伦次,两手撮空,循衣摸床,或双目凝视,息弱无语,撒手遗尿等。无神为感邪重,正气已虚,甚至为元气将脱,心神失守的表现。病情严重,预后差。

7.5.2 观肤色

肤色的变化,在一定程度上能反映感邪的性质、病情的轻重等。因为“十二经脉,三百六十五络,其血气皆上于面而走空窍”(《灵枢·邪气脏腑病形篇》),故临床上较着重面部肤色的观察。

①面赤:一般为发热的征象,系火热上炎所致。其满面正红,为阳明热炽的表现;两颧潮红,为肾精虚损的征象,多见于温病后期。

②面垢:指面色垢晦,如油腻或烟熏之色,为里热熏蒸所致。如戴天章云:“瘟疫主蒸散,散则缓,面色多松缓而垢晦,人受蒸气,则津液上溢于面,头目之间多垢滞,或如油腻,或如烟熏,望之可憎者,皆瘟疫之色也。”

③面黄:主湿邪为患。面色淡黄,并见头痛恶寒,身重疼痛,胸闷不饥,舌白不

渴等,为温湿初起,湿遏卫气的表现。面目俱黄,鲜明如橘子色者,为湿热蕴蒸发黄,多见于湿热发黄;若黄而晦暗,则为寒湿发黄。

④面黑:温病中出现面黑,为火极似水的证象,主预后不良。

7.6 脉诊

7.6.1 阳脉类

①浮脉:温病初期,邪在卫分,多浮而兼数;若浮大而芤,为阳明热盛,津气已虚;若浮而促,为里热有外达之象。

②洪脉:温病中期,阳明热炽之实证;若兼芤者,为津气已伤;若仅寸部洪脉者,为肺经气分热盛。

③数脉:若数而兼浮,为温邪在表;若数洪有力,为气分热盛;若数而躁急,不浮不沉,为热郁在里;若数而细,为热入营血,营阴受损,或热入下焦,真阴受损;若虚数者,为内有虚热。

④滑脉:脉滑而弦,为痰热结聚;濡滑而数,为湿热交蒸。

7.6.2 阴脉类

①濡脉:濡数者,为湿热交蒸;濡缓而小,为湿邪偏重;濡细无力,为病久正虚,胃气未复。

②缓脉:多见于湿温,气失宣畅。若缓而无力,则胃气未复。

③弦脉:脉弦而数,为热郁少阳,胆热炽盛;弦而兼滑,多为痰热;弦劲而数,为邪热亢进,肝风内动。

④沉脉:多主里实内结,若沉实有力,为热结肠腑,或下焦蓄血;若沉弱或无力,多腑有热结而津液已亏;若沉细而涩,为真阴耗损。

⑤伏脉:脉先伏,兼肢冷甲青等,主里证,欲做战汗;脉伏匿难触,为阴阳离绝,阳气欲脱。

7.7 辨常见症状

温病复杂多样的临床证候是各种温邪导致的卫气营血及三焦所属脏腑生理失常的结果。因此,认真辨识温病中常见的临床症状,就能从一个方面探求出温病的病因、病机。由此可见,仔细询问、观察,认真比较、鉴别温病中出现的常见症状,是精准辨证的一个重要环节。

7.7.1 发热

发热是体温升高的表现,是各种温病必具的主症之一,是正气抗邪,邪正相争的全身性反应。正能胜邪,则热退邪却。持续发热,则能耗伤津气,甚至阴竭阳脱而死亡。除病有发热外,某些内伤性疾病也可出现发热。内伤发热起病较缓,病程较长,多呈现持续低热,或伴有手足心热、盗汗、自汗、头晕、神倦等,在发热过程中无卫气营血诸阶段的证候变化。温病发热起病急,初起发热恶寒并见,或寒战壮热,在发热过程中,一般具有卫气营血各阶段的证候变化,病程较内伤发热为短。温病初起,正气较盛,病变轻浅,一般属实证发热。温病中期,正盛邪实,邪正剧争,属实证发热者多。温病后期,因邪热久羁,耗损阴津,故一般属虚证发热。发热恶寒者,指发热时伴有恶寒,为温病初起邪在肺卫的征象。主要有以下几种:

①寒热往来:指发热与恶寒交替,往来起伏如疟状。为热郁半表半里,少阳枢机不利的表现。

②壮热:指热势炽盛,多表现为但恶热而不恶寒,系邪正剧争,里热蒸迫所致。

③日晡潮热:热入阳明,发热于下午益甚。日晡,即申时,相当于下午 3~5 时。日晡潮热多为热结肠,多呈现壮热。

④身热不扬:身热稽留而热象不显,系热为湿郁,湿蕴热蒸的表现。

⑤发热夜甚:指发热入夜更甚,为热灼营阴的表现。

⑥夜热早凉:指至夜发热,天明则不热,多伴见热退无汗。系温病后期,余邪留伏阴分的征象。

⑦低热:温病后期热势低微,手足心热甚于手足背。为肝肾阴虚,邪少虚多之候。

7.7.2 出汗

汗为水谷精微所化生的津液通过蒸化从腠理毛窍排泄而成,在正常情况下为一种生理现象。津液亏损则汗源不足,腠理开阖失司则排汗障碍。故通过对汗出异常的观察,能帮助判断津液、耗损的程度以及腠理开阖是否正常等。正如章虚谷说:"测汗者,测之以审津液之存亡,气机之通塞也。"

①无汗:温病初起,邪在卫分阶段的无汗,是邪郁肌表,闭塞腠理而致,并见发热恶寒、头身疼痛等症。邪入营分,劫灼营阴,而无作汗之源,亦可见无汗,并见烦躁、灼热、舌绛、脉细数等症。

②时有汗出:指汗随热势起伏而时出,汗出热减,继而复热。为湿热相蒸所致。吴鞠通说:"若系中风,汗出则身痛解,而热不作矣;今继而复热者,乃湿热相

蒸之汗,湿属阴邪,其气留恋,不能因汗而退,故继而复热。"

③大汗:指全身大量出汗,若并见壮热、渴饮、心烦者,为气分热炽,迫其津液外泄所致;若骤然大汗,淋漓不止,而有唇干齿槁,舌红无津,神志恍惚,脉散大者,为亡阴脱变之象;若冷汗淋漓,肤冷肢厥,面色灰惨,神气衰微,夺气无语,脉伏难触,舌淡无华者,则为气脱亡阳的表现。

④战汗:多系邪气留恋气分,邪正相持,正气奋起鼓邪外出,而出现的战栗汗出。战汗欲作,常有四肢厥冷、爪甲青紫、脉象沉伏等先兆。战汗以后,邪退正虚,脉静身凉,病情向愈;若正不胜邪,亦可见虽经战汗而热不退;若病邪内陷,阳气外脱,则见肤冷汗出、烦躁不安、脉象急疾等。此外,有全身战栗而无汗出者,多因中气亏虚,不能升发托邪所致。预后甚差,正如吴又可说:"但战而不汗者危,以中气亏微,但能降陷,不能升发也。"

7.7.3　头身疼痛

头身疼痛包括头痛与身痛,两者可单独出现,也可同时并见。对头痛身痛的辨别,应注意询问疼痛的部位,疼痛的程度以及并见的其他症状。温病头痛形成的因素,主要是经气不利及邪热上干。前者常见于温邪客于肌表,后者多因邪热化火,上炎清窍所致。至于身痛,多因邪着肌腠,气血周行受阻所致。

①头胀痛:多出现于温病初期,并见发热恶寒,无汗或少汗,咳嗽等,一般为风热袭表所致。

②头昏痛:多见风热上干清窍所致,常并见目赤多眵,咽喉疼痛等。

③头痛如裂:指头痛剧烈,有如斧劈刀裂,多并见身痛如杖,骨节烦疼,壮热,口渴,狂躁等。为毒火内炽,充斥表里、循经上攻所致。

④头重痛:指头重如裹,昏胀如蒙,呈钝痛感。为湿邪蒙蔽清阳所致,多见于湿温初起。

⑤身重疼痛:指肢体沉着重痛,痿软乏力,甚则难以转侧。多为湿热阻滞肌腠,气血循行受阻引起。

7.7.4　口渴

口渴是温病常见症状之一,由津液耗损或阴津不布引起。通过对口渴程度、喜饮或不喜饮、渴喜热饮或渴喜冷饮以及其他症状的辨别,有助于判断热势盛衰、津伤程度以及津液不能正常敷布的原因。

①口渴欲饮:为热盛津伤的表现。邪在卫表时,伤津不甚,口渴很轻,饮水少;邪入气分,津液受伤较重,口大渴而喜凉饮并见壮热、汗大出等症,多为阳明热

盛、胃津受损引起。

②口渴不欲饮:多为湿郁不化,脾气不升,津液不布所致,如薛生白说:"热则液不升而口渴,湿则饮内留而不引饮。"并可见身热不扬、胸脘痞满、舌苔白腻等,多见于湿温初起湿邪偏盛之时。温病兼挟痰饮,亦渴不欲饮,或渴喜热饮,但所饮不多,或饮下不舒。至于邪热传营,营阴被灼,每见口干反不欲饮或不甚渴饮,系"邪热蒸腾营气上升"所致。

此外,尚有口苦而渴者,系胆火内炽、津液受伤的表现。常并见寒热如疟,心烦,脉弦数等症。

7.7.5 呕吐

呕吐是胃失和降的表现,常有以下几种表现:

①伴恶心:轻则恶心欲呕,重则恶心即呕,或为干呕,或得汤食即呕。出现于温病初起阶段,并见发热恶寒、头身疼痛者,多为外邪束表,温邪犯胃所致。出现于温病中期,并见脘痞腹胀、舌苔白腻者,多为湿浊中阻,脾胃升降失司所致;并见身热心烦,脘腹痞满,舌苔黄腻或黄浊者,为湿热互结,中焦痞塞,胃气上逆所致。

②伴酸腐:指呕吐馊秽、酸腐宿食,并见嗳气厌食,脘腹胀满,甚或疼痛等。为食饮伤胃,积滞内停,胃之和降失职所致。为温病兼挟食滞的证候。

③呕吐清水(或痰涎):呕吐物一般无宿食残渣,多系清稀痰涎,或酸苦清水,并见口苦、心烦等症,为湿热内留,胆火乘胃,胃气上逆所致。多出现于湿温、伏暑等病中。

④频吐如喷:呕吐频繁,呈射状,并见高热,剧烈头痛,项强,抽搐等症。为肝风内动、冲逆犯胃所致。

⑤呕吐渴利:指呕吐渴饮,大便泄泻,肛门灼热,多为胃肠有热。

⑥干呕气逆:多指干呕不吐,气逆作哕。若见形体消瘦,舌光红无苔或少苔等,为胃阴大伤、胃气上逆所致,多出现于温病的后期。

7.7.6 胸腹胀痛

胸腹胀痛指胸胁、脘腹、少腹等部位胀满疼痛,或胀痛并见,或但痛不胀。察胸腹是诊断温病的重要方法之一,古代医家非常重视,如王孟英说:"凡视温症,必察胸脘。"察胸腹当分拒按与否,拒按者属实,喜按者属虚。胸腹胀痛多因气机失于宣化,多由湿浊、积滞、瘀血所致,应结合相关症状做出鉴别。

①胸部疼痛:温病中出现胸痛,一般为肺热络伤,肺气不利所致。并见发热咳

嗽、咳则痛甚、咯痰不爽等,多见于风温病邪热壅肺证。

②胸闷脘痞:为湿蔽清阳,气失宣畅所致,如薛生白说:"湿蔽清阳则胸痞。"多见于湿温初起,湿遏气机之际,常并见不饥不食、舌苔白腻等症。

③胸胁疼痛:可由痰热郁阻少阳,胆腑邪热炽盛引起,并见发热、口苦等症。

④胃脘痛满:多为湿热痰浊内阻,气机郁滞所致。并见舌苔黄浊者,为湿热或痰热所结;并见舌苔白腻者,多系痰湿郁阻。

⑤脘连腹胀:多为湿困中焦,升降失司,气机郁滞引起。一般并见呕恶、舌苔厚腻等。

⑥腹痛阵作:多为肠腑气机阻滞引起。因于湿热与宿滞相搏,肠道传导失司者,并见便溏不爽,或如败酱,或如藕泥,甚至大便闭结,舌苔黄腻或黄浊等。若因温热与食积搏结,则见腹痛欲便,便后稍觉松缓,并见嗳腐吞酸、恶闻食气等。

⑦腹胀硬痛:多系热结肠腑的表现,常并见潮热便秘、谵语神昏等。

⑧少腹硬满疼痛:少腹,即下腹部。此多系下焦蓄血证的表现,并见神志如狂、大便色黑、舌质紫绛等。此外,热入血室亦可见到少腹硬满疼痛,必出现于月经期间,并见寒热往来,神志异常等。

7.7.7　大、小便异常

大小便异常包括其性状、颜色、便次、便量的变化。凡温病发热,小便颜色都会加深,如温病初起,尿呈淡黄色;气分热炽,则小便黄赤短少等。

①小便涩少:指小便时涓滴而涩,其色红赤。温病热盛津伤者每可见之;亦可为小肠热盛,下注膀胱所致,并见时烦渴甚等症。

②小便不通:吴鞠通说"温热之小便不通,无膀胱不开证",常见因素是火腑热结,津液枯涸,即吴鞠通称之"热结液干",并见心烦、舌干红乏津等症,其次为湿阻小肠,泌别失司而为,并见热蒸头胀、神昏呕逆、舌苔白腻等症。

③大便不通:热结肠腑是其主要原因,并见腹胀痛面拒按,神昏谵语,舌苔黄燥起刺等,其次,因津枯肠燥之便结难解,一般无腹满胀痛,而见口干,舌红少苔等症,多出现于温病的后期,与热结肠腑不同。

④便稀热臭:肠腑积热是其主要原因,并见身热口渴、肛门灼热等症,风温病中多见。若泻下清稀粪水,臭秽异常,并见腹痛拒按、舌苔黄燥起刺等,系热结肠腑的特殊表现,称为"热结旁流"。

⑤大便溏垢:排便不爽,大便溏如败酱、藕泥,为湿热挟滞交阻肠道所致,并见呕恶、舌苔黄浊等症。

7.7.8　神志异常

心藏神,主营血的运行,温病中邪热侵扰心、营(血),皆可出现神志异常。由于病邪性质有殊,侵扰途径不同,神志异常有多种表现,它们所反映的病机自有差别,故应结合有关证候,注意鉴别。

①神昏谵语:简称昏谵,即神志不清、意识丧失、语无伦次的表现。其有心烦不安,时有谵语,并见舌绛无苔者,为营热扰心所致。昏谵似狂,并见斑疹、吐血、便血者,则为血热扰心引起;神昏而有体热肢厥,不语舌绛者,为热陷包络,扰乱神明所造成。以上均系病邪侵犯心营(血)的结果,因病变属营血,故都并见舌绛或深绛。此外,神昏谵妄,语声重浊,并见潮热,便秘,腹满硬痛,舌苔黄燥等,则为热结肠腑、胃热扰心导致。因其病变在气分,故并见黄燥之苔。

②神志昏蒙:表现意识模糊,时明时昧,似醒似寐,时有谵语等。为气分湿热,酿蒸成痰浊,蒙蔽包络,扰及心神所致。并见苔黄垢腻,脉象濡滑而数等,多出现于湿温病中。

③昏愦不语:指意识完全丧失,昏迷不语,属神志异常中最严重者,多因热闭心包而致。如内闭而兼外脱者,除昏愦不语外,多伴见肢体厥冷,面色灰惨,舌淡无华,脉微欲绝等。

④神志如狂:表现昏谵躁扰,妄为如狂,多为下焦蓄血、瘀热扰心所致。并见少腹硬满疼痛,大便色黑,舌质紫暗等。

7.7.9　痉厥

筋脉拘急而手足抽搐,称为痉,或称动风;神志不清,四肢逆冷,则为厥。因为痉与厥常多并见,故合称痉厥。温病中出现痉厥,与足厥阴肝、手厥阴心包络密切相关。邪热炽盛,木火相扇,或阴精耗损,心肝失济,皆可导致痉厥。前者因于热,抽搐急剧有力,称为实风内动;后者因于虚,抽搐徐缓无力,或呈蠕动,称为虚风内动。

①实风内动:来势急剧,抽搐频繁有力,表现为手足抽搐,颈项强直,牙关紧闭,角弓反张,两目上视等,同时可见肢冷,神昏,脉洪数或弦数有力,是因热极而风从内生。如并见壮热、渴饮、汗泄、苔黄者,为阳明热盛,引动肝风;如并见高热、咳喘、汗出者,为金(肺)受火刑,木(肝)无所制,而肝风内动(金囚木旺);如并见昏谵、舌绛者,则为心营热盛引动肝风。

②虚风内动:表现为手足徐徐蠕动,或口角震颤,心中憺憺悸动等。并常见低热、颧红、五心烦热、消瘦、神惫、口干舌燥、耳聋失语、舌绛枯痿等。为热邪深入下

焦,耗损阴精,筋脉失于濡养所致。多出现于温病的后期。

此外,肝风内动尚有肝失濡养而痰湿不化的虚实兼挟证,多见于暑温病的后期。凡温病出现痉厥,皆系病重的表现,若发作频繁,难以止息,则预后很差。

7.7.10　出血

温病过程中发生出血,一般为邪热深入营血、迫血妄行所致。多为急性多部位出血,或以一个部位出血为主而兼有其他部位的出血,这与内科杂病之血证表现局部出血,时出时止为主者不同。对于温病出血的辨别,须观察其出血的部位,出血量的多少,血的颜色以及并见症状等。

①广泛出血:包括咯血、衄血、便血、尿血、肌血、阴道出血等。血色鲜红,为热盛动血引起,多并见昏谵、舌质深绛等。若出血过多,乃至气随血脱,可见血溢不止,肢体厥冷,昏沉不醒。

②咯血:指血由咳唾而出,为肺出血的表现。血量不多,其色瘀晦,并见胸痛、气促者,多为风热壅肺,肺络受损所致。起初咳唾粉红色血水,继则咯血不止,或血从口鼻喷出,并见躁扰不宁,面色反黑,脉搏急疾等,多为暑热伤肺,经血沸腾,血从清窍上溢所致,预后极差,常因化源速绝而死亡。如吴鞠通说:"咳而衄,邪闭肺络,上行清道,汗出邪泄可生,不然则化源绝矣。"

③便血:便下鲜血,系肠络损伤的表现。多为温邪深入营血,损伤肠络引起。此外,大便色黑,亦是便血的征象,如吴又可说:"尽因失下,邪热久羁,无由以泄,血为热搏,留于经络,败为紫血,溢于肠胃,腐为黑血,便色如漆。"多见于肠腑蓄血证,并见少腹硬满疼痛、神昏如狂、舌质瘀紫等。

(柴玲霞)

8

疫病的诊断和辨证

中医的辨证方法及治则非常多,但对温病的辨证和治法比较独特,重点是卫气营血辨证和三焦辨证,也是中医瘟疫病学基础的最硬核的内容。

8.1 诊断要点

疫病符合以下三个特点:

其一,起病急骤,初起可见憎寒壮热,继则但热不寒,苔白如积粉,舌质红绛,或身大热,头痛如劈,吐泻腹痛,或吐衄发斑,舌绛苔焦,脉浮大而数等。

其二,传变迅速,症状复杂,病情凶险。可在短时间内出现热陷心包、伤络动血、厥脱、尿闭等危重证候。

其三,有强烈的传染性,易发生流行。

提示:此涉及多种急性传染病,所以必须中西医结合、中西医并重,不仅要重视中医诊断和辨证,还必须及时做出西医传染病的诊断,并应迅速上报疫情,以采取相应的预防和控制措施。

8.2 鉴别要点

8.2.1 四时温病

一般所说的四时温病具有较明显的季节性特点,起病比瘟疫较缓,病机传变大多循序渐进,病情相对较轻,更主要的是不造成明显的流行。而瘟疫起病急骤,传变较快,病势凶险,具有强烈的传染性和流行性。当然,瘟疫与温病并无绝对的区别,如一般的温病发生了大范围的流行,即可称为瘟疫。

8.2.2 温毒

多发于冬春季节,多有斑疹透发或病变局部灼热、红肿疼痛,甚至溃烂,但一般预后较好。瘟疫因种类的不同可见于一年四季,全身症状明显而危重,病情多变,预后较差,特别是具有明显的流行性,与一般的温毒不同。但某些温毒如烂喉痧一旦发生了明显的流行,也可称为瘟疫。

8.3　辨证要点

8.3.1　诊察要点

①辨病机明病位:瘟疫起病急骤,传变迅速,可在短时期内危及患者的生命。因此,应辨清疫疠毒邪在卫气营血的深浅层次,明确其病变部位在何脏、何腑。

②辨病邪明属性:瘟疫由疫疠毒邪引起,其邪大多分为湿热疫邪和温热(暑)疫邪,二者致病特点不同,初起病位和传变趋向亦有明显区别。所以,临床治疗尤应强调辨明舌苔腻浊或白如积粉,则多为湿热疫邪侵袭;若发病后热势亢盛,症见高热口渴,唇燥,舌红苔黄。则多为温热疫邪感染。

③辨病势明预后:瘟疫起病后发展变化十分复杂,病情可在瞬间突变,因此,正确推测病势的发展方向,以判断预后的良恶,并及时制定相应的治疗方案,也是非常重要的。一般可从热势、神志、斑疹的色泽及分布等方面进行判断。若热势由低转高,或突然降至正常以下,神志由烦躁转为昏谵昏愦,甚至厥脱、动风,肌肤斑疹色深稠密,甚至融合成片,均属病势严重,预后不良之象。相反,若热势逐渐降低,或身热夜甚转为白昼热势亢盛,神志无明显异常,虽外发斑疹,但色泽明润不深,分布稀疏,则大多提示病势有好的转机,预后亦较好。

8.3.2　辨证方法

温病辨证是在中医八纲、脏腑、气血津液、六经等辨证理论基础上,依据温病的发病特点而总结出的独特辨证方法,即卫气营血辨证和三焦辨证。这是温病学的精髓所在,它对温病的病理分析、变化规律、预后判断等具有高度的概括性、普遍性和实用性,是确立治疗原则的依据。

8.3.2.1　卫气营血辨证

卫气营血辨证理论是清代医家叶天士创立的。卫、气、营、血作为中医关于病理生理学的表述,揭示的是疾病在不同阶段的病理表现和生理联系,卫气营血辨证是借此把温病的证候类型及病情变化的一般规律进行了高度概括。即温邪一旦感染人体而发病,出现正邪相争的反应,临床可出现卫分证、气分证、营分证和血分证。一般讲温邪是按照此顺序深入的,而卫分证属表,其他属里。卫气多为脏腑功能失调为主,营血多为脏腑实质损害、呼吸循环系统障碍为主。

卫气营血皆属人体功能的物质基础,来源于水谷之精微,四者之间有生理上的互相联系和支持,卫与气属阳,营与血属阴,气之表者为卫,营之深者为血。卫分、气分、营分、血分则代表人体自表入里的四个生理层次,即"卫之后方言气,营之后方言血"。温病多从卫分开始入里的,由气分再入营血,但因邪气与体质的不同也有其他方式。病在卫分尚轻,在气分已入里,其变化多端,证候复杂;再若深入营分则有神昏、动风、正气外脱之危险,即极期阶段;如有各种出血证时则为入血。血分虽较营分为深,但营分证并不比血分证为轻。有些温病也有不按此序传变的,如卫气同病、卫营(血)同病、气营(血)两燔等卫气营血俱病的复杂情况。在临床上有"不传"和"特殊传变"的情况,所谓不传是指邪在卫分被解而愈;所谓特殊传变是指伏邪发病时即见气分或营血分病变,通过治疗转出气分而渐愈。因此"在卫汗之,到气清气,入营透热转气,入血凉血散血"是对此而言的。

影响卫气营血传变的因素主要有温邪的性质和毒力,以及人体的抵抗力和体质。

(1)卫分证

①概念:温邪外犯肌表,引起的以卫外功能失调为主要表现的一类证候,属于外感表证的范畴。相当于上呼吸道感染或菌血症、病毒血症期。

②表现:发热,微恶风寒,头痛或身痛,无汗或少汗,或有咳嗽,口渴微,舌苔薄白,舌边尖红,脉浮数等。

③要点:发热与恶寒并见,口微渴。常发热重而恶寒轻。

④病机:温邪袭表,肺卫失宣。卫阳奋起抗邪故发热;邪郁卫表,肌肤失温故恶寒;毛孔开合失常,故无汗或少汗;温邪上乘,经气不通,故头痛;邪袭肺经,肺失清肃故咳嗽;温邪属阳,伤津但不甚,故口微渴;舌边尖红,舌苔薄白,脉浮数,表明邪尚在浅表部位。当然不同类型的温邪的卫分症状可有不同表现。总之邪郁卫表,邪正相争。

⑤转归:卫分证是温病的初期阶段,即前驱期或早期。如果正气旺盛或治疗得当,邪从表解而不再传。如果正气不强,或邪气较重,或治疗不当不及时等,温邪则进一步深入而传入气分。如果正气极虚或遇有些瘟疫时,温邪可直入营血且卫分证并不明显,或迅速内陷厥阴而发生神昏、痉厥等症,但比较少见。

(2)气分证

①概念:温邪已入里,引起有关脏腑损害或出现其功能紊乱为主的各种表现,多涉及肺、胃肠、肝胆、胰、胸膜等部位,属于里证范畴,也包括半表半里证。多

相当于组织器官炎症过程,症状、证型复杂且多变。

②表现:因温邪的不同和病变部位的不同,则临床表现亦不同。但共同特点是:热势盛,不恶寒,汗多,渴喜冷饮,尿短赤,舌红苔黄,脉洪大等。湿热类则见发热,腹胀脘痞,便溏,苔腻脉濡等。如热盛于湿或湿热俱盛时,亦可见壮热渴饮等症状。

③要点:壮热,口渴,舌苔黄。

④病机:温邪侵犯气分的方式主要从卫分传入,但亦有直入或内发,如暑热病邪可直入阳明;湿热病邪可直入脾胃;冬瘟可因伏气而内发等。另外,还包括有邪热由营分转出气分者。气分病变不外乎“气”的变化,即以正邪相争,气热津伤为总病机。里热蒸迫,故见壮热;温邪在里,故不恶寒;热盛伤津,故口渴喜冷饮;热邪迫津外出,故多汗;气分热蒸,故舌苔黄燥,脉洪大。如湿热留恋气分者,则气机被阻,湿热交蒸,升降失常,故有身热不扬,汗出而热不解,腹胀便溏,苔黄腻,脉濡数等。

另外,若见寒热往来为特点的瘟病,亦属气分证。乃邪在半表半里,正邪相争所为。

⑤转归:气分证属疾病的中期阶段,临床表现明显,机体功能失调。但正气奋抗,如经及时正确治疗后,大多数则邪却病退,在此阶段终止传变而渐愈。如果正不胜邪,或不及时或不正确治疗,则温邪进一步深入营分或直入血分而加重。如果正气不足,且温邪亦减势,则易留恋气分而迁延或慢性化,病程冗长,形成正虚邪少的局面,经正气渐复或调治后而愈。

(3)营分证

①概念:温邪在里进一步深入,出现灼伤营阴为主要变化的一类证候。相当于热病重症期,或败血症期,属脏器实质性损害明显和功能障碍阶段,病情危重。

②表现:身热夜甚,口干但不欲饮水,心烦失眠,时有谵语,皮肤斑疹隐隐,舌绛红,脉细数等。

③要点:身热夜甚,时有谵语,或斑疹,舌绛红。

④病机:营分病变多由气分邪热传入,但若邪热凶猛亦可从外表直入而来。由于营分邪热亢盛,灼伤营阴,又夜间阴盛,故身热至夜乃甚;营分热迫,故脉细数;营热蒸腾于上,故虽口干但不欲饮水,且舌质红绛;营阴归心,心神被扰,故烦躁难眠,神志改变,时有谵语;邪热窜入肌肤血络,故见斑疹隐隐。另外,若湿热温邪化燥入营时,除有上述表现外,尚可见湿邪未净所表现的浊腻舌苔等。总之营

热阴伤,扰神窜络。

⑤转归:如果治疗及时得当,津液得补,正气渐复,营分的温邪衰减且转出气分而病情好转。如果治疗失时,或营阴损甚,或邪热凶猛,则邪气深入血分,病情进展。

(4)血分证

①概念:即温邪至深,耗血动血,出现各种出血、瘀血等以动血病变为主的一类证候。相当于毒血症期,或 DIC 形成,或微循环障碍等严重病理阶段,属疾病极期。可出现昏迷、休克、虚脱、抽风等危象,即所谓昏、厥、脱、痉之变。

②表现:身热灼手、躁动不安,甚至神昏谵狂,可见衄血、吐血、尿血、便血、内脏出血、阴道出血、皮肤紫癜(斑疹)等,舌深绛。

③要点:急性多部位、多腔道出血,斑疹密布,舌质深绛。

④病机:血分证的形成多系营热深入,也可温邪直入,还有血分伏邪内发者。热入血分,灼伤血络,迫血妄行,故出现各种形式的出血症状;热极生毒,煎熬血液,则脉络瘀血,故肌肤斑疹密布,舌深绛;心主血而藏神明,血热扰心,故神志不清;热极生风,肝藏血而主风,故见惊厥等。总之动血耗血,瘀热内阻。

⑤转归:大致有四种情况,一是大多经中西医结合积极抢救后,邪衰正复而向愈;二是正气渐复,但余邪未尽,出现肝肾阴虚等证,经调治而渐愈;三是经救治虽然挽救了生命,但因某些脏器实质性损害已不可逆,出现某些后遗症,如失明、痴呆等中毒性脑病等;其次因正不胜邪,脏器衰竭,或出血过多,气随血脱而死亡。

8.3.2.2 三焦辨证

三焦辨证是在三焦学说基础上建立的一种温病辨证方法,是将人体脏腑按照功能、部位和感受温邪时的顺序及表现的不同,划分为三个范围,即上焦、中焦和下焦。三焦辨证补充了卫气营血辨证的一些不足,融入了脏腑、经络、八纲等辨证内容。不但能阐明温病的病程规律,而且对其阶段性病变能达到脏腑定位和分型论治的水平,故与卫气营血辨证经纬相辅,相得益彰,成为温病学独特而完整的辨证体系。

三焦辨证中的上、中、下焦分别代表了不同的脏腑及其经络,即上焦主要包括在胸部的手太阴肺和手厥阴心包;中焦主要包括腹部的阳明胃、肠和太阴脾;下焦主要包括足少阴肾和足厥阴肝。

(1)上焦证

①概念:包括了肺(手太阴)和心(手厥阴心包络经)的病变,主要是一些新感温病的初期病理阶段。大多证型属卫分和气分证,但邪犯心包属营分证。

②证型:

a.邪犯肺卫证:发热,微恶风寒,咳嗽,头痛,口微渴,舌边尖红,舌苔薄白欠润,脉浮数。其中发热、微恶风寒、咳嗽为辨证要点。温邪上受,首先犯肺,故卫气受郁,肺气失宣为病机。

b.肺热壅盛:身热,汗出,咳喘气粗,口渴,苔黄,脉数。其中身热、咳喘、苔黄为辨证要点。肺卫温邪由表入里,邪热壅肺,肺气闭郁为病机。

c.湿热阻肺证:恶寒发热,身热不扬,胸闷,咳嗽,咽痛,苔白腻,脉濡缓。严重可致肺气欲绝之喘促、大汗、咳粉红色血痰、面黑、脉乱等危候。其中身热不扬、胸闷、咳嗽、苔白腻为辨证要点。湿热、暑湿温邪犯肺,卫气郁闭,肺失肃降为病机。

d.热陷心包证:身热,神昏,肢厥,舌蹇,舌绛。其中身昏、肢厥、舌绛为辨证要点。邪热内陷,心包络机窍阻闭,心主神明功能障碍为病机。此多由肺卫邪热逆传心包,或气分邪热渐传心营,亦有营血分邪热扰犯心包,或外邪直中而致。另外,此证还常夹痰兼瘀,表现为神昏,喉间痰鸣,舌绛苔垢等,或神昏谵语或神志如狂,唇青甲黑,舌紫晦等。如邪热亢盛,津液耗竭,可导致阴阳离决之内闭外脱之危象。

e.湿蒙心包证:身热,神志昏蒙,时清时昧,间有谵语,苔垢腻,舌不绛,脉濡滑数。其中神志昏蒙、苔腻为辨证要点。气分湿热蕴蒸痰浊、蒙蔽心包为病机。

③转归:上焦温病一般为发病初期,邪处部位较浅,如正气旺盛,治疗及时,邪可从表而解,不再下传。如正气不足,邪气亢盛,或治疗失当,可传入中焦或直入下焦。上焦证中的肺、心包病变虽邪气尚未入营血,但亦属重症。若阴津浩劫,或痰瘀热结,素体虚弱时,可发展为闭脱证,甚至死亡。

(2)中焦证

①概念:中焦证是温邪侵犯胃(足阳明)、肠(手阳明)、脾(足太阴)等脏腑及其经络的病变,范围广泛,是温病发展的重要阶段,即中期或极期。多数属于气分证的范畴,但有些证型中可有斑疹、便血等营血分表现。

②证型:

a.阳明热炽证:壮热,大汗,心烦,面赤,口渴引饮,苔黄燥,脉洪数。其中壮热、汗多、渴饮、苔黄燥、脉洪大为辨证要点。阳明热盛,胃热蒸迫,津液耗伤为病机。

此亦所谓"散漫浮热""无形热盛",即熏蒸之热弥漫内外而尚未里结成实。

b.阳明腑实证:日晡(申时)潮热,或有谵语,大便秘结,或热结旁流,腹满硬痛,舌苔黄黑而燥,脉沉实有力。其中潮热、便秘、苔黄黑燥、脉沉实为辨证要点。肠道邪热与大便相结,津液耗伤,传导失司为病机。此所谓"有形之热",如果日久不愈,势必烁阴伤气,导致正虚邪盛,预后极差。另外,若邪热损伤肠络,邪热与瘀血结于肠间,可表现为身热夜甚,神志如狂,大便色黑之"蓄血证"。

c.湿热中阻证:如湿重于热者,则身热不扬,胸脘痞满,泛恶欲吐,苔白腻或白厚或白多黄少等;如湿热并重或热重于湿者,则持续高热且不为汗衰,烦躁不安,脘腹痛满,恶心欲吐,苔黄腻或黄浊。以身热、脘痞、呕恶、苔腻为辨证要点。湿热温邪停滞肠腑,脾胃失和,升降失司为病机。

d.湿热滞肠证:身热,烦躁,脘痞,腹痛,大便溏垢如败酱,便下不爽,舌红苔黄腻或黄浊,脉滑数等。其中身热、腹痛、大便溏垢,苔黄腻或黄浊为辨证要点。肠道湿热与糟粕相搏,传导功能失司乃病机。

e.湿阻大肠证:大便不通,神志如蒙,下腹硬满,苔垢腻,脉濡等。其中大便不通、少腹满、苔垢腻为辨证要点。此乃湿热类温病过程中湿浊阻肠、浊气不降而蒙上,大肠功能失司为病机。

③转归:邪气亢盛,正气亦盛,疾病进入极期是中焦证之特点,因此也是疾病转归的关键。如治疗及时得当,病情向愈;如果治疗失司,则津液大伤,病入下焦,或危及生命。另外,中焦湿热证如缠绵不愈,则可湿从寒化,进一步损伤阳气而为中焦寒湿或阳虚湿盛等证,亦可成慢性化。

(3)下焦证

①概念:下焦证主要包括肝(足厥阴)、肾(足少阴)等脏腑及其经络的病变,为温病的后期阶段。它主要阐明了温病恢复期邪少正虚之肝肾亏损、阴血虚少等证候,如温病后出现的中毒性脑病、心肌病、营养不良、水电解质紊乱等情况,均属此范畴。往往出现于营血证过程中或之后。

②证型:

a.肾精耗损证:亦称真阴耗伤证。低热,神疲萎顿,乏力,消瘦,咽干口燥,耳聋,手足心热,舌绛不鲜干枯而痿,脉虚。其中手足心热甚于手足背为辨证要点。邪热久羁,耗伤肾阴,脏腑失濡为病机。

b.虚风内动证:亦称阴血风动证。神倦肢痉,耳聋,五心烦热,心悸不安,手指蠕动或抽搐,舌干绛而痿,脉虚弱。其中手指蠕动或抽搐、舌干绛而痿、脉虚弱为辨证要点。此乃温邪伤阴,肾精耗损的重度表现,肝失涵养(水不涵木),虚风内动为病机。

③转归:下焦证实为邪少虚多,疾病处于恢复期,身体很虚或留有器质或功能方面的损伤,需要调治而愈。如果此阶段失于正确调理,正气难复,亦可危及生命或留有后遗症。同时,余邪未净,有可能温邪复燃或再发。

重点提示:卫气营血辨证、三焦辨证内容上,既有所区别,又有所联系。如上焦手太阴肺卫的病变,相当于邪在卫分,热壅于肺而无表证的,则属气分范围;上焦热入心包的病变,虽可归属在营分范围,但其病理变化及症状表现与热入营分者不尽一致,前者主要是邪热炼痰内闭心窍,后者主要是热损营阴而心神被扰;中焦足阳明胃和足太阴脾的病变虽都属气分范围,但邪在气分者不都限于中焦病变,凡有显然区别,前者是热伤肝肾之阴,其证属虚,后者病变不限于下焦,以热迫血溢为主,其证属实中有虚之候。

(1)卫气营血辨证和三焦辨证具有纵观和横观的经纬相佐关系,不能互相代替,只有互相结合运用,才有利于疾病的准确诊断和预后判断。即只有做到了纵观疾病的发展过程和把握了阶段性表现,才能将其病理层次、性质部位、证型变化及转归规律搞清楚。

(2)卫、气、营、血或上焦、中焦、下焦的层次性并不是截然分明的,疾病固有的复杂性决定了它们具有互相兼容、关联和转化的属性。因此临床运用必须灵活掌握,切忌死搬硬套。何况温病辨证也不能脱离中医的基础理论、整体观念和系统方法。

(3)临证时一般先用卫气营血辨证方法,判断出温病进展的病理层次、严重深度和发展趋势;然后再用三焦辨证的方法,来分析此时脏腑组织具体损伤的部位等情况,最后依据病机,确立证型,制订出相应的治法,以及注意截传防变。

(4)相对地讲,温热类温病和瘟疫,更适合以卫气营血为主的辨证方法;而湿热类温病,更适合以三焦为主的辨证方法。

(孙 钧)

9

疫病的一般治法

疫病的治疗是在温病辨证论治的理论指导下,根据证候表现,明确其病因病理,然后制订相应的治疗法则,选用恰当的方药,以驱除病邪,调整气机,辅助正气,从而促使患者恢复健康。

对于瘟疫的治疗,总以祛邪为第一要义。正如《温疫论》所言:"大凡客邪贵乎早逐,乘人气血未乱,肌肉未消,津液未耗,病人不致危殆,投剂不至掣肘,愈后亦易平复。欲为万全之策者,不过知邪之所在,早拔去病根为要耳。"对疫邪往往用药较猛,并投以重剂,意在逐邪务早、务尽。

针对病邪在卫气营血和脏腑部位的不同而确立治法。如属卫气同病者,治以解表清里;邪遏膜原者,治以辟秽化浊,开达膜原;阳明热盛者,治以辛寒清气;热盛迫血外发斑疹者,治以凉血化斑;热陷厥阴者,治以开窍息风。后期余邪未净、痰瘀阻络者,治以化痰祛瘀通络。

同时,要根据疫邪性质的不同,分别采取不同的治法。如湿热疫邪侵袭,治疗应以除湿辟秽为主,待湿热疫毒化热化燥,方可治同温热、暑热;如为温热(暑)疫邪所感,治疗应重在清热解毒、凉营救阴。总之,在迅速祛邪的基本原则指导下,要按病邪性质的不同而区分施治。确立治法的依据主要有以下两个方面:一是审病因,即是明确引起各种温病发生的病邪性质;二是辨病机,即按卫气营血、三焦辨证来明确病变机理。

温病的致病主因是温邪,但不同季节发生的温病,其病邪性质有风热、温热、暑热、湿热、燥热等区别。当这些病邪犯于人体时,所使用的治法当有不同。如风热在表,法当疏风泄热;如果是暑湿在表、或湿遏肌表、或燥热在表,则分别采取清暑化湿透表、宣表化湿、或疏表润燥等法,此即"审因论治"。病变机理不同,所用治法亦不相同。叶天士所云:"在卫汗之可也,到气才可清气,入营犹可透热转气……入血就恐耗血动血,直须凉血散血。"就是根据卫气营血的病理变化所确立的治疗大法。在一般情况下不应违背这一治则。否则"前后不循缓急之法",动手便错,会有毫厘千里之谬。吴鞠通所说"治上焦如羽""治中焦如衡""治下焦如权",实质上也是根据三焦所属脏腑的病理变化所确立的治疗原则。他还要求注意"治上不犯中""治中不犯下"。说明三焦治则也有其严格的区别。

此外,注意病人的体质因素以及有无兼挟证等,亦是温病治疗中不可忽视的环节。例如叶氏认为对于肾水素虚的病人,为了防其邪乘虚而入,必要时可酌用益肾药,以"先安未受邪之地"。又如同一清法,用于素体阳虚者,应清到十分之六七,就须审慎,不宜寒凉过度;而于阴虚有火者,纵然热退身凉,仍须防其"炉烟虽熄,灰中有火"。这种结合病人体质因素而治疗有别的原则,对临床是很有指导意义的。

由于温病各种治法的确立和运用是以辨证为依据的,因此同一治法,在适应证候相同的条件下可运用于不同的温病,而同一温病由于证候表现不同,也应采用不同的治法。这种证同治亦同,证异治亦异的原则,实质上就是辨证施治精神的具体表现。

根据卫气营血、三焦辨证和"审因论治"确立的温病治法主要有:解表、清气、和解、化湿、通下、清营凉血、开窍、息风、滋阴、固脱等。分述如下:

9.1 解表法

解表法是用于驱除表邪,解除表证的一种治疗方法,具有疏泄腠理、逐邪外出的作用。属于八法中的"汗法"。适用于温病初起,邪在卫分的表证。由于温病表证,其病邪性质有风热、暑热、湿热、燥热的不同,因此解表法又可分为如下几种:

9.1.1 疏风泄热

即通常所说的"辛凉解表",方以辛散凉泄之剂以疏散卫表之风热。主治风温初起,风热病邪袭于肺卫,症见发热,微恶风寒,无汗或少汗,口微渴,咳嗽,苔薄白,舌边尖红,脉浮数等。代表方剂如桑菊饮、银翘散。

9.1.2 透表清暑

此法旨在外散表寒,内清暑湿,主治夏月感受暑湿,复受寒侵,邪郁肌表者。症见头痛恶寒,身形拘急,发热无汗,口渴心烦等。代表方剂如新加香薷饮。

9.1.3 宣表化湿

本法以芳香宣透之品,以疏化肌表湿邪。适用于湿温初起湿热病邪侵于卫气分,症见恶寒头重,身体困重,四肢疫重,微热少汗,胸闷脘痞,苔白腻,脉濡缓等。代表方剂如藿朴夏苓汤。

9.1.4 疏表润燥

即以辛凉清润之品以疏解肺卫之燥热,主治燥热伤肺卫,证见头痛身热,咳嗽少痰,咽干喉痛,鼻干唇燥,苔薄白而欠润,舌边尖红等。代表方剂如桑杏汤。

提示:上述解表法在运用时,尚须结合具体病情而随证加减。如素体阴虚而外有表邪,可予滋阴解表;平素气虚而外兼表邪,可予益气解表。其他如挟痰、挟食、挟气、挟瘀等,均须随证加减化裁。温病在运用解表法时,应注意如下几点:①一般忌用辛温开表发汗,即使是"客寒包火"证,亦只宜暂用微辛轻解之法,以免助热化火。②使用解表法应中病即止,避免过汗伤津。

9.2 清气法

清气法是指清泄气分邪热的一种治法,属于"清法"范围。因温邪犯于气分者较多,所以清气法在温病中运用机会较多。气分证是温病过程中邪正交争最为剧烈的阶段,如果气分邪热不能及时清泄,则其邪可里结阳明,或内陷营血,甚或可致液涸风动等。故如何处理好气分病,把好这一关,对于温病的发展转归至关重要。温病运用清气法,亦须根据病位浅深、病邪性质等而采用不同的具体治法。常用者可分如下几种:

9.2.1 轻清宣气

即以轻清之品,透泄热邪,宣畅气机。主治邪初入气分,热郁胸膈,热势不甚,气失宣畅。症见身热微渴,心中懊忱不舒,舌苔薄黄。代表方剂如栀豉汤加味。

9.2.2 辛寒清气

即以辛寒之品大清气分邪热。适用于热炽阳明气分,症见壮热,汗出,心烦,口渴,苔黄燥,脉洪数等。代表方剂如白虎汤。

9.2.3 清热泻火

即以苦寒之剂,直清里热而泄邪火。适用于热在气分,郁而化火,症见身热不退,口苦而渴,烦躁不安,小便黄赤,舌红苔黄等,代表方剂如黄芩汤加减。

提示:清气法包括范围较广,上述治法,仅示其概,运用时还须灵活化裁。例如,邪初入气,尚表邪未尽,则须于轻清宣气中加入透表之品,此谓宣气透表;气热亢盛,而阴液已伤,则于大清气热中须合以生津养液之法,此谓清热养阴;证见邪热壅肺,肺气为之闭郁,则清泄气热须配以宣畅肺气之药,此谓清热宣肺;热毒壅结,除发热口渴等症外,尚有某一局部红肿热痛者,则于清热泻火中须伍以解毒消肿之品,此谓清热解毒。使用清气法必须注意的是:①病邪未入气分者不宜早用,用之反足以凉遏邪气;②湿热性质病变,如尚有湿邪未化者,不宜单纯使用清气法;③素体阳虚者,使用本法时切勿过剂,中病即止。

9.3 和解法

和解法是指具有和解、疏泄作用的治疗方法,属于"八法"中的"和法"。凡温病邪不在表,又非里结,而是郁于少阳或留恋三焦、郁于膜原等,均宜用和解疏泄之法透解邪热,宣通气机,以达到外解里和的目的。温病常用的和解法有如下几种:

9.3.1 清泄少阳

作用在于清泄半表半里之邪热,兼以化痰和胃。主治邪郁少阳,胃失和降。证见寒热往来,口苦胁痛,烦渴溲赤,脘痞呕恶,苔黄腻舌红,脉弦数等。常用方如蒿芩清胆汤。

9.3.2 分消走泄

作用在于宣展气机,泄化痰热,以分消三焦气分之邪。主治邪留三焦,气化失司,而致痰热阻遏之证。表现为寒热起伏,胸痞腹胀,溲短,苔腻等。常用方剂温胆汤加减,或叶天士所说的杏、朴、苓之类为基本药。

9.3.3 开达膜原

作用在于疏利透达膜原湿浊之邪,主治湿热秽浊郁闭气分的"邪伏膜原"证。表现为寒甚热微,脘痞腹胀,苔腻白如积粉而舌质红绛甚或紫绛。常用方如雷氏宣透膜原法。

提示:使用和解法应注意的是:①清泄少阳法虽有透邪泄热作用,但其清热之力毕竟较弱,故只能适用于热在少阳,而不足以适应里热炽盛之证。②分消走泄、开达膜原两法,作用偏于疏化湿浊,热甚渴饮者须配合他法应用。

9.4 祛湿法

祛湿法是以芳香化浊、苦温燥湿及淡渗利湿之品祛除湿邪的一种治法,具有宣通气机、运脾和胃、通利水道等化湿泄浊作用,临床用于湿热性质的温病。按其作用可分为如下几种：

9.4.1　宣气化湿

作用在于宣通气机,透化湿邪,主治湿温初起,湿蕴生热,郁遏气机,身热不扬,午后为甚,汗出不解,或微恶寒,胸闷脘痞,小便短少,苔白腻,脉濡缓。代表方剂如三仁汤。

9.4.2　燥湿泄热

以辛开苦降之剂燥湿泄热。用于湿渐化热,邪伏中焦,症见发热,口渴不多饮,脘痞腹胀,恶心欲吐,舌苔黄腻等。代表方剂如王氏连朴饮。

9.4.3　分利湿邪

以淡渗之品利尿渗湿,使邪从小便而去。主治湿热郁阻下焦,症见小便短少甚或不通,热蒸头胀,苔白口渴等。代表方剂如茯苓皮汤。

提示:上述三法,各有一定的适应范围,但在运用时,每多互相配合。例如淡渗利湿法虽用于湿在下焦,但上中二焦有湿时,亦可配合于其他化湿法中使用,以利于湿热分解。此外,化湿法还常根据病情需要,配合清热、退黄、和胃、消导诸法使用。

9.5　通下法

本法具有通便泄热、荡涤积秽、通络破滞等作用,属于"八法"中的"下法",适用于温病热结肠腑,或湿热积滞交结胃肠以及血瘀下焦等证候。常用的具体治法有如下几种:

9.5.1　通腑泄热

以苦寒攻下之剂泻下肠腑实热,主治热传阳明,内结肠腑。症见潮热,谵语,腹胀满,甚则硬痛拒按,大便秘结,舌苔老黄或焦黑起刺,脉沉实等。代表方剂如大承气汤、调胃承气汤。

9.5.2　导滞通便

通导积滞,泻下郁热,主治湿热积滞交结胃肠。症见脘腹胀满,恶心呕吐,便溏不爽,色黄如酱,舌苔黄腻等,代表方剂如枳实导滞汤。

9.5.3　增液通下

作用在于滋养阴液兼以通下,主治热结液亏之证,表现为身热不退,大便秘结,口干唇裂,舌苔干燥等。代表方剂如增液承气汤。

9.5.4　通瘀破结

其作用于破散下焦蓄结之瘀血,借通下为出路。症见身热,少腹硬满急痛,小便自利,大便秘结,或神志若狂,舌暗紫,脉沉涩等。代表方如桃仁承气汤。

提示:通下法尤其是通腑泄热之法,在疫病中运用机会颇多,均能适时运用,而用又得当,则奏功甚捷。临床运用,尚须根据病情,加减化裁。《温病条辨》中所创制的五个承气汤的运用便是例子。运用通下法所应注意的是:①里未成实者,不可妄用。②下后邪气复聚,必须再度用下者,应慎重掌握,避免过下伤正。③平素体虚或病中阴液、正气耗伤较甚而又里结者,应攻补兼施,不宜单纯攻下。④温病后期由于津枯肠燥而致大便秘结者,忌用苦寒攻下。

9.6　清营凉血法

清营凉血法是具有清营泄热、凉血解毒、滋养阴液、通络散血等作用的治疗方法,亦属于"八法"中"清法"的范围,适用于温病邪入营血分的证候。营为血中之气,血为营气所化,邪入营血分,病位虽有浅深之别,证情虽有轻重之异,但病变机理并无本质之不同,故清营与凉血法合并论述,清营凉血法的具体运用有如下几种:

9.6.1　清营泄热

即于清解营分邪热中伍以轻清透泄之品,使入营之邪从气分外出而解。适用于邪热入营,症见身热夜甚,心中烦扰,时有谵语,斑疹隐隐,舌质红绛等。代表方剂如清营汤。

9.6.2　凉血散血

即凉解血分邪热,且以活血散血,用于邪热深入血分,迫血妄行。症见灼热躁扰,甚或狂乱谵妄,斑疹密布,吐血便血,舌质深绛或紫绛等。代表方剂如犀角地黄汤加味。

9.6.3　气营(血)两清

即合清营凉血与清泄气热之法,用于气热炽盛,内逼营血分,而成气营(血)两燔之候。症见壮热,口渴,烦躁,外发斑疹,甚或神昏谵妄,两目昏瞀,口秽喷人,周身骨节痛如被杖,苔黄燥或焦黑,舌质深绛或紫绛等。代表方剂如加减玉女煎、化斑汤、清瘟败毒饮,可根据证情轻重而分别选用。

提示:运用清营凉血法应注意的是:①热在气分而未入营血者,不可早用。②挟湿者慎用。③热入营血,多影响手足厥阴,故本法常与开窍、息风诸法相配合运用。

9.7 开窍法

本法是开通机窍之闭,促使神志苏醒的一种治疗方法。用于邪入心包或痰浊内蒙机窍的证候,常用者有如下两种:

9.7.1 清心开窍

作用在于清心、透络、开窍,使神志清醒。用于温病热邪陷入心包,症见神昏谵语,或昏愦不语,身热,舌蹇肢厥,舌质红绛,或纯绛鲜泽,脉细数等。常用方如安宫牛黄丸,或至宝丹、紫雪丹。

9.7.2 豁痰开窍

作用在于清化湿热痰浊,以宣通窍闭。适用于湿热郁蒸,酿生痰浊,蒙蔽机窍,症见神志昏蒙,时明时昧,时有谵语,舌质虽红而苔黄腻或白腻,脉濡滑而数等,代表方剂如菖蒲郁金汤。

提示:运用开窍法所应注意的是:①上述两法各有适应范围,运用时必须辨清窍闭性质区别使用。②热入营分而未至昏闭者,一般不宜早用本法。③非邪闭心窍之神昏禁用本法。④开窍法是一种应急措施,也是一种权宜之治,尚须根据病情,与他法配合运用。

9.8 息风法

息风法起平息内风制止痉厥的一种治疗方法。用于温病里热燔灼,热盛风动,或阴虚不能制阳,以致肝风内动的证候。由于内风有虚有实,故息风法言之,有如下两种:

9.8.1 凉肝息风

作用在于清热凉肝,息风止痉。适用于温病邪热内炽,引动肝风者。症见灼热肢厥,手足搐动,甚或角弓反张,口噤神迷,舌红苔黄,脉弦数等。代表方剂如羚羊钩藤汤。

9.8.2 滋阴息风

作用在于育阴潜阳以息内风。适用于温病后期真阴亏损,肝木失濡以致虚风内动之候。症见手指蠕动,甚或瘛疭,肢厥神倦,舌干绛而痿,脉虚细等。代表方剂如大定风珠。

提示:息风法在临证运用时尚须根据病情需要变化配合。例如实风多兼神志昏愦,此为手足厥阴俱病,凉肝息风中须加以清心开窍之药;如兼有阳明热盛者须配合清气泄热之剂;如兼有营血分热盛者,须伍以清营凉血之品。虚风内动者根据病情需要可配合益气固脱之法。运用息风法应注意的是:①须辨别内风之属虚属实,实风重在凉肝,虚风重在滋潜,两者不可相混。②用风药止痉(特别是虫类药)须不使其劫液,用滋阴药须防其恋邪。

9.9 滋阴法

滋阴法是用生津养阴之品滋补阴液的一种治疗方法,具有滋补阴液,润燥制火等作用,属于"八法"中的"补法"范畴。温热之邪最易耗伤阴液,而病至后期,肝肾之阴受耗,虚象更为严重。阴液之耗损程度,常关系着疾病的预后,正所谓"存得一分津液,便有一分生机"。因此,温病初期,便应预护其虚;一旦津液受耗,便当以救阴为务。滋阴法用于温病,有如下几种:

9.9.1 滋养肺胃

以甘凉濡润之品,以滋养肺胃之津液,适用于肺阴不足,或热虽解而肺胃之阴未复,症见口咽干燥,干咳少痰,或干呕而不思食,舌苔干燥,或舌光红少苔等。代表方剂如沙参麦冬汤、益胃汤。

9.9.2 增液润肠

以甘寒或咸寒之品生津养液、润肠通便。适用于温病邪热基本解除,阴伤未复,津枯肠燥之候,症见大便秘结,咽干口燥,舌红而干等。代表方剂如增液汤。

9.9.3 填补真阴

即以咸寒滋液之品,以填补肝肾之阴。适用于温邪久羁,劫烁真阴,而为邪少虚多之候,症见低热面赤,手足心热甚于手足背,口干咽燥,神倦欲眠,或心中震震,舌绛少苔,脉象虚细或结代等。代表方剂如加减复脉汤。

提示:由于温病以护液为亟,所以滋阴法运用机会颇多,有时虽不单用本法,却常与他法配合运用,如前所述滋阴解表、滋阴通下、滋阴息风等。运用本法应注意的是:①温病阴液虽伤而邪热亢盛者,不可纯用本法。②阴伤而有湿邪未化者,应慎用,须注意化湿而不伤阴,滋阴而不碍湿。

9.10 固脱法

固脱法是治疗虚脱的一种急救方法。临床主要是用于气阴外脱,或亡阳厥脱的证候。在温病发展过程中,如果其人正气本虚,而邪气太盛,或汗下太过,津液骤损,阴损及阳,即可导致正气暴脱。此时治疗,就应以固脱为急务。

9.10.1　益气敛阴

作用在于益气生津,敛汗固脱。主治气阴两伤,正气欲脱,症见身热骤降,汗多气短,体倦神疲,脉散大无力,舌光少苔等。代表方剂如生脉散。

9.10.2　回阳固脱

作用在于回阳敛汗,以固厥脱。主治温病阳气暴脱,症见四肢逆冷,汗出淋漓,神疲倦卧,面色苍白,舌淡而润,脉象微细欲绝等。代表方剂如参附龙牡汤。

提示:上述两法虽各有适应范围,但临床亦有阴津与阳气俱脱者,此时治疗须上述两法配合运用。如果其人正气欲脱,而神志昏沉,手厥阴心包症状仍显著,此为内闭外脱之候,则固脱须与开窍并用。运用固脱法应注意的是:①用药要快速及时。②给药次数、间隔时间及用药剂量等都必须适当掌握,并随时注意病情变化,作相应调整。③一旦阳回脱止,即当注意有无火复炽,阴欲竭现象,并根据具体情况辨证施治。

9.11　兼证的治法

9.11.1　兼痰饮

痰和饮同出一源,均是由于体内津液不能正常布化所酿成,只是在性状上有浊稠者为痰、清稀者为饮的区分。温病兼挟痰饮除患者素有停痰宿饮外,在病变过程中亦可生,其原因主要有两个方面:一为病邪流连气分,三焦气化失司,以致津液不能正常布化而酿成痰饮;一为热邪内炽,熬炼津液而为痰浊。前者多属痰湿内阻,后者多系痰热互结。痰湿内阻的,其证多见胸脘痞闷,泛恶欲吐,渴喜热饮,舌苔粘腻等。临床治疗应予主治方中配合利气化痰燥湿之品,如温胆汤之类。痰热互结的,其证因病所不同而有异。痰热壅肺的证见咳嗽黄稠脓痰,苔黄粘腻等,治疗宜加用清肺化痰之品,如瓜蒌、贝母、蛤壳、竹茹等。如因热邪内陷,动风闭窍而致痰热壅盛的,其证除见昏痉外,必有舌强言蹇,因吐涎沫,甚或喉间痰声漉漉,舌绛而上罩粘腻黄苔等症,治疗当予清热息风、开窍剂中加入竺黄、胆星、菖蒲、郁金、竹沥及猴枣散等清化痰热之品。

9.11.2　兼食滞

一为发病后勉强进食,难以运化,以致食滞内停。其证多见胸脘痞闷、吞酸嗳腐、恶闻食臭,治以消食和胃,如保和丸;偏于肠滞者,宜导滞通腑,如枳实导滞丸之类。

9.11.3　兼气郁

瘟疫总会给人的情绪造成一定的压抑，给心理造成一定的伤害。因情志失调，导致气机郁而不舒，肝脾失和。证见胸胁满闷或胀痛，上气太息，或脘痞泛恶，不思饮食，脉沉伏或弦涩等。治疗应予主治方中加入理气解郁之品，如枳壳、青皮、香附、佛手、郁金等。

9.11.4　兼血瘀

兼挟血瘀多为患者素有瘀血宿血；或妇女患者温病过程中适逢月经来潮，热陷血室而致瘀热互结；亦有因热入血分损伤血络，而导致血络瘀滞的。其证多见胸胁刺痛，或少硬满疼痛，或斑疹不退、舌质紫暗等。临床一般于主治方中加入活血散瘀之品，如桃仁、红花、赤芍、丹参、归尾、延胡等。如证属瘀血蓄结下焦，可用桃仁承气汤之类。

（孙　钧）

10

瘟疫的"分期–分型"辨治

温疫病的基本治则是迅速祛除病邪,其具体治法则应根据病机、病邪、病势变化等灵活调整。由于瘟疫的发病,一般具有由表及里,由浅入深,由气入营,由上焦到下焦的病理过程和转归规律;病情亦是由轻转重,具有初期、中期、极期、后期和恢复期,以及轻型、重型、危重型等明显阶段性表现。因此,中医卫气营血和三焦辨证的实质,就是分期、分型辨证。通常符合如下特征:

10.1 温热疫的辨治

10.1.1 初期

证型一:卫气同病证

①证候与病机:发热,微恶风寒,无汗或少汗,头身疼痛,或肢体痠楚,口微渴,心烦少寐,舌边尖红,苔薄腻微黄,脉濡数。

本证见于疫疠毒邪夹湿初犯人体或湿热疫初起,疫邪既侵袭卫表、肌腠,又亢炽于气分,而形成卫气同病之候。邪在卫表,卫阳被遏,则见发热,微恶风寒,无汗或少汗。疫邪留于肌腠经络,气血阻滞,则头身疼痛。湿邪困阻肌表则肢体痠楚。气分有热,则口微渴,心烦少寐。舌边尖红,苔薄腻微黄,均为温热疫邪郁阻卫气之征象。

②辨证要点:以发热恶风寒、头身疼痛、心烦、舌边尖红、脉数为主症。

③治法:解肌透表,化湿清热。

④方药:柴葛解肌汤。

柴胡 9 克,葛根 12 克,甘草 6 克,黄芩 6 克,羌活 6 克,白芷 6 克,芍药 9 克,桔梗 6 克,石膏(先煎)9 克。水煎服。

⑤方解:方中柴胡、葛根透表解肌以助汗出,使湿热从表而去;羌活、白芷解

表宣痹,以祛肌腠经络之湿;黄芩、石膏清泄气分里热;白芍、甘草酸甘化阴,和营泄热;桔梗宣肺清热。

⑥加减法:恶寒、无汗明显者,可去黄芩,加豆豉、荆芥或香薷以解表发汗。热盛者,可加知母、竹叶清心除烦;肌肉、关节疼痛较重者,加秦艽、薏苡仁祛湿通络。

证型二:邪遏膜原证

①证候与病机:初起憎寒壮热,继之但热不寒,昼夜发热,日晡益甚,头痛烦躁,胸闷呕恶,苔白厚浊腻或垢腻如积粉,舌质紫绛,脉濡数。

本证为湿热疫邪伏于膜原所致,多见于湿热疫初起,亦可由卫气同病证发展而来。湿热疫邪浮越于外,则初起憎寒壮热,头痛;疫邪亢盛,则昼夜发热。湿热郁蒸午后为甚,故日晡发热益甚。湿热蒸腾,上攻头面,则头痛烦躁;湿热阻滞,气机不畅,则胸闷呕恶。苔白厚浊腻或垢腻如积粉、脉濡数,皆湿热疫邪郁遏膜原之征象。

②辨证要点:以初起憎寒壮热、继之但热不寒、苔白厚浊腻或垢腻如积粉、舌质紫为主症。本证初起与伤寒表证相似,但湿浊征象明显,应注意鉴别。

③治法:疏利透达,辟秽化浊。

④方药:达原饮。

槟榔6克,厚朴3克,草果2克,知母5克,芍药3克,黄芩6克,甘草2克。水煎服。

⑤加减法:邪离膜原的快慢与邪气盛衰和正气强弱有关。感邪轻者,服达原饮一二剂,疫邪可随汗而解;正气强者,服达原饮二三日邪即被逐出。正气不足,半月或数十日疫邪仍在膜原。膜原之邪可波及诸经而出现不同的兼证,达原饮亦须随证化裁:如见胁痛、耳聋、寒热、口苦等,加柴胡解少阳经之邪;目痛、鼻干、少眠,加葛根解阳明经之邪;腰背项痛,加羌活解太阳经之邪。若感邪重,舌苔如积粉而满布,服达原饮后邪不外解,反从内陷,既有以上三阳经形证,又见舌根先黄,渐至中央亦黄者,这是表、里和半表半里均有邪气侵袭,本方加大黄、葛根、羌活、柴胡及姜、枣共煎服,方名三消饮。如服达原饮后,舌变黄色,随现胸膈满痛,大渴烦躁,此为湿热之邪内传阳明,逐渐化燥结于胃腑,而膜原之邪仍然锢结未解,可用达原饮加大黄下之。若热甚者,可加青蒿、柴胡、金银花;若呕恶甚者,可加制半夏或竹茹;若大便秘结,可加大黄(后下)、芒硝。

证型三:表寒里热证

①证候与病机:发热恶寒,无汗或少汗,头项强痛,肢体痠痛,腹胀便结,或见

目眩耳聋,皮肤斑疹疮疡,唇干或焦,苔黄燥,脉弦滑而数。

此为温热疫邪郁伏于里,寒邪困束于表所致之证,见于暑热疫、燥热疫之初起。寒邪外束,经气不利,则发热恶寒,无汗或少汗,头项强痛,肢体痠痛。里热郁滞,上干头目,则目眩耳聋,热毒发于营分血络,则见肌肤斑疹疮疡。热盛阳明,腑气不通,则腹胀便结。唇干或焦,苔黄燥,脉弦滑而数,均为热盛阴伤之象。

本证与前述之卫气同病证同属表里同病,但前证感受湿热性质之疫邪,而本证无明显湿邪,且其表邪属寒,在里之邪有在气、在营血者,故二证有所不同。

②辨证要点:以发热恶寒、头痛肢痠、便结、或发斑疹、苔黄燥为主症。

③治法:疏表散寒,清泄里热。

④方药:增损双解散。

防风、荆芥(各)9克,炙僵蚕9克,蝉蜕6克,姜黄6克,薄荷叶(后下)3克,黄连3克,炒山栀9克,黄芩10克,连翘6克,桔梗9克,生石膏(先下)30克,生大黄(后下)3克,滑石(包)12克,当归9克,白芍10克,生甘草3克。水煎服。

⑤加减法:阴伤较甚者,可加沙参、麦冬;疮疡明显者,可加大青叶、野菊花、紫花地丁等;斑疹较多者,可加板蓝根、大青叶、丹皮等。如大便不结,或便溏,可去芒硝。

10.1.2 中期

证型一:邪传阳明证

①证候与病机:壮热大汗,口渴引饮,烦躁不宁,或腹满拒按,便秘,舌红,苔黄燥甚或焦黑起刺,脉洪而数或沉实。

本证为温热疫毒化燥化火直传阳明,或暑热疫、燥热疫邪盛于阳明,其中包括了邪热浮盛于阳明和阳明腑实二证。邪热炽盛于阳明,则见壮热大汗,口渴引饮,烦躁不宁。热结腑实则腹满拒按,便秘。舌红、苔黄燥或焦黑起刺、脉洪大或沉实,均为阳明气分热盛之征象。

②辨证要点:阳明热盛证以"四大"症为主症;阳明腑实证以便秘、腹胀满或拒按为主症。

③治法:辛寒清热泄邪,或苦寒攻下邪毒。

④方药:白虎汤或大承气汤。

白虎汤:生石膏(先下)30克,知母15克,生甘草10克,白粳米30克。水煎服。

大承气汤:大黄(后下)15克,厚朴3克,枳实3克,芒硝(冲)9克。水煎服。体弱者减半服。

⑤加减法:该方出自《伤寒论》,方中大黄攻结泄热为君,枳实下气消痞为臣,厚朴除满,芒硝软坚润燥。四药合用,有急下存阴之效。虽然在《温疫论》中用大承气汤作为治疗温疫热结肠腑证的主方,但在实际应用时,仍多用调胃承气汤加减。若热盛津伤明显者,可加生地、玄参、麦冬、石斛等养阴生津;若热毒亢盛,烦躁口苦较重者,可加黄连、山栀、大青叶等清热泄火解毒。

证型二:气营(血)两燔证

(1)热毒充斥证

①证候与病机:身大热,头痛如劈,腰痛如被杖,两目昏瞀,或狂躁谵妄,口干咽痛,或口中热臭秽气喷人,吐泻腹痛,或吐衄发斑,舌绛苔焦黑,或生芒刺,脉浮大而数,或沉数,或周身如冰,六脉沉伏。

此为温热毒邪充斥于表里十二经,气、营、血分皆病之重证。邪热浸淫于表里则身大热;窜于肾之络则腰痛剧烈;上攻头目则头痛、目昏瞀;邪热扰心则狂躁谵妄;火毒之邪燔灼于胃,消烁津液,则口干咽痛,或口中热臭秽气喷人,舌起芒刺;邪热窜于胃肠,则吐泻腹痛。热毒深重,无所不至,气血俱热,迫血妄行,则吐衄发斑。舌绛苔焦或生芒刺,脉浮大而数,皆为邪毒充斥而阴液大伤之征象。由于热毒极盛,疫火深伏而不外达,可出现周身如冰、六脉沉伏的假寒之象。

②辨证要点:以大热、吐衄发斑、舌绛苔焦、或生芒刺、脉数为主症。本证为热毒极盛,充斥表里脏腑,虽有时表现为周身如冰,六脉沉伏,应从苔焦起刺、口干、口中热臭秽气喷人等方面,判断其为真热假寒证。

③治法:泄热解毒,大清气血。

④方药:清瘟败毒饮。

生石膏(先下)60克,生地15克,黄连12克,水牛角(先下)30克,栀子9克,黄芩9克,知母9克,赤芍6克,玄参12克,丹皮6克,连翘9克,竹叶12克,生甘草3克。水煎服。

⑤加减法:壮热、头痛如劈、两目昏瞀较重者,可重用石膏、玄参,并加用菊花清火泄热。骨节烦疼,腰痛如被杖较甚者,可加用黄柏清肾经之热。若斑出热不解,兼腹满便秘,脉数有力,加生大黄、芒硝通腑泄热。若斑色深紫,胃热炽盛,气血郁滞不行,加红花、归尾、紫草通络透斑。咽痛较甚者,加山豆根、板蓝根、马勃清热利咽;神昏谵语者,可配合醒脑静注射液或清开灵注射液、或安宫牛黄丸、至宝丹等以清心开窍。惊厥抽搐者,去桔梗,加羚羊角、钩藤、全蝎息风止痉。邪毒闭伏深重,见六脉沉细者,如可见配合针刺曲泽、委中穴,泄血分火毒。或头脑胀痛

欲死,或口噤不言,或浑身发臭难闻,或猝然倒仆不省人事,腹满痛,便秘,双目直视,脉乱,舌干黑无苔,或红赤而裂,或黑苔起刺有瓣状物,或舌有灰晕。此为热毒壅结脏腑之重证,可用十全苦寒救补汤(《重订广温热论》):生石膏 24 克,知母 18 克,黄柏 12 克,黄芩 18 克,黄连 9 克,芒硝 9 克,大黄(后下)9 克,厚朴 3 克,枳实 5 克,水牛角 30 克。水煎服。

本方与清瘟败毒饮均为清除温热疫邪的重剂,但二方配伍不同,功用亦有所侧重。清瘟败毒饮以清透无形之邪火热毒为主。而本方中有攻下重剂大承气汤釜底抽薪,以去秽浊毒邪,同时配合泻火解毒重剂黄连解毒汤直折三焦火毒,并有辛凉重剂白虎汤清泄表里之热。全方力猛而专,通过清泄气分有形、无形之邪来达到救护阴津、挽救生命的目的。

(2)毒盛发斑证

①证候与病机:壮热日晡益甚,口渴引饮,烦躁不安,或腹满便秘,斑色显露,红赤甚或紫黑,初见于胸膺,后则全身密布,舌红苔黄燥,脉洪大或沉实。

本证为疫邪传入阳明,化燥迫血外溢所致,系气血两燔之证。阳明热盛,则壮热日晡益甚,口渴引饮,烦躁不安。如有热结腑实,则腹满便秘。阳明热毒迫血妄行,血溢肌肤则发斑,斑色红赤者热毒较重,斑色紫黑者热毒极盛,病情严重。舌红苔黄燥,脉洪大或沉实为热盛伤阴或已成腑实之征象。

②辨证要点:以壮热、苔黄燥、斑疹全身密布为主症。

③治法:清气解毒,凉血化斑。

④方药:化斑汤、托里举斑汤。

化斑汤:生石膏(先下)60 克,知母 12 克,生甘草 6 克,玄参 9 克,水牛角(先下)30 克。水煎服。

托里举斑汤:白芍 3 克,当归 3 克,升麻 1.5 克,白芷 2 克,柴胡 2 克,穿山甲(蜜炙)6 克。水姜煎服。

⑤方解:方用白芍、当归养血和血,穿山甲通络,共使血气和而斑外发;升麻、白芷、柴胡升提阳气,使内陷之斑毒外透。全方和中通络,升阳举斑。虽有中气不振但不用温补,以免助热伤阴;虽斑毒重但不用大剂清凉解毒,以免再伤中气。与姜同煎取其助胃气之功。化斑汤和托里举斑汤皆用于温疫阳明热毒炽盛,迫血外发斑疹之证。但化斑汤中既有白虎汤清气泄热,又有水牛角、玄参清营凉血化斑,故以祛邪为主,兼顾正气,适用于邪盛而正伤较轻者;托里举斑汤祛邪扶正之力均较和缓,故适用于正伤而邪气内陷之证,冀其邪渐祛而正渐复。

⑥加减法:兼腹满胀痛,大便秘结,脉实有力者,为腑实已成,可加生大黄、玄明粉以通腑泄热。若因里气壅闭而斑疹发出不畅者,亦可配合用下法,使里实去而卫气疏通,邪毒随之外解。但如下后斑渐出而仍有可下之证,再用下法即应严格掌握"缓缓下之"的原则,以防攻下太过损伤中气而导致斑毒内陷。若热毒极甚,可加大青叶、丹皮清热解毒。若斑出热不解,胃津大伤者,加梨皮、蔗浆,甚者加生地、麦冬养阴生津。

证型三:热陷厥阴证

①证候与病机:身灼热,肢厥,神昏谵语或昏愦不语,颈项强直,牙关紧闭,两目上视,手足抽搐,斑疹紫黑,舌质红绛,脉细数。

本证为疫毒化火化燥内陷心包、肝风内动所致,即为邪热内陷手足厥阴。疫毒侵入心营,内陷心包,故见身灼热、神昏谵语或昏愦不语;疫毒炽盛、引动肝风则见颈项强直;牙关紧闭、两目上视、手足抽搐,疫毒炽盛而内迫血分,故斑疹紫黑。舌红绛、脉细数为营血邪热炽盛之象。

②辨证要点:以身灼热、神昏、手足抽搐为主症。

③治法:清心开窍,凉肝息风,解毒化斑。

④方药:清宫汤(成药)、安宫牛黄丸(成药)或紫雪丹(成药)。

汤剂:羚角钩藤汤。羚羊角片(先下)9克,钩藤(后下)12克,贝母9克,桑叶6克,生地15克,菊花9克,生白芍9克,竹茹15克,茯神12克,生甘草3克。水煎服。

⑤加减法:热盛神昏者还可用醒脑静注射液、清开灵注射液等现代中药针剂,静脉点滴。若阳明热结,神迷肢厥,腹满便秘,加大黄、芒硝通腑泄热。若热竭肾水,尿量极少,酌加生地、知母、阿胶等以滋肾水。

证型四:正气暴脱证

①证候与病机:身热骤降,面色苍白,气短息微,大汗不止,四肢湿冷,心烦不安或神昏,斑疹晦暗或突然隐退,或见各种出血,舌质淡,脉微欲绝。

本证多因疫毒亢极,阳气外脱,或因出血过多,气血逆乱,正气暴脱所致。正不胜邪,邪毒内陷则身热骤降,斑疹暗晦或突然隐退;阳气外脱则面色苍白,气短息微,大汗不止,四肢湿冷;心阳衰弱,神不守舍则心烦不安或神昏谵语。舌淡,脉微欲绝为气脱之症。

②辨证要点:以身热骤降、面色苍白、大汗不止、肢冷、舌质淡、脉微欲绝为主症。但尚需具体区别气阴外脱及阳气外脱之不同。

③治法:益气敛阴固脱,或回阳救逆。

④方药:生脉散,四逆汤。

生脉散:人参9克,麦冬6克,五味子3克。水煎服。

四逆汤:熟附子10克,干姜5克,炙甘草5克。水煎服。

⑤加减法:方中附子、干姜温阳散寒,救逆固脱;炙甘草益气解毒。共奏固阳救逆之功。如侧重于气阴外脱者,用生脉散,已有阳气外脱者,用四逆汤。但临床上每因表现为阴液阳气俱脱,所以二方常合用。临床上也可选用参附注射液、生脉注射液等现代中药针剂,静脉滴注。如内闭外脱,可加龙骨、牡蛎、山茱萸敛汗固脱。若脉急疾、躁扰不卧、神昏者,属内闭外脱,可同时送服安宫牛黄丸以清心开窍。

10.1.3 恢复期

证型一:肠燥便秘证

①证候与病机:发热已退,饮食渐增,大便多日不行而无所苦,舌质偏红,苔薄而干、脉细。

瘟疫病后,正虚邪恋,可出现多种见症。本证饮食渐增,但大便多日不解,因其无潮热、腹满痛、苔黄燥,故属病中气液耗损太过,肠中津液亏损不能濡润气虚推送无力所致。因邪气已去或大部分已去,故发热已退。舌质偏红、苔薄而干、脉细均为阴伤未复之象。

②辨证要点:以热退、便秘而无所苦为主症。

本证虽有大便不通之症,系由肠液不足而致,故又称为"无水舟停",与阳明腑实证不同。

③治法:润肠通便。

④方药:增液汤、当归润燥汤。

增液汤:玄参30克,生地25克,麦冬(连心)25克。水煎服。

当归润燥汤:当归3克,大黄3克,熟地3克,生地3克,甘草3克,桃仁3克,麻仁3克,升麻2克,红花1克。先用水煎其中七味药,至水减半,再入桃仁、麻仁再煎至半。

⑤方解:增液汤用三味养阴生津之品,滋养肠液而促使大便排出。吴鞠通曰:"独取元参为君者,元参味苦咸微寒,壮水制火,通二便,启肾水上潮于天,其能治液干,固不待言,本经称其主治腹中寒热积聚,其并能解热结可知。麦冬主治心腹结气,伤中伤饱,胃络脉绝,羸瘦短气,亦系能补能润能通之品,故以为之佐。生地亦主寒热积聚,逐血痹,用细者,取其补而不腻,兼能走络也。三者合用,做增水行

舟之计,故汤名增液,但非重用不为功。"指出了该方的作用及其用量上的特点。

当归润燥汤多滋润养液之品,当归、红花、生熟地养阴血、通血滞;桃仁、麻仁润肠增液;升麻升提胃气,大黄降胃浊,二药合用调整气机,以达升清降浊之效;甘草调和诸药,又能益气。全方滋而不滞,对热病后因肠中阴液大伤而大便不行之证甚为适用。

⑥加减法:若低热不退,可加白薇、地骨皮养阴清热。若口渴明显,可加石斛、天花粉、沙参、玉竹之类生津止渴。若兼见舌淡脉弱等气虚之象,可加入补气之黄芪、人参。

证型二:余邪留滞证

①证候与病机:身热虽退,但终日昏睡不醒,或错语呻吟,或神情呆滞,舌色红,苔少或有粘腻薄苔,脉细略数。

温疫后期,虽热已退,但心包络之邪热未尽,故见昏睡不语,或错语呻吟等轻度神志异常。舌红少苔为营阴未复、余热未尽之象。若为粘腻薄苔,则为包络痰热未除。

②辨证要点:以热退而神情呆滞为主症。

③治法:化痰祛瘀搜络,涤除余邪。

④方药:三甲散加减。

地鳖虫 10 克,炙鳖甲 15 克,炒穿山甲 10 克,生白僵蚕 10 克,柴胡 6 克,桃仁 10 克。水煎服。

10.2 湿温疫的辨治

此类瘟疫如果邪从热化,只是需要辨清湿与热的关系,即孰轻孰重或湿热并重,以及后期化燥和伤阴证治的不同,其辨治基本同上述的温热类方法。

如上所述,湿温疫为感受湿热疫毒所引起,初起卫阳被遏而里热已盛,故见卫气同病,治以柴葛解肌汤,解肌透表、化湿清热。如邪气直达膜原,产生湿遏膜原之证,则治以达原饮,疏利透达膜原湿浊之邪。暑热疫为感受暑热火毒疫邪而发生,初起卫分病少,多气、营、血病变,如疫邪化燥化火,则盛于阳明,形成阳明热实之证,分别用白虎汤、大承气汤,气营两清。若热毒亢盛而发斑,为迫血妄行之证,治以化斑解毒。

如果湿温病邪从寒而化,或由寒湿起病,即所谓的"寒湿疫",论治法则:重在初期护养阳气,化浊祛湿。但寒湿戾气伤人,起病即见化热、变燥者,不在少数,然而中后期论治基本同上。

10.2.1 初期

①症状:恶寒发热,干咳,乏力,头身疼痛,胸闷气短,脘痞纳差,呕恶,便稀等,舌质淡胖、齿痕,苔多白而厚腻或腐浊,或虽有黄苔,但细察舌体发暗,呈青紫色,脉滑或濡。若初期即有化热者,症见发热,干咳,咽痛,肌肉酸痛,舌红苔黄,脉滑数。

②病机:寒湿袭表,肺失宣肃,脾阳受伤,运化失司。

③治则:散寒祛湿,除秽化浊。

④选方:可选藿朴夏苓汤、达原饮、神术散等化裁。

⑤加减:常用藿香、苍术、厚朴、草果、麻黄、槟榔之类。避免寒凉、苦下等法的滥用,且需要温阳、振阳之协同。高龄或有心脏病者应注意麻黄用量或不用;若早期即有湿郁化热,热势突出,可酌情使用清解之剂,选用甘露消毒丹、小柴胡汤化裁,如茵陈、北柴胡、黄芩、石菖蒲、白豆蔻、薏苡仁、连翘、半夏等。

10.2.2 中期

①症状:身热不退或寒热往来,咳嗽痰少,腹胀便秘,胸闷喘憋,舌红,苔燥腻或黄白相兼,脉濡或滑数。

②病机:疫毒闭肺,肺气闭阻,湿从热化,湿热互结。

③治则:宣降肺气,运脾和胃,通腑泄热。

④选方:宣白承气汤、麻杏石甘汤、葶苈大枣泻肺汤、达原饮等化裁。

⑤加减:常用瓜蒌、杏仁、石膏、麻黄、葶苈子、桃仁、大黄、草果、苍术等,酌加解毒通络化瘀之品,如牡丹皮、赤芍、黄芩。

10.2.3 危重期

①症状:呼吸困难,动辄气喘,或神昏烦躁,汗出肢冷,或四肢厥冷,呼吸浅促,冷汗淋漓,舌质紫暗,苔厚燥或白腻,脉细微欲绝或舌暗质红,少苔无苔(因气阴大伤),或脉浮大无根(阳虚阴盛而见危重伤阳之舌)。

②病机:疫毒闭肺伤脾,正衰邪盛,内闭外脱。

③治则:回阳救逆,开闭固脱。

④方选:参附汤、四逆汤之类,配合苏合香丸或安宫牛黄丸。此期中西医结合救治,更显重要。

10.2.4 恢复期

①症状:气短胸闷,神疲乏力,纳差腹胀,失眠多梦,咽干口燥,或大便无力,

便溏不爽,舌淡胖苔白。

②病机:肺脾亏损,气阴两虚,余毒未清。

③治则:益气养阴,健脾化痰,清解余毒。

④选方:六君子汤、沙参麦冬汤、竹叶石膏汤、生脉散等。

⑤加减:若出现肺纤维化时,选用活血化瘀通络的土元、鳖甲、牡蛎、桃仁、红花等。

提示:瘟疫的恢复期调治方法较多。疫邪已除而气血亏损未复,证见面色少华,气虚倦怠,声音低怯,语不接续,舌质淡红,脉虚无力者,治宜调补气血,可用集灵膏:人参、枸杞子、天冬、麦冬、生地、熟地、怀牛膝加减。

如属气液两虚,证见精神困顿,不饥不食,睡眠不实,舌干少津的,则予益气养液之法,如薛氏参麦汤:西洋参、麦冬、石斛、木瓜、生甘草、生谷芽、鲜莲子。三才汤:天冬、地黄、人参。均可选用。

如气阴虽虚而余热未清的,则益气养阴兼清余热,方如竹叶石膏汤:竹叶、石膏、半夏、麦门冬、人参、甘草、糯米。

疫后胃肠津液未复,而见口干咽燥或唇裂,大便秘结,治宜益胃生津或增液润肠,方如益胃汤:沙参、麦冬、生地、玉竹、冰糖;或增液汤。

胃气未醒,余邪未尽,脘闷不畅,知饥不食,舌苔薄白等症时,治宜芳香醒胃,清涤余邪,可用薛氏五叶芦根汤:藿香叶、薄荷叶、枇杷叶、佩兰叶、鲜荷叶、芦根、冬瓜仁。

疫邪已解,而脾胃虚弱,运化失职,内湿复生,以致证见饮食不消,四肢无力,大便清薄,脉虚弱,舌苔薄白,甚或肢体浮肿的,治宜健脾和中,理气化湿,方如参苓白术散:白扁豆、人参、白术、白茯苓、甘草、山药、莲子肉、桔梗、苡仁、砂仁。

(孙　钧　柴玲霞)

11

"COVID-19"西医学论述

新型冠状病毒感染的肺炎已纳入《中华人民共和国传染病法》规定的乙类传染病,按照甲类传染病管理。2020 年 2 月 8 日,国务院联防联控机制新闻发布会上,国家卫生健康委员会发布决定,将新型冠状病毒感染的肺炎暂时命名为"新型冠状病毒肺炎",简称"新冠肺炎"。世界卫生组织总干事谭德塞 2 月 11 日宣布, 将新型冠状病毒感染的肺炎命名为 "COVID-2019"(Corona Virus Disease 2019),即"2019 冠状病毒病"。与此同时,国际病毒分类委员会声明,将新型冠状病毒命名为 "SARS-CoV-2"(Severe Acute Respiratory Syndrome Corona virus 2)。在中国人民已习惯地称为"新冠肺炎"。

自 COVID-19 疫情暴发以来,国家的防治方案(试行)已发布到了第八版(修订版),每版都是在观察了大量病例变化的基础上,结合当时的研究成果,进行调整后发布实施的,对每个阶段的防治起到了关键作用。以下以《新型冠状病毒肺炎诊疗方案(试行第八版修订版)》为主,进行简要论述,供中医工作者掌握,以便更好地进行中西医结合诊疗。

11.1 病原学

新型冠状病毒(2019-n CoV)属于 β 属的冠状病毒,有包膜,颗粒呈圆形或椭圆形,直径 60~140nm。具有 5 个必需基因,分别针对核蛋白(N)、病毒包膜(E)、基质蛋白(M)和刺突蛋白(S)4 种结构蛋白及 RNA 依赖性的 RNA 聚合酶(Rd Rp)。核蛋白(N)包裹 RNA 基因组构成核衣壳,外面围绕着病毒包膜(E),病毒包膜包埋有基质蛋白(M)和刺突蛋白(S)等蛋白。刺突蛋白通过结合血管紧张素转化酶 2(ACE-2)进入细胞。体外分离培养时,新型冠状病毒 96 小时左右即可在人呼吸道上皮细胞内发现,而在 Vero E 6 和 Huh-7 细胞系中分离培养需 4~6 天。

冠状病毒对紫外线和热敏感,56℃,30分钟、乙醚、75%乙醇、含氯消毒剂、过氧乙酸和氯仿等脂溶剂均可有效灭活病毒,氯己定不能有效灭活病毒。

11.2　流行病学特点

11.2.1　传染源

目前所见传染源主要是新型冠状病毒感染的患者和无症状感染者,以及被污染的物品。在潜伏期即有传染性,发病后5天内传染性较强。

11.2.2　传播途径

经呼吸道飞沫和密切接触传播是主要的传播途径。接触病毒污染的物品也可造成感染。在相对封闭的环境中长时间暴露于高浓度气溶胶情况下存在经气溶胶传播的可能。由于在粪便及尿中可分离到新型冠状病毒,应注意粪便及尿对环境污染造成气溶胶或接触传播。另外,"德尔塔"变异毒株传播更快,可以空气传播,平均潜伏期缩短了一两天。

11.2.3　易感人群

人群普遍易感。感染后或接种新型冠状病毒疫苗后可获得一定的免疫力,但持续时间尚不明确。

11.3　病理改变

11.3.1　肺脏

肺脏呈不同程度的实变。实变区主要呈现弥漫性肺泡损伤和渗出性肺泡炎。不同区域肺病变复杂多样,新旧交错。

肺泡腔内见浆液、纤维蛋白性渗出物及透明膜形成;渗出细胞主要为单核和巨噬细胞,可见多核巨细胞。II型肺泡上皮细胞增生,部分细胞脱落。II型肺泡上皮细胞和巨噬细胞内偶见包涵体。肺泡隔可见充血、水肿,单核和淋巴细胞浸润。少数肺泡过度充气、肺泡隔断裂或囊腔形成。肺内各级支气管黏膜部分上皮脱落,腔内可见渗出物和黏液。小支气管和细支气管易见黏液栓形成。可见肺血管炎、血栓形成(混合血栓、透明血栓)和血栓栓塞。肺组织易见灶性出血,可见出血性梗死、细菌和(或)真菌感染。病程较长的病例,可见肺泡腔渗出物机化(肉质变)和肺间质纤维化。

电镜下支气管黏膜上皮和II型肺泡上皮细胞胞质内可见冠状病毒颗粒。免疫组化染色显示部分支气管黏膜上皮、肺泡上皮细胞和巨噬细胞呈新型冠状病毒抗原免疫染色和核酸检测阳性。

11.3.2 脾脏、肺门淋巴结和骨髓

脾脏缩小。白髓萎缩,淋巴细胞数量减少,部分细胞坏死;红髓充血、灶性出血,脾脏内巨噬细胞增生并可见吞噬现象;可见脾脏贫血性梗死。淋巴结淋巴细胞数量较少,可见坏死。免疫组化染色显示脾脏和淋巴结内 CD4+T 和 CD8+T 细胞均减少。淋巴结组织可呈新型冠状病毒核酸检测阳性,巨噬细胞新型冠状病毒抗原免疫染色阳性。骨髓造血细胞或增生或数量减少,粒红比例增高;偶见噬血现象。

11.3.3 心脏和血管

部分心肌细胞可见变性、坏死,间质充血、水肿,可见少数单核细胞、淋巴细胞和(或)中性粒细胞浸润。偶见新型冠状病毒核酸检测阳性。全身主要部位小血管可见内皮细胞脱落、内膜或全层炎症;可见血管内混合血栓形成、血栓栓塞及相应部位的梗死。主要脏器微血管可见透明血栓形成。

11.3.4 肝脏和胆囊

肝细胞变性、灶性坏死伴中性粒细胞浸润;肝血窦充血,汇管区见淋巴细胞和单核细胞浸润,微血栓形成。胆囊高度充盈。肝脏和胆囊可见新型冠状病毒核酸检测阳性。

11.3.5 肾脏

肾小球毛细血管充血,偶见节段性纤维素样坏死;球囊腔内见蛋白性渗出物。近端小管上皮变性,部分坏死、脱落,远端小管易见管型。肾间质充血,可见微血栓形成。肾组织偶见新型冠状病毒核酸检测阳性。

11.3.6 其他器官

脑组织充血、水肿,部分神经元变性、缺血性改变和脱失,偶见噬节现象;可见血管周围间隙单核细胞和淋巴细胞浸润。见灶性坏死。食管、胃和肠黏膜上皮不同程度变性、坏死、脱落,固有层和黏膜下单核细胞、淋巴细胞浸润。肾上腺可见皮质细胞变性,灶性出血和坏死。睾丸见不同程度的生精细胞数量减少,Sertoli 细胞和 Leydig 细胞变性。

鼻咽和胃肠黏膜及睾丸和唾液腺等器官可检测到新型冠状病毒。

11.4　临床特点

11.4.1　临床表现

潜伏期 1~14 天,多为 3~7 天。早期以发热、干咳、乏力、味觉异常、嗅觉障碍、腹泻等为主要表现。

部分患者以嗅觉、味觉减退或丧失等为首发症状,少数患者伴有鼻塞、流涕、咽痛、结膜炎、肌痛和腹泻等症状。重症患者多在发病一周后出现呼吸困难和(或)低氧血症严重者可快速进展为急性呼吸窘迫综合征、脓毒症休克、难以纠正的代谢性酸中毒和出凝血功能障碍及多器官功能衰竭等。极少数患者还可有中枢神经系统受累及肢端缺血性坏死等表现。值得注意的是重型、危重型患者病程中可为中低热,甚至无明显发热。

轻型患者可表现为低热、轻微乏力、嗅觉及味觉障碍等,无肺炎表现。少数患者在感染新型冠状病毒后可无明显临床症状。

多数患者预后良好,少数患者病情危重,多见于老年人、有慢性基础疾病者、晚期妊娠和围产期女性、肥胖人群。

儿童病例症状相对较轻,部分儿童及新生儿病例症状可不典型,表现为呕吐、腹泻等消化道症状或仅表现为反应差、呼吸急促。极少数儿童可有多系统炎症综合征(MIS-C),出现类似川崎病或不典型川崎病表现、中毒性休克综合征或巨噬细胞活化综合征等,多发生于恢复期。主要表现为发热伴皮疹、非化脓性结膜炎、黏膜炎症、低血压或休克、凝血障碍、急性消化道症状等。一旦发生,病情可在短期内急剧恶化。

11.4.2　实验室检查

(1)一般检查:发病早期外周血白细胞总数正常或减少,可见淋巴细胞计数减少,部分患者可出现肝酶、乳酸脱氢酶、肌酶、肌红蛋白、肌钙蛋白和铁蛋白增高。多数患者 C 反应蛋白(CRP)和血沉升高,降钙素原(PCT)正常。重型、危重型患者可见 D-二聚体升高、外周血淋巴细胞进行性减少、炎症因子升高。

(2)病原学及血清学检查:

①病原学检查:采用 RT-PCR、NGS 等方法在鼻、口咽拭子、痰和其他下呼吸道分泌物、血液、粪便、尿液等标本中可检测出新型冠状病毒核酸。检测下呼吸道标本(痰或气道抽取物)更加准确。

核酸检测会受到病程、标本采集、检测过程、检测试剂等因素的影响,为提高检测阳性率,应规范采集标本,标本采集后尽快送检。

②血清学检查:新型冠状病毒特异性 IgM 抗体、IgG 抗体阳性,发病 1 周内阳性率均较低。由于试剂本身阳性判断值原因,或者体内存在干扰物质(类风湿因子、嗜异性抗体、补体、溶菌酶等),或者标本原因(标本溶血、标本被细菌污染、标本贮存时间过长、标本凝固不全等),抗体检测可能会出现假阳性。一般不单独以血清学检测作为诊断依据,需结合流行病学史、临床表现和基础疾病等情况进行综合判断。

11.4.3 胸部影像学

早期呈现多发小斑片影及间质改变,以肺外带明显。进而发展为双肺多发磨玻璃影、浸润影,严重者可出现肺实变,胸腔积液少见。MIS-C 时,心功能不全患者可见心影增大和肺水肿。

11.5 诊断标准

根据流行病学史、临床表现、实验室检查等进行综合分析,做出诊断。新型冠状病毒核酸检测阳性为确诊的首要标准。未接种新型冠状病毒疫苗者新型冠状病毒特异性抗体检测可作为诊断的参考依据。接种新型冠状病毒疫苗者和既往感染新型冠状病毒者,原则上抗体不作为诊断依据。

11.5.1 疑似病例

有下述流行病学史中的任何 1 条,且符合临床表现中任意 2 条。无明确流行病学史的,符合临床表现中的 3 条;或符合临床表现中任意 2 条,同时新型冠状病毒特异性 IgM 抗体阳性(近期接种过新型冠状病毒疫苗者不作为参考指标)。

(1)流行病学史:

①发病前 14 天内有病例报告社区的旅行史或居住史。

②发病前 14 天内与新型冠状病毒感染的患者和无症状感染者有接触史。

③发病前 14 天内曾接触过来自有病例报告社区的发热或有呼吸道症状的患者。

④聚集性发病(14 天内在小范围如家庭、办公室、学校班级等场所出现 2 例及以上发热和/或呼吸道症状的病例)。

(2)临床表现:

①发热和(或)呼吸道症状等新型冠状病毒肺炎相关临床表现。

②具有上述新型冠状病毒肺炎影像学特征。

③发病早期白细胞总数正常或降低,淋巴细胞计数正常或减少。

11.5.2 确诊病例

疑似病例具备以下病原学或血清学证据之一者:

①新型冠状病毒核酸检测阳性。

②未接种新型冠状病毒疫苗者新型冠状病毒特异性 IgM 抗体和 IgG 抗体均为阳性。

11.6 临床分型

11.6.1 轻型

临床症状轻微,影像学未见肺炎表现。

11.6.2 普通型

具有发热、呼吸道等症状,影像学可见肺炎表现。

11.6.3 重型

(1)成人符合下列任何一条:

①出现气促,RR≥30 次/分。

②静息状态下,吸空气时指氧饱和度≤93%。

③动脉血氧分压(PaO₂)/吸氧浓度(FiO₂)≤300mmHg(1mmHg=0.133kPa)。高海拔(海拔超过 1000 米)地区应根据以下公式对 PaO₂/FiO₂ 进行校正:PaO₂/FiO₂×[大气压(mmHg)/760]。

④临床症状进行性加重, 肺部影像学显示 24~48 小时内病灶明显进展≥50%者。

(2)儿童符合下列任何一条:

①持续高热超过 3 天。

②出现气促 (<2 月龄,RR≥60 次/分;2~12 月龄,RR≥50 次/分;1~5 岁,RR≥40 次/分;>5 岁,RR≥30 次/分),除外发热和哭闹的影响。

③静息状态下,指氧饱和度≤92%。

④辅助呼吸(鼻翼扇动、三凹征)。

⑤出现嗜睡、惊厥。

⑥拒食或喂养困难,有脱水征象。

11.6.4 危重型

符合以下情况之一者:

①出现呼吸衰竭,且需要机械通气。

②出现休克。

③合并其他器官功能衰竭需 ICU 监护治疗。

11.6.5　重型/危重型高危人群

①大于 65 岁老年人。

②有心脑血管疾病(含高血压)、慢性肺部疾病(慢性阻塞性肺疾病、中度至重度哮喘)、糖尿病、慢性肝脏、肾脏疾病、肿瘤等基础疾病者。

③免疫功能缺陷(如艾滋病患者、长期使用皮质类固醇或其他免疫抑制药物导致免疫功能减退状态)。

④肥胖(体质指数≥30)。

⑤晚期妊娠和围产期女性。

⑥重度吸烟者。

11.6.6　重型/危重型早期预警指标

(1)成人:有以下指标变化应警惕病情恶化:

①低氧血症或呼吸窘迫进行性加重。

②组织氧合指标恶化或乳酸进行性升高。

③外周血淋巴细胞计数进行性降低或外周血炎症标记物如 IL-6、CRP、铁蛋白等进行性上升。

④D-二聚体等凝血功能相关指标明显升高。

⑤胸部影像学显示肺部病变明显进展。

(2)儿童:

①呼吸频率增快。

②精神反应差、嗜睡。

③乳酸进行性升高。

④CRP、PCT、铁蛋白等炎症标记物明显升高。

⑤影像学显示双侧或多肺叶浸润、胸腔积液或短期内病变快速进展。

⑥有基础疾病(先天性心脏病、支气管肺发育不良、呼吸道畸形、异常血红蛋白、重度营养不良等)、有免疫缺陷或低下(长期使用免疫抑制剂)和新生儿。

11.7　治疗

11.7.1　根据病情确定治疗场所

①疑似及确诊病例应在具备有效隔离条件和防护条件的定点医院隔离治疗,疑似病例应单人单间隔离治疗,确诊病例可多人收治在同一病室。

②危重型病例应当尽早收入 ICU 治疗。

11.7.2　一般治疗和药物治疗

①卧床休息,加强支持治疗,保证充分热量;注意水、电解质平衡,维持内环境稳定;密切监测生命体征、指氧饱和度等。

②根据病情监测血常规、尿常规、CRP、生化指标(肝酶、心肌酶、肾功能等)、凝血功能、动脉血气分析、胸部影像学等。有条件者可行细胞因子检测。

③及时给予有效氧疗措施,包括鼻导管、面罩给氧和经鼻高流量氧疗。有条件可采用氢氧混合吸入气(H_2/O_2:66.6%3.3%)治疗。

④抗菌药物治疗:避免盲目或不恰当使用抗菌药物,尤其是联合使用广谱抗菌药物。

⑤在抗病毒药物应急性临床试用过程中,相继开展了多项临床试验,虽然仍未发现经严格"随机、双盲、安慰剂对照研究"证明有效的抗病毒药物,但某些药物经临床观察研究显示可能具有一定的治疗作用。目前较为一致的意见认为,具有潜在抗病毒作用的药物应在病程早期使用, 建议重点应用于有重症高危因素及有重症倾向的患者。

不推荐单独使用洛匹那韦/利托那韦和利巴韦林, 不推荐使用羟氯喹或联合使用阿奇霉素。以下药物可继续试用,在临床应用中进一步评价疗效。

a.α-干扰素:成人每次 500 万 U 或相当剂量,加入灭菌注射用水 2 毫升,每日 2 次,雾化吸入,疗程不超过 10 天。

b.利巴韦林:建议与干扰素(剂量同上)或洛匹那韦/利托那韦(成人每次 2 粒,每日 2 次)联合应用,成人 500 毫克/次,每日 2~3 次静脉输注,疗程不超过 10 天。

c.磷酸氯喹:用于 18~65 岁成人。体重大于 50 千克者,每次 500 毫克,每日 2 次,疗程 7 天;体重小于 50 千克者,第 1、2 天每次 500 毫克,每日 2 次,第 3~7 天每次 500 毫克,每日 1 次。

d.阿比多尔:成人 200 毫克,每日 3 次,疗程不超过 10 天。

要注意上述药物的不良反应、禁忌证以及与其他药物的相互作用等问题。不建议同时应用3种以上抗病毒药物，出现不可耐受的毒副作用时应停止使用相关药物。对孕产妇患者的治疗应考虑妊娠周数，尽可能选择对胎儿影响较小的药物，以及考虑是否终止妊娠后再进行治疗，并知情告知。

⑥免疫治疗

a.康复者恢复期血浆：适用于病情进展较快、重型和危重型患者。用法用量参考《新冠肺炎康复者恢复期血浆临床治疗方案(试行第二版)》。

b.静注COVID-19人免疫球蛋白：可应急用于病情进展较快的普通型和重型患者。推荐剂量为普通型20毫升、重型40毫升，静脉输注，根据患者病情改善情况，可隔日再次输注，总次数不超过5次。

c.托珠单抗：对于双肺广泛病变者及重型患者，且实验室检测IL-6水平升高者，可试用。具体用法：首次剂量4~8毫克/千克，推荐剂量400毫升，0.9%生理盐水稀释至100毫升，输注时间大于1小时；首次用药疗效不佳者，可在首剂应用12小时后追加应用一次(剂量同前)，累计给药次数最多为2次，单次最大剂量不超过800毫升。注意过敏反应，有结核等活动性感染者禁用。

⑦糖皮质激素治疗

对于氧合指标进行性恶化、影像学进展迅速、机体炎症反应过度激活状态的患者，酌情短期内(一般建议3~5日，不超过10日)使用糖皮质激素，建议剂量相当于甲泼尼龙0.5~1毫克/千克·日，应当注意较大剂量糖皮质激素由于免疫抑制作用，可能会延缓对病毒的清除。

11.7.3 重型、危重型病例的治疗

a.呼吸支持治疗：

治疗原则：在上述治疗的基础上，积极防治并发症，治疗基础疾病，预防继发感染，及时进行器官功能支持。

B.呼吸支持：

(1)鼻导管或面罩吸氧

PaO_2/FiO_2低于300mmHg的重型患者均应立即给予氧疗。接受鼻导管或面罩吸氧后，短时间(1~2小时)密切观察，若呼吸窘迫和(或)低氧血症无改善，应使用经鼻高流量氧疗(HFNC)或无创通气(NIV)。

(2)经鼻高流量氧疗或无创通气

PaO/FiO,低于200mmHg应给予经鼻高流量氧疗(HFNC)或无创通气(NIV)。

接受 HFNC 或 NIV 的患者,无禁忌证的情况下,建议同时实施俯卧位通气,即清醒俯卧位通气,俯卧位治疗时间应大于 12 小时。部分患者使用 HF NC 或 NIV 治疗的失败风险高,需要密切观察患者的症状和体征。若短时间(1~2 小时)治疗后病情无改善,特别是接受俯卧位治疗后,低氧血症仍无改善,或呼吸频数、潮气量过大或吸气努力过强等,往往提示 HFNC 或 NIV 治疗疗效不佳,应及时进行有创机械通气治疗。

(3)有创机械通气

一般情况下,PaO_2/FiO_2 低于 150mmHg,应考虑气管插管,实施有创机械通气。但鉴于重症新型冠状病毒肺炎患者低氧血症的临床表现不典型,不应单纯把 PaO_2/FiO_2 是否达标作为气管插管和有创机械通气的指征,而应结合患者的临床表现和器官功能情况实时进行评估。值得注意的是,延误气管插管,带来的危害可能更大。

早期恰当的有创机械通气治疗是危重型患者重要的治疗手段。实施肺保护性机械通气策略。对于中重度急性呼吸窘迫综合征患者,或有创机械通气 FiO_2 高于 50%时,可采用肺复张治疗。并根据肺复张的反应性,决定是否反复实施肺复张手法。应注意部分新型冠状病毒肺炎患者肺可复张性较差,应避免过高的 PEEP 导致气压伤。

(4)气道管理

加强气道湿化,建议采用主动加热湿化器,有条件的使用环路加热导丝保证湿化效果;建议使用密闭式吸痰,必要时气管镜吸痰;积极进行气道廓清治疗,如振动排痰、高频胸廓振荡、体位引流等;在氧合及血流动力学稳定的情况下,尽早开展被动及主动活动,促进痰液引流及肺康复。

(5)体外膜肺氧合(ECMO)

ECMO 启动时机。在最优的机械通气条件下($FiO_2 \geq 80\%$,潮气量为 6 毫升/千克理想体重,$PEEP \geq 5cmH_2O$,且无禁忌证),且保护性通气和俯卧位通气效果不佳,并符合以下之一,应尽早考虑评估实施 ECMO:

① $PaO_2/FiO_2 < 50mmHg$ 超过 3 小时。

② $PaO_2/FiO_2 < 80mmHg$ 超过 6 小时。

③动脉血 $pH < 7.25$ 且 $PaCO_2 > 60mmHg$ 超过 6 小时,且呼吸频率 ≥ 35 次/分。

④ 呼吸频率 ≥ 35 次/分时,动脉血 $pH < 7.2$ 且平台压 $> 30cmH_2O$。

⑤合并心源性休克或者心脏骤停。

符合 ECMO 指征,且无禁忌证的危重型患者,应尽早启动治疗,避免延误时机,导致患者预后不良。ECMO 模式选择。仅需呼吸支持时选用静脉-静脉方式 ECMO(VV-ECMO),是最为常用的方式;需呼吸和循环同时支持则选用静脉-动脉方式 ECMO (VA-ECMO);VA-ECMO 出现头臂部缺氧时可采用静脉-动脉-静脉方式 ECMO(VAV-ECMO)。实施 ECMO 后,严格实施肺保护性肺通气策略。推荐初始设置:潮气量<4~6 毫升/千克理想体重, 平台压≤25cmH$_2$O, 驱动压≤15cmH$_2$O,PEEP 5~15cmH$_2$O,呼吸频率 4~10 次/分,FiO$_2$<50%。对于氧合功能难以维持或吸气努力强、双肺重力依赖区实变明显、或需积极气道分泌物引流的患者,可联合俯卧位通气。

儿童心肺代偿能力较成人弱,对缺氧更为敏感,需要应用比成人更积极的氧疗和通气支持策略,指征应适当放宽;不推荐常规应用肺复张。

c.循环支持:危重型患者可合并休克,应在充分液体复苏的基础上,合理使用血管活性药物,密切监测患者血压、心率和尿量的变化,以及乳酸和碱剩余。必要时进行血流动力学监测,指导输液和血管活性药物使用,改善组织灌注。

d.抗凝治疗:重型或危重型患者合并血栓栓塞风险较高。对无抗凝禁忌证者,同时 D-二聚体明显增高者,建议预防性使用抗凝药物。发生血栓栓塞事件时,按照相应指南进行抗凝治疗。

e.急性肾损伤和肾替代治疗:危重型患者可合并急性肾损伤,应积极寻找病因,如低灌注和药物等因素。在积极纠正病因的同时,注意维持水、电解质、酸碱平衡。连续性肾替代治疗(CR RT)的指征包括:①高钾血症;②严重酸中毒;③利尿剂无效的肺水肿或水负荷过多。

f.血液净化治疗:血液净化系统包括血浆置换、吸附、灌流、血液/血浆滤过等,能清除炎症因子,阻断"细胞因子风暴",从而减轻炎症反应对机体的损伤,可用于重型、危重型患者细胞因子风暴早中期的救治。

g.儿童多系统炎症综合征:治疗原则是多学科合作,尽早抗炎、纠正休克和出凝血功能障碍、脏器功能支持,必要时抗感染治疗。有典型或不典型川崎病表现者,与川崎病经典治疗方案相似。以静脉用丙种球蛋白(IVIG)、糖皮质激素及口服阿司匹林等治疗为主。

h.其他治疗措施可考虑使用血必净治疗;可使用肠道微生态调节剂,维持肠道微生态平衡,预防继发细菌感染;儿童重型、危重型病例可酌情考虑使用 IVIG。

妊娠合并重型或危重型患者应积极终止妊娠,剖腹产为首选。患者常存在焦虑恐惧情绪,应当加强心理疏导,必要时辅以药物治疗。

11.8　出院标准

①体温恢复正常 3 天以上。

②呼吸道症状明显好转。

③肺部影像学显示急性渗出性病变明显改善。

④连续两次呼吸道标本核酸检测阴性(采样时间至少间隔 24 小时)。

11.9　出院后注意事项

①定点医院要做好与患者居住地基层医疗机构间的联系,共享病历资料,及时将出院患者信息推送至患者辖区或居住地居委会和基层医疗卫生机构。

②患者出院后,建议应继续进行 14 天的隔离管理和健康状况监测,佩戴口罩,有条件的居住在通风良好的单人房间,减少与家人的近距离密切接触,分餐饮食,做好手卫生,避免外出活动。

③建议在出院后第 2 周和第 4 周到医院随访、复诊。

(柴玲霞)

12

"COVID-19"中医辨证思路

通常新发的传染病不会有特异性的药物，需要一段时间的研究才会有针对性的药物出现。所以，目前对于新型冠状病毒肺炎，从病原学的层面来说，中、西医都缺乏特异防治方法，诸如对发病起源、病毒如何变异、人类传播的持续时间、流行病学、发病后个体病情演变的差异及完整有效的防控措施等方法，存在很多未知，需要通过未来的研究加以弥补。但中医的优势在于根据病情特点、发病季节、地域气候等因素，运用独特的辨治方法，识别疾病性质，在很短时间内就能制定出一套中医的理法方药，即治疗方案。也就是说：在区别不同时期、不同地区、不同体质，因时、因地、因人而异，既重视某种病邪致病的临床特点（如湿邪），又要重视"瘟疫之为病，非风、非寒、非暑、非湿，乃天地间别有一种异气所感"（吴又可《温疫论》）这一根本问题，抓住"疫毒"这一主要病因。对新型传染疾病，可根据病毒侵入后的症状特点采取积极有效的措施。因此，首先需要有一个清晰的思路，否则也是盲目的，甚至是错误的。

12.1 "COVID-19"的中医范畴

COVID-19到底属于中医学的什么范畴？是伤寒还是温病？瘟疫又是什么性质？医界目前研究显示：新型冠状病毒与蝙蝠SARS样冠状病毒（bat-SL-CoVZC45）的同源性达85%以上。经呼吸道飞沫和接触传播，在相对密闭环境中长时间暴露于高浓度气溶胶情况下存在气溶胶传播。人群普遍易感，人传染人极强，潜伏期一般是7~14天。已经认定新型冠状病毒主要侵犯肺脏，而且会侵犯肝脾、淋巴结和骨髓、心、肾脏等多脏器。中医应从以下四个特征来分析：

①流行性：2019年12月，湖北省在武汉市发现了新型冠状病毒肺炎疫情，随着疫情的蔓延，中国其他地区也相继发现了此类病例。足以说明本病具有明显的

急骤发病、病情严重、传染性极强和流行范围极广的特点。

②症状特点:发热和(或)呼吸道症状,如乏力、干咳、胸闷、咽痛或鼻塞、流涕等,继而出现间质性肺炎,部分加重至呼吸困难,甚至呼吸衰竭、休克或死亡,其具有临床表现上的相似性、共同性特点。

③时令性:冬末初春季节,总体南方偏寒湿气候;北方偏寒燥气候。

④地域性:武汉市,属于南方气候,且湿气偏重。

伤寒与温病是性质完全不同的两个门类,其理法方药亦完全不同。正如《温热论》中说:"温邪上受,首先犯肺,逆传心包。肺主气属卫,心主血属营,辨营卫气血虽与伤寒同,若论治法则与伤寒大异也。"《素问·刺法论》中说:"五疫之至,皆相染易,无问大小,症状相似。"《伤寒总论》曰:"天行之病,大则流毒天下,次则一方。"这些描述和西医学的描述基本吻合。温疫是感受疫戾毒邪引起的一类急性外感热病,以急骤起病、传变迅速、病情凶险,具有较强传染性,并能引起流行为特征,一年四季都可能发生。因此,分析 COVID-19 的特征,中医认为:本病基本符合中医学"温病""瘟疫""湿热疫"(初期具有"寒湿疫"特点)范畴。所谓"湿温疫"为感受湿热戾气浊毒,疫邪自口鼻而入,可直达膜原,出现邪遏膜原、毒滞胸膈或热盛胸膈、阳明实热、劫烁真阴等病理变化。

12.2 "COVID-19"的病因病机

中医学的致病因子强调外因和内因,而且注重两者的互相作用才能发病的事实。

12.2.1 病因

①外因

2019 年冬天,武汉地区气候阴冷潮湿,自然界寒湿较重,且突发瘟疫戾气,与寒湿相挟而成"湿温疫毒",其毒秽浊,自口鼻而入,闭肺遏阳,人传染人且传播流行,成为致病之主因。"湿温疫毒",即时令戾气,与风、寒、暑、湿、燥、火之"六淫"迥异。其实中医学有关温病学名著中早有记载,均来自人类与瘟疫的无数次斗争中积累的经验,足以识别此次"瘟疫"的面纱。正如吴又可在《瘟疫论》中说:"感疫气者,乃天地之毒气……疫症者,四时不正之疠气。夫疠气,乃无形之毒。"

②内因

《黄帝内经》的"正气存内,邪不可干,邪之所凑,其气必虚"之论,揭示了所有疾病发生的内在因素。运用五运六气学说推断,年末岁首(去冬今春),人天相应,人们处于脾虚湿盛、肺阴不足、肺燥失肃之体,故脾虚肺燥是这次瘟疫发生的内因所在。

12.2.2　病机

由于天体气候之交变,秽浊之湿温疫毒有了产生的基础,戾气挟南方冬末之寒湿,乘侮于脾虚肺燥之机体,自口鼻而入,闭肺遏阳而致病,其毒又经气道呼吸而互染,遂酿成了一场大瘟疫。

从运气角度分析,关于己亥年(2019 年),岁土不及,厥阴风木司天,少阳相火在泉。岁土不及之年,总以脾土阳虚为体象,如《素问·气交变大论篇》中云:"岁土不及,风乃大行,气化不令……上应岁星,民病飧泄霍乱。"年末终之气,主气太阳寒水,客气少阳相火,客主加临不相顺,正如《素问·六元正纪大论篇》云:"终之气,畏火司令,阳乃大化……其病温厉。"著名已故中医学家方药中教授对此注解为"大约在 11 月中下旬至第二年 1 月中旬这一段时间中,阳气偏盛,气候偏热……冬行春令,应藏不藏,所以在当年终之气所述的这一时间内以及第二年春天均容易发生温病"。

关于庚子年(2020 年),岁金太过,少阴君火司天,阳明燥金在泉。岁金太过之年,总以肺燥失肃为主,即呼吸道疾病多见,正如《素问·气交变大论篇》中云:"岁金太过,燥气流行,肝木受邪……甚则喘咳逆气,肩背痛……"岁首初之气,主气厥阴风木,加临太阳寒水,对于机体而言以阳虚表寒为体象,所以更易受染疫毒。

另外,从"三年化疫"理论分析,三年前是 2017 丁酉年,《黄帝内经·刺法论》:"丁酉失守其位,未得中司,即气不当位,下不与壬奉合者,亦名失守,非名合德,故柔不附刚,即地运不合,三年变疠,其刺法一如木疫之法。"《黄帝内经·本病论》:"下丁酉未得迁正者,即地下丙申少阳未得退位者,见丁壬不合德也,即丁柔干失刚,亦木运小虚也,有小胜小复,后三年化疠,名曰木疠。"回顾 2017 年,春天气温偏低,秋冬的燥热又比较突出,丁酉年的气候应该属于《内经》描述的"丁酉失守其位"了。丁酉年是阳明燥金司天,那年秋冬季的气候是燥象较著,故其影响三年后的"伏邪"是伏燥,与 SARS 相似,乏力较著是伏燥伤肺的一大特征,报道的大部分病例倦怠乏力、干咳、少痰、咽干咽痛等主要症状都与伏燥相符。《黄帝内经》把庚辰年刚柔失守、三年后所化大疫称为"金疫",病机也主要在肺;而讲丁酉失守其位,"后三年化疠,名曰木疠。"一些新冠病人早期并没有肺部病灶,甚至有的病人没有明显发热和肺部炎性病灶,直接发展为呼吸窘迫,似乎契合了这一论述。

肺主表,疫毒经气道而入,首先犯肺,肺气被遏,失于宣降,所以初期出现发热,大多其热不扬,干咳,乏力,或伴有鼻塞流涕等表证。疫毒传变迅急,很快侵犯膜原,表证即失,出现寒热往来,咽干舌燥,胸闷气短等半表半里之证,此时如果正盛邪祛,即属于"感染者"或为"轻型"。若正不胜邪,毒蕴胸膈,加之脾虚生痰,气分郁热难解,则湿浊热化,肺阴亏损,痰浊与燥热互结,损伤肺叶,故CT提示肺部出现间质性肺炎的特征性表现,咳喘气逆,咳痰不爽或黄痰,舌苔黄燥或白腻,脉数,此时相当于西医学的"普通型"。若进一步加重,逆传心包,出现呼吸困难,面色发绀,舌紫脉细数,则为邪入营分之"重型"。若疫毒炽盛,邪闭心包,阳气外脱,则出现呼吸极度困难,动辄气喘或不能自主呼吸,或烦躁神昏,大汗亡阳,舌质紫暗,苔厚腻或干燥,脉虚无根之"危重型",此时预后欠佳,甚至死亡。

12.3 "COVID-19"辨证方法

COVID-19既然属于"温病""瘟疫"范畴,其病因病机为湿热疫毒由表及里、由轻转重的病理过程,因此辨证就必须遵循温病学的方法,即卫气营血和三焦辨证。同时,要结合脏腑辨证、八纲辨证,注重扶正、祛邪。(详见本书相关内容)

如果不从疾病的本质和转归规律认识疾病,只是从疾病的某个阶段或证型上组方遣药,无异于对症处理,不符合中医理、法、方、药的根本原则。卫气营血和三焦辨证,除了体现针对传染病的独特治法外,还渗透了关于中医温病学的诸多救治技巧在内,如截邪转机、解毒透邪、气阴两清、滋阴息风、豁痰开窍等治法在内。

(孙 钧 柴玲霞)

13

"COVID-19"中医辨治方案

纵观 COVID-19 的临床表现和重症、危重症的发病率的差异,可以看出南北气候不同,直接影响了病机过程和转轨结果。可以看出在病理方面:南方湿重,北方燥胜;南方多热化,北方多寒化;在治疗方面:南方重祛湿清热,北方重散寒润燥。因此,不可能一个方案,国家发布的推荐方案,基本上是基于湖北武汉的疫情表现而制定的,应该适合于南方地区,不一定完全适合北方地区。同时,各地各有各地的气候差异,因此参考国家发布的基本方案,结合各地自己的实际情况,制定出切合当地实际的方案是完全必要的。

13.1　南方地域基本方案

13.1.1　医学观察期

(1)无症状型或风寒表证

①证候:仅有流行病学关联史(+),但无症状,或乏力伴胃肠不适,舌脉正常。

②病机:有被新冠病毒感染的可能,防治原则根据气候、人群体象特点,解表散寒、和胃除湿。

③推荐方药:藿香正气胶囊(丸、水、口服液)。

(2)风热表证

①证候:流行病学关联史(+),伴乏力、发热微恶寒、舌淡红、脉浮数。

②病机及治则:有被新冠病毒感染的可能,系风热外感,营卫不和,具有风热感冒样表现。治以疏风解表,清热解毒为原则。

③推荐方药:可选:金花清感颗粒、连花清瘟胶囊(颗粒)、疏风解毒胶囊(颗粒)。

13.1.2 轻型

(1)寒湿郁肺证

①临床表现:发热,乏力,周身酸痛,咳嗽,咯痰,胸紧憋气,纳呆,恶心,呕吐,大便粘腻不爽。舌质淡胖有齿痕或淡红,苔白厚腐腻或白腻,脉濡或滑。

②病机及治则:瘟疫初期,寒湿袭表,卫阳不振,正邪相争,故发热、乏力、周身酸痛。温邪经口鼻直入呼吸道,肺气被遏,宣降失调,故咳嗽,咯痰,胸紧憋气。湿浊下注,脾阳困顿,运化失司,故纳呆,恶心,呕吐,大便粘腻不爽。舌质淡胖有齿痕或淡红,苔白厚腐腻或白腻,脉濡或滑。治疗以解表散寒,醒脾燥湿为主。

③推荐方:生麻黄 6 克,生石膏(先煎)15 克,杏仁 9 克,羌活 15 克,葶苈子 15 克,贯众 9 克,地龙 15 克,徐长卿 15 克,藿香 15 克,佩兰 9 克,苍术 15 克,云苓 45 克,生白术 30 克,焦三仙 9 克,厚朴 15 克,焦槟榔 9 克,煨草果 9 克,生姜 15 克。

④服法:每日 1 剂,水煎 600 毫升,分 3 次服用,早中晚各 1 次,饭前服用。

(2)湿热蕴肺证

①临床表现:低热或不发热,微恶寒,乏力,头身困重,肌肉酸痛,干咳痰少,咽痛,口干不欲多饮,或伴有胸闷脘痞,无汗或汗出不畅,或见呕恶纳呆,便溏或大便粘滞不爽。舌淡红,苔白厚腻或薄黄,脉滑数或滞。

②病机及治则:寒湿郁表,上焦受邪,故低热或不发热,微恶寒,乏力,头身困重,肌肉酸痛。瘟疫迅即热化,肺气蕴热,故干咳痰少,咽痛,口干不欲多饮,或伴有胸闷脘痞,无汗或汗出不畅。湿热交阻,中焦受累,脾阳不振,故或见呕恶纳呆,便溏或大便黏滞不爽。舌淡红,苔白厚腻或薄黄,脉滑数或濡。治以清热燥湿,醒脾畅中为法。

③推荐方:槟榔 10 克,草果 10 克,厚朴 10 克,知母 10 克,黄芩 10 克,柴胡 10 克,赤芍 10 克,连翘 15 克,青蒿(后下)10 克,苍术 10 克,大青叶 10 克,生甘草 5 克。

④服法:每日 1 剂,水煎 400 毫升,分 2 次服用,早晚各 1 次。

13.1.3 普通型

(1)湿毒郁肺证

①临床表现:发热,咳嗽痰少,或有黄痰,憋闷气促,腹胀,便秘不畅。舌质暗红,舌体胖,苔黄腻或黄燥,脉滑数或弦滑。

②病机及治则:疫毒郁遏上焦,湿热并重,郁而生痰,互结于气道,故见发热,

咳嗽痰少,或有黄痰,憋闷气促;中焦运化受阻,气机不利,故见腹胀,便秘不畅。舌质暗红,舌体胖,苔黄腻或黄燥,脉滑数或弦滑。为湿毒热盛之象。治疗以宣肺降气,清热解毒,燥湿化痰为原则。

③推荐方:生麻黄 6 克,苦杏仁 15 克,生石膏(后下)30 克,生薏苡仁 30 克,茅苍术 10 克,广藿香 15 克,青蒿草 12 克,虎杖 20 克,马鞭草 30 克,干芦根 30 克,葶苈子 15 克,化橘红 15 克,生甘草 10 克。

④服法:每日 1 剂,水煎 400 毫升,分 2 次服用,早晚各 1 次。

(2)寒湿阻肺证

①临床表现:低热,身热不扬,或未热,干咳,少痰,倦怠乏力,胸闷,脘痞,或呕恶,便溏。舌质淡或淡红,苔白或白腻,脉濡。

②病机及治则:疫毒郁遏上焦,湿重于热,胸阳不振,故见低热,身热不扬,或未热,干咳,少痰,倦怠乏力,胸闷;湿气困脾,中焦升降失调,故见脘痞,或呕恶,便溏,舌质淡或淡红,苔白或白腻,脉濡。治以健脾燥湿,温阳理气为主,以防邪从热化。

③推荐方:苍术 15 克,陈皮 10 克,厚朴 10 克,藿香(后下)10 克,草果 6 克,生麻黄 6 克,羌活 10 克,生姜 10 克,槟榔 10 克。

④服法:每日 1 剂,水煎 400 毫升,分 2 次服用,早晚各 1 次。

13.1.4 重型

(1)疫毒闭肺证

①临床表现:发热面红,咳嗽,痰黄粘少,或痰中带血,喘憋气促,疲乏倦怠,口干苦粘,恶心不食,大便不畅,小便短赤。舌红,苔黄腻,脉滑数。

②病机及治则"温邪上受,首先犯肺",疫毒过甚,或正不胜邪,邪从热化,热极化痰,痰壅气道,与疫毒相结,损伤肺络,故见发热面红,咳嗽,痰黄粘少,或痰中带血,喘憋气促;上焦不宣,中焦受阻,胃气不降,故见疲乏倦怠,口干苦粘,恶心不食,大便不畅;邪热已伤津,故小便短赤。舌红,苔黄腻,脉滑数,为湿热之象。治疗重在清气分之热,燥上焦之湿,兼顾中焦,通调阳明,分消湿热。

③推荐方:生麻黄 6 克,杏仁 9 克,生石膏(后下)15 克,甘草 3 克,藿香(后下)10 克,厚朴 10 克,苍术 15 克,草果 10 克,法半夏 9 克,茯苓 15 克,生大黄(后下)5 克,生黄芪 10 克,葶苈子 10 克,赤芍 10 克。

④服法:每日 1~2 剂,水煎服,每次 100~200 毫升,一日 2~4 次,口服或鼻饲。

(2)气营两燔证

①临床表现:大热烦渴,喘憋气促,谵语神昏,视物错瞀或发斑疹,或吐血、衄血,或四肢抽搐。舌绛少苔或无苔,脉沉细数,或浮大而数。

②病机及治则:气分热炽,毒入营血,迫血妄行,心神被蒙,故见大热烦渴,喘憋气促,谵语神昏,视物错瞀或发斑疹,或吐血、衄血;热毒伤阴,筋脉失濡,故四肢抽搐。舌绛少苔或无苔,脉沉细数,或浮大而数,为气营两燔的特征表现。治当清气凉血,解毒醒神。

③推荐方:生石膏(先煎)30~60克,知母30克,生地30克,水牛角(先煎)30克,赤芍30克,玄参30克,连翘15克,丹皮15克,黄连10克,竹叶12克,葶苈子15克,生甘草6克。

④服法:每日1剂,水煎服,先煎石膏、水牛角后下诸药,次100~200毫升,每日2~4次,口服或鼻饲。

13.1.5　危重型

①临床表现:呼吸困难、动辄气喘或需要机械通气,伴神昏,烦躁,汗出肢冷,内闭外脱。舌质紫暗,苔厚腻或燥,脉浮大无根。

②病机及治则:正如"温邪上受,首先犯肺,逆传心包"所言,疫毒亢极,阳气外脱,正不胜邪,邪毒内闭心包,则呼吸困难、动辄气喘或需要机械通气,伴神昏,烦躁,汗出肢冷;或见面色苍白,气短息微,大汗不止,四肢湿冷;或心阳衰弱,神不守舍则心烦不安或神昏谵语。舌质紫暗,苔厚腻或燥,脉浮大无根,为邪毒内闭,阳气外脱之征象。治疗首当摄气固脱,救命于顷刻。

③推荐方:人参15克、黑顺片10克(先煎)、山茱萸15克,送服苏合香丸或安宫牛黄丸。若出现机械通气伴腹胀便秘或大便不畅者,可用生大黄5~10克。出现人机不同步情况,在镇静和肌松剂使用的情况下,可用生大黄5~10克和芒硝5~10克;或可用"宣白承气汤"方水煎取汁300~500毫升,保留灌肠。

13.2　北方地域基本方案

13.2.1　初期

医学留观有症状者和轻型病例。诊断要点:无肺炎。

①临床表现:乏力,咽红或咽干痛,干咳,发热恶寒,头身酸痛,舌红苔白或薄黄,脉浮。

②病机及治则:瘟疫袭表,少阳失和,故乏力,咽红或咽干痛,干咳,发热恶

寒,头身酸痛;邪在半表半里,尚未入里,故舌红苔白或薄黄,脉浮。治以解表散寒,和解少阳,宣肺祛邪为法则。

③推荐方:小柴胡汤加味:

柴胡15克,黄芩10克,党参10克,法半夏10克,生姜10克,杏仁10克,桔梗10克,甘草10克。水煎服,1日1剂。

④加减法:若发热、咽痛重时,加天冬10克,桑叶10克;若鼻塞、流涕者,加藿香10克,苏叶10克。

13.2.2 中期

疑似病例和普通病例。诊断要点:有肺炎。

①临床表现:发热,胸闷胸痛,气短躁烦,咳嗽痰少,或黄白痰,腹胀脘痞,乏力纳差,大便稀溏,舌淡红苔白腻。

②病机及治则:瘟邪犯肺,肺失宣降,痰湿结胸,气道阻塞,故发热、胸闷胸痛,气短躁烦,咳嗽痰少,或咳黄白痰;中焦受累,脾阳困顿,运化失司,故腹胀脘痞,乏力纳差,大便稀溏,舌淡红苔白腻。治以宣上畅中,清热燥湿,开胸利气为法则。

③推荐方:麻杏石甘汤合小陷胸汤加味。

炙麻黄10克,生石膏(先煎)30克,杏仁10克,黄连10克,法半夏10克,瓜蒌20克,炒苍术10克,厚朴10克,陈皮10克,甘草10克。水煎服,1日1剂。

④加减法:若痰少不易咳出,可加天花粉、天冬;若痰黄者,加天竺黄、贝母,减苍术、厚朴;若大便稀溏,次数日在3次以上,可加莲子、薏苡仁、车前子,减石膏剂量。

13.2.3 重症

肺炎伴呼吸困难者。

①临床表现:发热不退,喘息气促,咳吐黄痰,或痰中带血,疲乏倦怠,口苦咽干,恶心不食,大便不畅或秘结,小便短赤。舌红,苔黄腻,脉滑数。

②病机及治则:疫毒过甚,或正不胜邪,邪从热化,热极化痰,痰壅气道,与疫毒相结,损伤肺络,故发热不退,喘息气促,咳吐黄痰,或痰中带血;瘟邪疫毒,耗津伤阴,故见口苦咽干;肺与大肠相表里,阳明湿热壅盛,传导失司,故见大便不畅或秘结,小便短赤。舌红,苔黄腻,脉滑数,是湿热壅盛的表象。治以泻肺宽胸,通便泄毒,兼清热凉血,截邪入营为法则。

③推荐方:宣白承气汤合小陷胸汤加味。

生石膏 30 克(先煎),生大黄 10 克(后下),杏仁 10 克,瓜蒌 20 克,黄连 10 克,法半夏 10 克,连翘 20 克,生地 20 克。水煎服,1 日 1 剂。

④加减法:若出汗口渴者,加麦冬、沙参、天花粉;若心悸烦躁者,加栀子、淡豆豉、水牛角;若失眠者,加乌梅、酸枣仁、龙骨、牡蛎;若痰壅难咳出者,加天竺黄、贝母、桃仁;若胸痛者,加元胡、川楝子、赤芍;若大便硬结,腹胀腹痛者,可加枳实、芒硝(冲)。

13.2.4 危重型

肺炎伴呼吸衰竭,或休克,或多脏器功能衰竭者。

①临床表现:内闭外脱,呼吸气微,动辄气喘,呼吸极度困难,伴神昏烦躁,肢冷汗出,面青唇绀,舌质紫暗,苔厚腻或燥,脉浮大无根。

②病机及治则:同上(南方地域)。治以回阳固脱,益气敛阴为主。

③推荐方:四逆汤加味。

黑附子 10~20 克(先煎),干姜 20 克,红参(或太子参)30 克(另煎兑入),五味子 20 克,生龙牡 50 克(先煎),山萸肉 20 克,甘草 20 克。水煎服,1 日 1 剂。

④加减法:若昏迷不醒,可选加服苏合香丸、安宫牛黄丸、至宝丹等;若大便不利,可用"宣白承气汤"方水煎取汁 300~500 毫升,保留灌肠。

13.2.5 恢复期

解除留观或治愈出院后康复者。

①临床表现:身体或虚弱,乏力纳差,情绪抑郁,时有咳嗽,口干舌燥,舌脉恢复正常。

②病机及治则:余热未清,或气液双损,脾肺气虚,肝气郁结,故乏力纳差,情绪抑郁,时有咳嗽,口干舌燥等症状。治疗总以健脾化痰、滋阴润肺为大法。

③推荐方:二陈汤合生脉饮

党参 20 克,陈皮 10 克,法半夏 10 克,茯苓 20 克,麦冬 10 克,五味子 10 克。水煎服,1 日 1 剂,10 剂左右即可。

④加减法:若偏气虚甚者,加黄芪、山药;若偏阳虚甚者,加附子、肉桂;若偏血虚甚者,加熟地、白芍;若偏阴虚甚者,加女贞子、旱莲草等。

13.3 危重症推荐静脉点滴的中成药

可选:血必净注射液、热毒宁注射液、痰热清注射液、醒脑静注射液、参附注射液、生脉注射液、参麦注射液。

提示:功效相近的药物根据个体情况可选择一种,也可根据临床症状联合使用两种。中药注射剂可与中药汤剂联合使用。重型和危重型中药注射剂的使用遵照药品说明书从小剂量开始、逐步辨证调整的原则,推荐用法如下:

①病毒感染或合并轻度细菌感染:0.9%氯化钠注射液 250 毫升加喜炎平注射液 100 毫升,1 日 2 次, 或 0.9%氯化钠注射液 250 毫升加热毒宁注射液 20 毫升,或 0.9%氯化钠注射液 250 毫升加痰热清注射液 40 毫升,1 日 2 次。

②高热伴意识障碍:0.9%氯化钠注射液 250 毫升加醒脑静注射液 20 毫升,1 日 2 次;全身炎症反应综合征或/和多脏器功能衰竭:0.9%氯化钠注射液 250 毫升加血必净注射液 100 毫升,1 日 2 次。

③免疫抑制:葡萄糖注射液 250 毫升加参麦注射液 100 毫升或生脉注射液 20~60 毫升,1 日 2 次。

13.4 关于通用时方:"清肺排毒汤"

此方由国家卫生健康委办公厅国家中医药管理局办公室《关于推荐在中西医结合救治新型冠状病毒感染的肺炎中使用"清肺排毒汤"的通知》(国中医药办医政函〔2020〕22 号)发文推荐使用。

13.4.1 方剂

麻黄 9 克,炙甘草 6 克,杏仁 9 克,生石膏(先煎)15~30 克,桂枝克,泽泻 9 克,猪苓 9 克,白术 9 克,茯苓 15 克,柴胡 16 克,黄芩 6 克,姜半夏克,生姜 9 克,紫菀 9 克,冬花 9 克,射干 9 克,细辛 6 克,山药 12 克,枳实 6 克,陈皮 6 克,藿香 9 克。

13.4.2 适用范围

结合多地医生临床观察,适用于轻型、普通、重型患者,在危重型患者救治中可结合患者实际情况合理使用。

13.4.3 方义

这个方子包含了四个名方,即分别是"麻杏石甘汤""五苓散""小柴胡汤""射干麻黄汤"。

第一个方子麻杏石甘汤,是治疗外寒内热的主方。麻黄解表宣肺,俾邪热从表而解;杏仁肃降止咳,通调大便,肺与大肠相表里,也使肺热从大便而出;石膏清热生津,降肺胃之热。

第二个方子是五苓散:猪苓,茯苓,白术,泽泻,桂枝。湿邪是 COVID-19 最突出的病因,祛湿又不能伤阳气,五苓散善温阳利水化湿,取扶正祛邪之功用。

第三个方子是小柴胡汤:柴胡,黄芩,半夏,甘草,生姜。柴胡配伍黄芩,疏通半表半里之气机,透热外出;清泻肝胆之热,除疫于初期;半夏燥湿化痰,降逆和胃,先疗生痰之源;生姜、炙甘草(清肺排毒汤没有人参与大枣)益脾和胃,调和诸药。

第四个方子是射干麻黄汤:射干,麻黄,生姜,细辛,紫菀,款冬花,半夏。咳嗽是新冠患者最主要的症状,里面很多药都是化痰止咳的,比如款冬花、半夏、紫菀;麻黄与细辛宣肺辛温解表。射干清咽利喉,是治疗热毒导致的咽喉肿痛的药品。

另外,还加有四味药:山药、枳实、陈皮、藿香。山药健脾益胃,佐治温燥;枳实下气导滞,可除胸闷;陈皮、藿香,理气化痰,芳香化湿。藿香更是南方避浊化疫之要品,配伍陈皮,治腹胀腹泻,相得益彰。

13.4.4 服法

传统中药饮片,水煎服。每天 1 剂,早晚各一次(饭后 40 分钟),温服,3 剂 1 个疗程。如有条件,每次服完药可加服大米汤半碗,舌干津液亏虚者可多服至 1 碗(注:如患者不发热则生石膏的用量要小,发热或壮热可加大生石膏用量)。若症状好转而未痊愈则服用第 2 个疗程,若患者有特殊情况或其他基础病,第 2 疗程可以根据实际情况修改处方,症状消失则停药。

(孙 钧 柴玲霞)

14

"COVID-19"肺纤维化辨治

多种原因引起肺脏损伤时,间质会分泌胶原蛋白进行修补,如果过度修复,即成纤维细胞过度增殖和细胞外基质大量聚集,就会形成肺纤维化。肺部严重的感染可能会发展为纤维化,但实际上,肺纤维化的病因常常是慢性损伤,比如说像尘肺、慢性肺病等。新冠肺炎是急性的病毒性传染病,病程比较短,导致肺纤维化发展概率比较低,尤其是轻型病例,大部分是不会出现肺纤维化的。但是对于重症和危重症的病例,则有可能会出现肺纤维化。因为重症、危重症患者的肺部会有明显的炎症和损伤,出现大量的炎症细胞,修复过程中会出现纤维组织增生,严重的会残留一些纤维化的物质。因此新冠肺炎的重症和危重症病例要重视纤维化的发生和发展。

事实上新冠病毒与 SARS 冠状病毒同源性较高,且通过相同的方式侵入人体,所以新冠病毒肺炎的临床表现、转归与 SARS 相近。SARS 感染带给人们的痛苦经历仍令人记忆犹新。SARS 除死亡率高之外,其重要的一个并发症是肺纤维化。这是一个严重影响患者的肺功能和生活质量的后遗症。据文献报道,SARS 患者中约 20%的患者会发生肺纤维化改变,肺纤维化的发生、发展与病情的严重程度成正相关,且重症病例和死亡病例中肺纤维化发生率更高。

已有尸检病理结果证实:COVID-19 死亡病例的肺泡腔内见浆液、纤维蛋白性渗出物及透明膜形成;肺泡隔血管充血、水肿,可见单核、淋巴细胞浸润及血管内透明血栓形成;肺组织灶性出血、坏死,可出现出血性梗死;部分肺泡腔渗出物机化和肺间质纤维化。病理特征与 SARS 和中东呼吸综合征(MERS)冠状病毒引起的病理特征非常类似。因此许多专家初步研究认为:新型冠状病毒重症肺炎和危重症患者出现了细胞因子风暴,在肺组织中发生了严重的超免疫炎症反应和组织破坏,可能也继发了肺纤维化。

肺纤维化的主要临床表现是:呼吸困难、气短、咳嗽。

呼吸困难是肺纤维化最常见症状。轻度肺纤维化时,呼吸困难常在剧烈活动时出现。当肺纤维化进展时,在静息时也发生呼吸困难,严重的肺纤维化患者可出现进行性呼吸困难,常伴有咳嗽、乏力。慢性化或得不到遏制时,部分患者因长期缺氧可出现杵状指和发绀。肺组织纤维化的严重后果,导致正常肺组织结构改变,功能丧失。当大量没有气体交换功能的纤维化组织代替肺泡,导致氧不能进入血液。患者呼吸不畅,缺氧、酸中毒、丧失劳动力,严重者最后可致死亡。

中医温病学中虽然没有关于类似肺纤维化的专门论述,但在湿温病、秋燥等病理过程中,也不难看出温病伤阴化燥后的转轨便有脏器组织硬化的病理改变。尤其是湿温病迁延难愈,伤阴化燥,最终导致"症瘕积聚"。所以,COVID-19并发肺纤维化的中医机理也在于湿瘟疫毒伤阴化燥,导致肺络损伤,气血瘀滞的结果。中医对此应从脏腑辨证、八纲辨证着手,结合气血营卫、三焦辨证。

根据COVID-19病理具有"肺瘀血阻塞、出血坏死、纤维化"的特征,应当分两个不同阶段进行辨治,即在肺纤维化初期阶段根据气血阴阳的偏胜偏弱,协同活血化瘀、软坚散结方法,使病情得到逆转或遏制。如果病情进展或呈慢性化阶段(尚无病例报道),则需按照中医"咳嗽""肺痿""喘症"等范畴,进行辨治。分别论述如下:

14.1　急性期的辨治

14.1.1　病因病机

新冠病毒感染属于中医疫毒、温毒的特征,导致肺组织的损伤而出现发热、痰血等症状,而且具有传染性。"毒"作为温病病因的记载最早见于《素问·刺法论》认为"避其毒气"可令五疫不相染易。《外台秘要》引《小品方》说:"天行瘟疫是毒病之气。"中医认为:邪气的聚集、偏亢即为邪毒。从温病之毒邪认识COVID-19,探讨肺纤维化难治性的病因病机,是一种全新的具有非常重要意义的观念改变。

新冠病毒感染人体所表现出的烦热、盗汗、发力、咳嗽等,以及肺实变、肺纤维化等病理改变,皆与中医的"燥热""温燥"相近。中医认为燥热致病多以肺脏为主,因为燥金之气内应于肺,其邪侵袭人体多从口鼻上受犯于肺经;其次易致津液干燥,病变过程尤多肺阴伤损,故肺疫的最终病理性质主要在于阴虚而肺燥。新冠病毒袭肺,肺失宣降,肺津可凝聚成痰,故痰作为肺脏疾患的病理产物和主要症状,基本上贯穿于肺炎的整个病程。痰既是病邪作用下的产物,又可成为新的病邪与原邪互结,损害气道、肺组织而成为本病的主要特点之一。邪毒、燥热与痰相结或互为因果,肺气宣降功能失调,导致心肺、脾肺等脏腑气血功能紊乱,加之重病入络,经络瘀阻,最终气滞血瘀病机形成。因此,COVID-19 急性肺纤维化亦具有"毒、燥、痰、瘀"四大病机特点。

14.1.2 治疗总原则

扶正祛邪,清解攻毒,润燥软坚,活络祛瘀。

14.1.3 主方选择

清燥救肺汤合血府逐瘀汤化裁。

①清燥救肺汤(《病因脉治》)

组成:桑叶 10 克,石膏(先下)20~30 克,甘草 20 克,胡麻仁 30 克,真阿胶(烊)10,枇杷叶 10 克,人参 10 克,麦门冬 10 克,杏仁 10 克。

功用:清燥润肺,养阴益气。

主治:温燥伤肺,气阴两伤证。身热头痛,干咳无痰,气逆而喘,咽喉干燥,鼻燥,心烦口渴,胸满胁痛,舌干少苔,脉虚大而数。

用法:水煎服。

[方义]本方为治疗温燥伤肺重证的常用方。全方宣、清、润、降四法并用,气阴双补,且宣散不耗气,清热不伤中,滋润不腻膈。方中桑叶质轻性寒,轻宣肺燥,透邪外出,为君药。温燥犯肺,温者属热宜清,燥胜则干宜润,故臣以石膏辛甘而寒,清泄肺热;麦冬甘寒,养阴润肺。石膏虽沉寒,但用量轻于桑叶,则不碍君药之轻宣;麦冬虽滋润,但用量不及桑叶之半,自不妨君药之外散。君臣相伍,宣中有清,清中有润,是为清宣润肺的常用组合。人参益气生津,合甘草以培土生金;胡麻仁、阿胶助麦冬养阴润肺,肺得滋润,则治节有权;杏仁、枇杷叶苦降肺气,以上均为佐药。甘草兼能调和诸药,是为使药。

②血府逐瘀汤(《医林改错》)

组成:桃仁 10 克,红花 20 克,当归 10 克,生地黄 10 克,牛膝 10 克,川芎 10 克,桔梗 6 克,赤芍 15 克,枳壳 10 克,甘草 6 克,柴胡 6 克。

用法:水煎服。

功用:活血化瘀,行气止痛。

主治:胸中血瘀证。胸痛,头痛,日久不愈,痛如针刺而有定处,或呃逆日久不止,或饮水即呛,干呕,或内热瞀闷,或心悸怔忡,失眠多梦,急躁易怒,入暮潮热,唇暗或两目暗黑,舌质暗红,或舌有瘀斑、瘀点,脉涩或弦紧。

[方义] 本方主治诸症皆为瘀血内阻胸部,气机郁滞所致。即王清任所称"胸中血府血瘀"之证。胸中为气之所宗,血之所聚,肝经循行之分野。血瘀胸中,气机阻滞,清阳郁遏不升,则胸痛、头痛日久不愈,痛如针刺,且有定处;胸中血瘀,影响及胃,胃气上逆,故呃逆干呕,甚则水入即呛;瘀久化热,则内热瞀闷,入暮潮热;瘀热扰心,则心悸怔忡,失眠多梦;郁滞日久,肝失条达,故急躁易怒;至于唇、目、舌、脉所见,皆为瘀血征象。治宜活血化瘀,兼以行气止痛。方中桃仁破血行滞而润燥,红花活血祛瘀以止痛,共为君药。赤芍、川芎助君药活血祛瘀;牛膝活血通经,祛瘀止痛,引血下行,共为臣药。生地、当归养血益阴,清热活血;桔梗、枳壳,一升一降,宽胸行气;柴胡疏肝解郁,升达清阳,与桔梗、枳壳同用,尤善理气行滞,使气行则血行,以上均为佐药。桔梗能载药上行,兼有使药之用;甘草调和诸药,亦为使药。合而用之,使血活瘀化气行,则诸症可愈,为治胸中血瘀证之良方。本方活血与行气相伍,既行血分瘀滞,又解气分郁结;祛瘀与养血同施,则活血而无耗血之虑,行气又无伤阴之弊;升降兼顾,既能升达清阳,又可降泄下行,使气血和调。

③化裁常选药

a.活血化瘀、破血通瘀药:丹参、红花、桃仁、赤芍、川芎、三棱、莪术等。

b.软坚散结、活络通络药:水蛭、地龙、土鳖虫、制鳖甲、龙骨、牡蛎等。

14.2 慢性期的辨治

14.2.1 病因病机

新冠病毒导致的肺纤维化,假如进展为慢性化,其基本病理、病程应该与其他疾病导致的肺纤维化无两样。现代医学认为:肺脏以成纤维细胞增殖及大量细胞外基质聚集并伴炎症损伤、组织结构破坏为特征,也就是正常的肺泡组织被损坏后经过异常修复导致结构异常(疤痕形成)。肺纤维化严重影响人体呼吸功能,表现为干咳、进行性呼吸困难,且随着病情和肺部损伤的加重,患者呼吸功能不断恶化。

中医认为:重病损肺,久病致痿。如痰热久嗽,热灼津伤,或肺痨久嗽,虚热内灼,耗伤阴津,或肺痈余毒未清,灼伤肺阴,或消渴津液耗伤,或热病之后,邪热伤津,津液大亏,以致热壅上焦,消灼肺津,变生涎沫,肺燥阴竭,肺失濡养,日渐枯萎。若大病久病之后,耗伤阳气,或内伤久咳,冷哮不愈,肺虚久喘等,肺气日耗,渐而伤阳,或虚热肺痿日久,阴伤及阳,亦可致肺虚有寒,气不化津,津液失于温摄,反为涎沫,肺失濡养,肺叶渐痿不用。本病发病机理总缘于肺脏虚损,津气严重耗伤,以致肺叶枯萎。因津伤肺燥,燥盛则干,肺叶弱而不用则痿。病理性质有肺燥津伤、肺气虚冷之分。其病理表现有虚热、虚寒两类:一为虚热肺痿;二为虚寒肺痿。尤其肺气虚冷,不能温化、固摄津液,由气虚导致津亏或阴伤及阳,气不化津以致肺失濡养,渐致肺叶枯萎不用。其病位在肺,但与脾、胃、肾等脏密切相关,临床以干咳或咳吐涎沫为症状。此阶段的病机又突出了"虚、燥、痰、瘀"四大特征。

14.2.2 治疗总原则

补肺生津、化痰通络,重在脾肾(脾胃为后天之本,肺金之母,培土生金;肾为宗气之根,温肾纳气,金水相生)。

14.2.3 临证方法的选择

中医治疗必须首先要了解肺脏的生理功能的特点,治疗法则必须符合肺的生理特点,所以首先要了解肺的特性和功能。

中医认为:"肺为华盖",与外界直接相通。就脏腑而言,肺属五脏之一,属里。但肺与其他四脏不同,它不但居于胸腔内,处于五脏之高位,被称为华盖,而且还通过喉和鼻与外界直接相通。因此,肺的生理功能,往往直接受到外界环境变化的影响。自然界之风、寒、燥、热等邪气,尤其是温热邪气,多直接从口鼻而入,影响到肺,出现肺卫失宣,肺窍不利等病变。其次,"肺为娇脏",不耐寒热。肺之所以娇嫩,一方面是由于肺为清虚之体,开窍于鼻,外合皮毛,外界邪气常直接伤及于肺,使之功能失常。另一方面,肺为五脏之华盖,凡其他脏腑有病变,其气多上熏于肺,导致肺病出现,产生咳喘等症状。肺虽属金,反不如肝木刚强,寒邪能伤肺之阳气,热邪能伤之阴液,因而产生多种肺的病变。另外,肺与秋气相互通应。根据"天人相应"理论,肺气旺于秋,肺病在秋季,得到自然界之气的滋助,可以好转,病人感到舒适。当然,秋季气候过于燥烈,又容易损伤肺,耗伤肺之阴津,产生干咳少痰、皮肤干燥、鼻咽干燥等病证。

肺主气,司呼吸,主宣降,通调水道,朝百脉,主治节。中医认为"咳嗽"是肺脏所有疾患的共同症状,因此将咳嗽列为专门一证。实际上咳嗽一证的辨治,包含了治疗急、慢性肺纤维化的全部。《素问》云:"五脏六腑皆令人咳,非独肺也。"因此可以总结为:"宣、降、温、清、补、润、敛"等七法,和"治肾、治肝、治脾、治气、治血、治痰"等六治。因人、因时、因地,灵活辨证运用即可。

(1)七法

咳嗽系肺气上逆所为,故治肺是必不可少的。然而宣、降、温、清、补、润、敛乃治肺之七要素,在一张处方中,或一法一招,或数法相参,君臣佐使、主次先后、量之多少都至关重要,贵在随证变通。

①宣:即宣发肺气,升畅气机。肺气不宣则气道郁闭,腠理失司,故咳嗽胸闷,或呼气不利,喷嚏,无汗等,常因外淫所致,以兼恶寒发热等肺卫表证为特征,治以宣肺为主。肺气得宣,外邪以散,则咳自止。常用杏苏散、三拗汤、桑菊饮、止嗽散之类。然而,宣法在治疗其他各种慢性咳嗽中亦至关重要,即在病因治疗的同时配以宣肺之品,如桔梗、杏仁、麻黄、紫苏等,则利于肺功能复常,缩短疗程。

②降:即降气肃肺,扼逆治咳。肺居高位,其气肃布,若失肃降则咳必发作。由于肃降与宣发是相辅相成的,肺气不宣常影响其肃降。表现为咳甚而急,呼吸粗浅;或伴有卫外表证时宜宣降结合。其实肺失肃降是所有咳嗽的共有病理,故降法往往比宣法更显重要。降者有温凉轻重之分,如半夏、枇杷叶、代赭石、百部、马兜铃等,可因证选用。

③温:即温肺止咳,乃针对肺寒气凝而设。肺寒而咳,痰稀唾清,畏寒气弱,如《医方类聚》言:"皮毛乃肺之合,皮毛受风寒,先从其合而伤肺气,故为嗽。况肺为娇脏,易于感寒。"寒亦可内生,常因脏腑功能虚弱,阳气不足所致。由于肺寒津液不布,故痰咳现象明显。《金匮要略》言:"病痰饮者,当以温药和之。"温肺者常辛宣、缓补、化痰等法结合,如苓桂五味姜辛汤、三子养亲汤、甘草干姜汤等。

④清:即清热泻肺止咳。《名医指掌》中说:"肺居至高之上,主持诸气,属金而畏也。"肺热咳嗽多属火实之证或阴虚肺燥。《医贯》中指出:"有嗽而声哑者,盖金实不鸣……实者清之。"临床中常用的泻白散、葶苈泻肺汤、桑白皮汤等,皆属此范畴。诚然,清常与化痰、通瘀降气相合而用,正如《金匮钩玄》所言:"火,降气、清金、化痰。"

⑤补:即补肺益气止咳。肺为娇脏,咳必致损,损则必虚,尤以久咳者虚象更为明显。故不论新咳旧咳,均有气急喘息,动则咳甚,咳则胸痛、汗出等肺虚络损之症。补法常合滋润、收敛、温清等,药用党参、款冬花、蛤蚧、百合、冬虫夏草等性平气和之品,以免壅滞留寇。

⑥润:即润肺止咳。肺属金而主燥,燥是咳嗽的主要原因之一,亦是病理所在。润肺防燥是止咳之关键,尤遇干咳无痰、咯血、喘息、久咳难愈、呼吸窘迫时,更应从润入手。或虽无明显燥象,但若佐以润品,则可防燥截变,缩短病程。常选

用百合、麦冬、桑叶、天门冬、阿胶等,切忌过腻过凉。如遇阴虚血亏者,尚可加当归、熟地、白芍、何首乌等滋补之品。

⑦敛:即收敛肺气。无论外感或内伤咳嗽,都有不同程度的气道痉挛,肺气耗散的表现,故酌情予以敛法则每能从速取效。新咳实咳者,有诃子、白果、乌梅等,量宜小;久咳虚咳者,有五味子、罂粟壳、五倍子等,量宜大;痰多者,宜与化痰药相配;气喘者,宜与平喘药相合。总之,虽敛而不关门也。

(2)六治

脏腑之间在生理、病理上互相影响着,故仅有治肺七法是不够的,尚需熟谙治脾、治肝、治肾、治气、治血、治痰等六治的联合运用。

①治脾:历代医家特别重视"治脾胃即以治肺"之说,如《医方类聚》:"况咳嗽正当养脾,以土生金,而肺病自安矣。"肺与大肠相表里,肺气上逆与胃气不降有关,故降胃通腑亦是治咳之妙法。有经验者常于方中加大黄、莱菔子等即是也。咳嗽多有痰,且痰的生成源于脾之湿,故运脾健胃乃消痰止咳之关键。久咳肺虚,必资脾母,乃为正治。如二陈汤、参苏饮、三子养亲汤等皆属治脾之典。

②治肾:《类证治裁·咳嗽论治》中说:"然终不离乎肺脾肾也,盖肺为贮痰之器,脾为生痰之源,而肾与肺实子母之脏……无痰干咳者,阴虚为重,主治在肾。"《景岳全书》亦说:"肺出气也,肾纳气也,肺为气之主,肾为气之本,凡咳嗽引动百骸,自觉气从脐下奔逆而上者,此肾虚不能收气归原,当以地黄丸、安肾丸主之,毋徒从事于肺,此虚则补子之义也。"善治肺者必善治肾,临床若遇久咳不止者,从肾论治则有事半功倍之效。常以补肾纳气为用,如破故纸、核桃仁、山茱萸、磁石等;或从温肾利水,升清降浊而取效,如真武汤等。

③治肝:因肝气郁结,五志化火,可致火旺刑金,上焦气盛而咳,常病程缠绵。《病因脉治·咳嗽》中说:"肝经咳嗽之症,咳则两胁下痛,痛引小腹,或寒热往来,而青色筋急。"其实不仅于此,凡呼吸系统感染所致咳喘、咯血、痰结、发热等症,均与肝热有关,小儿更为多见,故需清肝、平肝、顺气为要。如《金匮钩玄》中指出:"火郁嗽者,诃子、海石、青黛、半夏、香附。"当然治肝更有舒肝柔肝等法。

④治气:《医学正传》言:"夫欲治咳嗽者,当以治痰为先;治痰者,必以顺气为主。"是故治咳不治气非其治也。治气者,重在调理顺降,如陈皮、香附、枳壳、半夏等。其次,《医学必读》中指出:"劳欲情志伤于内,则脏气受伤,先由阴分而病及上焦,此自诸脏而后传与肺也。"故逍遥散、柴胡舒肝散等亦堪止咳。

⑤治血:肺朝百脉,气血相合,故咳嗽之证自有血脉之变,尤其慢性心肺疾患

或高龄患者,见咳喘气短,面浮唇绀,胸闷支悬,脉结代者,皆为血瘀表现。或见久咳不愈,伤及脉络者,尚有咯血、痰血等等。正如《医学见能》所说:"肺气乃钟撞则鸣,或痰或血治须分。"《医方考》中亦说:"肺者,至清之脏,纤芥不容,有气、有火则咳,有痰、有血则嗽。"其病机有因胸阳不足、心脉瘀阻;火刑金烁、痰血互结;脾肾阳衰、水气凌心等。活血通脉当慎用破血之峻品,如三棱、莪术、水蛭等。

⑥治痰:治痰便是治咳的首要方法。痰有因于风、湿、寒、热、燥,以及源于肺、脾、肾、气、血等不同,故治痰之法其义甚广,临床唯证视图!同时,痰为邪物,治痰必给邪以出路亦很重要,或宣或豁,从气道咳出;或燥或化,从中消散;或导或利,从下泻去,皆在辨证论治之中。

(孙　钧　柴玲霞)

15

"COVID-19"肝损害辨治

COVID-19 合并肝脏损伤 (COVID-19 associated liver injury)，是指在 COVID-19 发生、发展及治疗过程中出现的肝脏相关生化学检查明显异常,即丙氨酸氨基转移酶(ALT)或天冬氨酸氨基转移酶(AST)≥3×正常值上限(upperlimit of normal,ULN),或总胆红素≥2×ULN,无论既往是否有基础肝脏疾病。

医学期刊《柳叶刀》于北京时间 2020 年 1 月 30 日发表的中国专家的相关论文提到:99 例 COVID-19 中,重症监护病房患者的肝功能指标丙氨酸氨基转移酶(ALT)、天冬氨酸氨基转移酶(AST)、总胆红素(TBil)、乳酸脱氢酶(LDH)、凝血酶原时间(PT)明显高于非重症监护病房患者。同时,新冠肺炎患者以肝损伤为首发表现非常少见,而继发性肝损伤更多见。还有研究资料显示:武汉病例的初步研究发现 COVID-19 肝损害占 30%~40%左右,而且个别严重病例出现了肝衰竭。

15.1 临床及病理表现

乏力、纳差或有黄疸,ALT、AST 升高,严重者 PT 延长、白血球蛋白比例倒置,肝脏肿大,肝区叩击痛明显。原有慢性肝病史、糖尿病、高血压的新冠肺炎危重症患者中容易出现继发性肝损伤的比例高,有个别发生肝衰竭。

目前有限的尸检和肝穿刺组织病理学检查显示,COVID-19 患者除肺部特征性损害外,肝脏体积增大;肝细胞变性、灶状坏死伴中性粒细胞浸润,肝血窦充血,汇管区可见淋巴细胞和单核细胞浸润,微血栓形成;胆囊高度充盈;脾脏明显缩小;心脏可见心肌细胞变性、坏死;肾脏可见间质充血,可见微血栓和灶性纤维化。

在 COVID-19 病程中,出现肝脏生化学检查异常的比例较高,但多数患者仅表现为反映肝细胞损害的 ALT 和(或)AST 轻度升高,而反映胆管损伤的 ALP 和

GGT 多无明显升高。除伴有多系统器官功能衰竭的重型及危重型患者,单纯本病引起肝衰竭的报道少见。有综述提到,伴有糖尿病、高血压的 COVID-19 危重型患者容易出现继发性肝损伤;而在轻型患者中,即使有基础肝病(如脂肪肝、病毒性肝炎等),也很少出现肝功能异常或加重。具体分析:

15.1.1 COVID-19 转氨酶升高

在 COVID-19 患者中,ALT 和(或)AST 升高的发生率为 14%~53%,其中重型患者的转氨酶升高发生率高于轻型和普通型患者,需要进入重症监护病房(intensive care unit,ICU)、需要采用机械通气或病死的患者的转氨酶增高率显著高于其他患者。重型患者的 AST 升高率高于 ALT 升高率,在非重型患者中,AST 升高率和 ALT 升高率相接近。多数 COVID-19 患者的转氨酶为轻到中度升高。但有报告显示,个别患者出现 ALT 增高达 7590 U/L,AST 达 1445 U/L。但是,不清楚这些患者是否曾出现严重低血压及严重低氧血症,以及是否有基础肝脏疾病。

15.1.2 COVID-19 血清胆红素升高

最近发表的一项总结了 31 个省、自治区、直辖市 552 家医院共 1099 例 COVID-19 患者的大样本队列研究文献显示:总胆红素升高的总发生率约为 10%,其中在重型患者和非重型患者中的发生率分别约为 13.3% 和 9.9%,需要进入 ICU、需要采用机械通气或死亡患者的总胆红素的升高发生率高于其他患者(20.8%:9.8%)。

15.1.3 COVID-19 血清转氨酶及胆红素同时升高

报道中尚未见到有关 COVID-19 患者血清转氨酶和胆红素同时升高发生率的数据。亦很少见关于转氨酶增高分层比较的报告。有单个医院的多项肝脏生化学指标的联合分析显示,COVID-19 肝脏生物化学指标异常发生率约为 37.76%(37/98);其中:ALT 或 AST < 2×ULN(40 U/L),或总胆红素< 1.5×ULN(17.1 微摩尔/升)占 17.35%(17/98);ALT 或 AST< 3×ULN,或 1.5×ULN<总胆红素< 2×ULN,占 17.35%;ALT 或 AST 大> 3×ULN,或总胆红素> 2×ULN,占 7.14%(7/98)(危重型中发生率 12.9%(4/31),普通型中发生率 4.5%(3/67))。

15.1.4 COVID-19 血清白蛋白及凝血酶原活动度(PTA)降低

临床实践发现且有研究报道显示,重型和危重型患者可出现血清白蛋白水平的降低,一般在 26.3~30.9 克/升。有研究报道凝血酶原时间(PT)在入住 ICU 患者(*n*=13)中为 12.2 s(11.2~13.4 s),显著高于非入住 ICU 患者(*n*=28)的 10.7s(9.8~12.2s)(*P*=0.012)。

15.1.5　急性或慢加急性肝衰竭

急性或慢加急性肝衰竭主要表现为血清胆红素进行性升高和 PTA 进行性下降,伴有不同程度的肝性脑病。除发生多系统器官功能衰竭的患者外,尚未见到 COVID-19 患者合并急性肝衰竭的报道,亦未见到原有肝脏疾病未控制或失代偿期肝硬化基础上合并 COVID-19 的报道。

15.2　发病机制

初步认为新冠病毒感染后对肝脏的损伤,主要是由于免疫、药物、全身炎症反应以及多器官功能障碍所致的继发性损伤,病毒的直接作用有待进一步研究。

研究人员发现新冠病毒主要通过人血管紧张素转化酶 2(ACE2)进入细胞。肺泡 2 型细胞高表达 ACE2,因此肺成为新冠病毒主要靶向器官。发现人类胆管上皮细胞特异表达 ACE2,比肝细胞高 20 倍,提示新冠病毒感染可能会导致胆管上皮细胞损伤。电子显微镜下,在肝细胞内可观察到典型的新型冠状病毒颗粒,并呈现出细胞病变效应。但临床资料显示,反映胆管损伤的碱性磷酸酶(ALP)及 γ-谷氨酰转肽酶(GGT)无明显升高。

在药物反应方面,主要是退烧药:乙酰氨基酚有公认的肝毒性;抗病毒药:奥司他韦、阿比多尔、洛匹那韦、利托那韦等,这类药物说明书都标明了存在肝功能损害等不良反应。有报道显示,超过 50% 的患者接受了抗生素静脉用药,45% 的患者接受了 2 种以上抗生素的联合治疗,用药持续时间 3~17 天。另外,患者往往还接受多种抗病毒药物及其他对症支持治疗的药物。因此,在治疗过程中出现的肝损伤也可能与所使用药物或药物间的相关作用有关。

其次,备受关注的"炎症风暴"也是相关肝损伤的重要因素之一。临床可见到一些新冠肺炎患者,早期发病并不凶险,但是后期会突然出现恶化,很快进入多器官功能衰竭状态。这与病毒感染激活了机体天然免疫与细胞免疫密切相关,一方面病毒可直接导致 Toll 样受体(Toll-like receptors,TLRs)等炎症信号与杀伤性 T 淋巴细胞活化,尤其是 T 淋巴细胞会对受感染的机体细胞进行消灭,导致受感染细胞凋亡、坏死及 T 淋巴细胞耗竭,死亡的受感染细胞释放的损伤相关模式分子(DAMPs),如细胞 DNA 片段、活性氧、高迁移率族蛋白 B1、脂质代谢产物等,进一步活化 TLRs 等炎症信号,同时 T 淋巴细胞耗竭后不能控制病毒与细菌感染,进一步大量激活 TLRs 等炎症信号通路,导致巨噬细胞活化、中性粒细胞募集等继发炎症反应,释放大量炎症细胞因子,如肿瘤坏死因子(TNF)、白介素-6(IL-

6)、白介素-18(IL-18)等,导致急性呼吸窘迫综合征、SIRS,诱发机体缺氧,导致更多细胞损伤、坏死,如此恶性循环,不仅导致肺损伤,也可引起肝脏、心肌、肾脏等多器官损伤。

关于缺血缺氧再灌注损伤。前期的研究发现在肝移植标本、肝缺血缺氧的体内与体外模型中都可见缺血缺氧导致的肝细胞死亡与炎症细胞浸润。提示在休克、缺氧条件下肝细胞内氧剥夺、脂质聚集、糖原消耗与三磷酸腺苷耗竭,细胞生存信号被抑制,均可快速导致肝细胞死亡。随着活性氧的不断增加,活性氧及其过氧化产物作为第二信使,启动和激活了对氧化还原敏感的转录因子,进一步启动多种促炎因子的释放,继而导致肝脏损伤。缺血性肝炎、休克肝,病理上表现为:肝小叶中央区细胞坏死,但无明显炎性细胞浸润;其临床特征为转氨酶的快速重度升高(可超过 20×ULN),常伴有乳酸脱氢酶升高,肝功能异常可随循环和呼吸功能改善而改善。COVID-19 患者存在不同程度的低氧血症,其中 40%以上需要接受氧疗。因此,缺血和低氧可能是重型和危重型 COVID-19 患者出现肝损伤的主要机制之一。

COVID-19 患者多为成年人,因此有可能存在慢性乙型肝炎病毒感染(COVID-19 患者中 HBsAg 阳性率 6.5%)及酒精性肝病等基础肝病。如果正在接受抗病毒治疗的乙型肝炎患者在患 COVID-19 期间停用抗 HBV 药物,可发生肝炎发作;未接受抗 HBV 治疗者接受大剂量激素治疗,有可能导致 HBV 被激活(或再活动)。

15.3 诊断

对于 COVID-19 合并肝损伤诊断,首先应识别肝脏生物化学指标异常,并区分其严重程度,特别是鉴别出严重肝损伤和急性肝衰竭。在 COVID-19 患者中往往存在多种肝损伤因素,故应尽可能通过全面临床分析,分清主次因素。

15.3.1 COVID-19 相关的急性肝损伤

ALT 或 AST>3×ULN,或总胆红素>2×ULN,且在排除其他器官组织来源的转氨酶增高的前提下,可考虑 COVID-19 合并肝损伤。

15.3.2 COVID-19 相关的急性肝衰竭

以胆红素升高(>10×ULN)和 PTA 下降(<40%)及出现 II 期以上肝性脑病为特征。具体请参照《肝衰竭诊治指南(2018 年版)》。

15.3.3 低氧性肝炎

48 小时内急剧升高,可超过 20×ULN,恢复有效血容量和有效灌注或改善呼吸功能后 1~2 周内可降至正常。其诊断需要排除其他原因所致肝损伤。

15.3.4 基础肝脏疾病加重

有慢性乙型肝炎、慢性丙型肝炎、酒精性肝病、非酒精性脂肪性肝病、自身免疫性肝病等基础肝病者,有可能在合并 COVID-19 时加重。正在接受抗病毒治疗的慢性乙型肝炎患者,有可能因为停药出现病毒反弹及肝脏损伤;在没有接受抗乙型肝炎病毒治疗的情况下,大剂量应用激素也可能激活乙型肝炎病毒。各种原因的肝硬化患者有可能因为新型冠状病毒感染而加重甚至发生失代偿,失代偿肝硬化患者也有可能进一步加重。应该结合病史及有关检查,在有肝脏生化学异常的患者中有针对性地检测相应指标进行鉴别诊断。

15.3.5 药物性肝损伤

不同药物引起肝损伤的发生率不同,但其发生率随药物种类增多而增高。药物性肝损伤的诊断是排他性诊断,需要结合病史及相关检查排除其他肝脏疾病,再通过因果关系评估来确定肝损伤与可疑药物的相关程度。请按照药物性肝损伤诊治指南进行诊断。

15.4 干预原则

15.4.1 积极治疗 COVID-19,不建议预防性应用保肝降酶药。

15.4.2 正确治疗基础肝脏疾病。

如慢性乙型肝炎患者接受长期抗病毒治疗者,不可停药;需要用激素治疗者,宜同时接受高效低耐药抗乙型肝炎药物(如恩替卡韦、替诺福韦酯或丙酚替诺福韦)抑制乙型肝炎病毒从而预防 HBV 再活动或乙型肝炎发作。对有任何原因所致肝硬化特别是失代偿期肝硬化的患者,应注意其相应的基础治疗。

15.4.3 尽量精简治疗药物。

用药不宜种类过多、剂量过大、时间过长,以减少发生药物性肝损伤的机会。

15.4.4 监测肝脏相关生物化学指标。

对于所有 COVID-19 患者,均应监测肝脏相关生化指标,如 ALT/AST、总胆红素和直接胆红素、白蛋白、PTA 或国际标准化比值(INR),以便及时发现可能出现的肝损伤。

15.5 中西医结合治疗

15.5.1 西医

西医对于 COVID-19 合并肝损伤的治疗，首要是针对原发病 COVID-19 的治疗。

①对于轻度肝脏生化学异常者，主要针对 COVID-19 治疗，对于伴有轻度肝脏生化异常的 COVID-19 患者，应积极治疗原发病。主要以支持治疗，及时给予氧疗，并监测疾病进展。一般不需要使用保肝药物，也没有证据使用保肝药物可以改善预后。

②对于急性肝损伤者，应尽可能分析判断其可能的原因并采取相应措施，同时密切监测 ALT、AST、总胆红素、直接胆红素、白蛋白、PTA（或 INR），以及时识别急性肝衰竭的发生。可以酌情选用成分相对清楚、作用机制相对明确、质量控制规范可靠的具有抗炎、退黄作用的保肝类药物，但其种类不宜过多（一般不超过 2 种）。

③对于低氧性肝炎者，应加强循环和呼吸支持。

④对于怀疑药物性肝损伤者，应考虑停用或减量可疑药物，具体请参照中国《药物性肝损伤指南》处理。

⑤对于急性肝衰竭患者，加强病情监护，积极给予对症、支持治疗，推荐肠内营养，纠正低蛋白血症；病因明确者，应给予相应治疗。具体请参照中国《肝衰竭诊治指南（2018 年版）》处理。

15.5.2 中医

中医讲究"治未病"，因此针对病因，预防为主，截止于疾前是干预的重要策略。COVID-19 在没有确切疗效的药物治疗的情况下，试用的一些抗病毒药物都有肝损害的可能，尤其降体温、止疼痛的含有乙酰氨基酚成分，更是肝损的元凶，因此中医药的提前介入干预是非常必要的。

中医药在辨治原则下，退热、止痛的疗效至少与西药没有差异。其次，在西医支持治疗的基础上，运用中医辨证施治预防"炎症风暴"，减少重症化，是防止肝损害的有效策略，也体现了中医"治未病"的思想。

具体地讲，就是坚持中西医结合、中西医并重的指导方针，中医药早期干预、全程参与。当然，需要专家团队的讨论，制定出最合理的用药方案。

(1)肝的生理特性和治疗原则

因为肝脏具有以下生理特性,因此中医治肝讲究:疏肝利胆、舒肝解郁、养肝活血、清肝泻火等,一般忌讳使用燥烈耗阴之品,往往用滋养阴血以益肝或采用凉肝、泻肝等法以抑制肝阳之升动过度,如《类证治裁·卷之三》说:"用药不宜刚而宜柔,不宜伐而宜和。"同时,还十分注重肝脾(胃)、肝胆、肝肾(乙癸)同治的理念。

①肝喜条达:条达,舒展、条畅、通达之意。抑郁,遏止阻滞。肝为风木之脏,肝气升发,喜条达而恶抑郁。肝气宜保持柔和舒畅,升发条达的特性,才能维持其正常的生理功能,宛如春天的树木生长那样条达舒畅,充满生机。肝主升发是指肝具升发生长、生机不息之性,有启迪诸脏生长化育之功。肝属木,其气通于春,春木内孕生升之机,以春木升发之性而类肝,故称肝主升发,又称肝主升生之气。条达为木之本性,自然界中凡木之属,其生长之势喜舒展、顺畅、畅达,既不压抑又不阻遏而伸其自然之性。肝属木,木性条达,故条达亦为肝之性。肝喜条达是指肝性喜舒展、条畅、畅达,实即肝之气机性喜舒畅、调畅。在正常生理情况下,肝气升发、柔和、舒畅,既非抑郁,也不亢奋,以冲和条达为顺。所以,唐容川说:"肝属木,木气冲和发达,不致遏郁,则血脉得畅"。(《血证论·脏腑病机论》)若肝气升发不及,郁结不舒,就会出现胸胁满闷、胁肋胀痛、抑郁不乐等症状。如肝气升发太过,则见急躁易怒、头晕目眩、头胀头痛等症状。肝的这种特性与肝主疏泄的生理功能有密切关系。

肝气升发条达而无抑遏郁滞,则肝之疏泄功能正常。肝主疏泄的生理功能是肝喜升发条达之性所决定的。故曰"肝之性,喜升而恶降,喜散而恶敛"(《读医随笔》),"以木为德,故其体柔和而升,以象应春,以条达为性……其性疏泄而不能屈抑"(《内经博议》)。

②肝为刚脏:肝为风木之脏,喜条达而恶抑郁,其气易逆易亢,其性刚强,故称。刚,刚强暴急之谓。肝脏具有刚强之性,其气急而动,易亢易逆,故被喻为"将军之官"。肝体阴用阳,为风木之脏,其气主升主动,喜条达而恶抑郁,也忌过亢。肝为刚脏系由肝体阴用阳之性所致。肝体阴柔,其用阳刚,阴阳和调,刚柔相济,则肝的功能正常。故曰:"肝为风木之脏,因有相火内寄,体阴用阳,其性刚,主动,主升,全赖肾水以涵之,血液以濡之,肺金清肃下降之令以平之,中宫敦阜之土气以培之,则刚劲之质,得为柔和之体,遂其条达畅茂之性,何病之有。"(《临证指南医案·卷一》)在生理情况下,肝之体阴赖肾之阴精以涵,方能充盈,故肝之自身体

阴常不足而其用阳常易亢。刚柔不济,柔弱而刚强,故肝气易亢易逆。肝气、肝阳常有余的病理特性,反映了肝脏本身具有刚强躁急的特性。故沈金鳌说:"肝……其体柔而刚,直而升,以应乎春,其用条达而不可郁,其气偏急而激暴易怒,故其为病也,多逆。"(《杂病源流犀烛》)若恣其性则恣横欺凌,延及他脏,而乘脾、犯胃、冲心、侮肺及肾,故曰肝为五脏之贼。

③肝体阴而用阳:体用是中国古代哲学范畴,指实体及其作用、功能、属性,或本质与现象,或根据与表现的关系。引入中医学领域,旨在说明脏腑的本体及其与生理功能、生理特性的关系。肝体阴而用阳:所谓"体",是指肝的本体;所谓"用",是指肝脏的功能活动。肝为刚脏,以血为体,以气为用,体阴而用阳。肝为藏血之脏,血属阴,故肝体为阴;肝主疏泄,性喜条达,内寄相火,主升主动,故肝用为阳。肝脏"体阴"的意义:a.肝属阴脏的范畴,位居膈下,故属阴;b.肝藏阴血,血属阴。肝脏必须依赖阴血的滋养才能发挥其正常的生理作用,肝为刚脏,非柔润不和。肝脏"用阳"的意义:a.从肝的生理机能来看,肝主疏泄,性喜条达,内寄相火,主动主升,按阴阳属性言之,则属于阳;b.从肝的病理变化来看,易于阳亢,易于动风。肝病常表现为肝阳上亢和肝风内动,引起眩晕、肢麻、抽搐、震颤、角弓反张等症状。气为阳,血为阴,阳主动,阴主静,因而称肝脏"体阴而用阳"。

④肝气与春气相应:肝与东方、风、木、春季、青色、酸味等有着一定的内在联系。春季为一年之始,阳气始生,万物以荣,气候温暖多风。天人相应,同气相求,在人体则与肝相应。故肝气在春季最旺盛,反应最强,而在春季也多见肝之病变。证之于临床,春三月为肝木当令之时,肝主疏泄,与人的精神情志活动有关;故精神神经病变多发于春天。又如肝与酸相应,故补肝多用白芍、五味子等酸味之品。

(2)中医治疗选择

①免疫调节

肝损患者的免疫功能低下或紊乱,中医认为此属正气受损,肝肾亏损,气机失调,治疗以扶正调平为主,即对阴阳气血的调和。

a.临床中如见乏力、气短、纳差、腹泻等偏于气虚者,宜用:补中益气汤化裁,水煎服。中成药可用:黄芪注射液,静脉滴注。

b.如见头晕目眩、口干咽燥、两胁不适或肝区时痛等偏于阴血不足者,宜用:补肝汤化裁,水煎服。中成药可选用:生脉注射液或参麦注射液,静脉滴注。

c.如见畏寒、手足不温、便溏、水肿、腹胀等阳虚者,可选用:左归丸化裁,水煎服。中成药可选:参附注射液等。

d.阴阳偏胜表现不明显者,或阴阳失调已调平后,可选用如下2类中成药为宜:一类是虫草制剂,如心肝宝、金水宝、百令胶囊等药品,其性平气和,补而不腻,具有双向调节性,适用于各型。一类是多糖类、藻类、覃类制剂,如云芝多糖、猪苓多糖、香菇多糖,及螺旋藻等药品,都具有增强机体细胞免疫功能,从而抑制病毒。

②保肝降酶

中药在保护肝细胞膜的稳定性,促进丙氨酸氨基转移酶(ALT)、门冬氨酸转氨酶(AST)等肝酶的生化代谢方面的疗效也是确切的。常用的有:甘草酸类制剂,如强力宁注射液、甘利欣注射液、美能等药品;五味子及其复方制剂,如联苯双脂滴丸、五脂胶囊、健肝灵、肝加欣(五仁醇、胆汁粉)、百赛诺(双环醇)等药品。

甘草酸类药品系从中药"甘草"中提取出的有效成分,具有保护肝细胞膜、抗炎、抗敏、抗病毒、类固醇样作用及免疫双向调节等功能。降酶作用在给药6小时后即出现,是急慢性肝损伤后保肝降酶治疗的最基本药物之一。应用中应注意低钾、高血压、水钠潴留等不良反应。

五味子酸温,兼辛、甘、苦味,具补气益肾,敛阴泻毒之功。《内经》中说"肝苦急,急食辛以散之,以辛补之,以酸泄之",故五味子是降酶作用最好的中药,且常用于单纯性ALT升高而黄疸不甚高者,即湿热偏重者慎用。垂盆草制剂,如垂盆草颗粒、护肝宁(垂盆草、丹参、灵芝、虎杖等)等药品,亦具有清热利湿,护肝降酶的作用。

③退黄化毒

黄疸是肝细胞对胆红素的摄取、转化、排泄等某一环节功能发生障碍时的直接表现,其消长与病情呈正相关。退黄是临床最棘手的事,因其原因与表现的不同,故用药必须辨证。

a.基本首选药仍属甘草酸类,其细胞膜稳定和修复作用显著。普通急性肝损初期之黄疸,一般属肝胆湿热之阳黄,茵陈蒿汤主之。中成药静脉滴注可选用:茵栀黄注射液、舒肝宁注射液(茵栀黄加灵芝)即可。有瘀热留恋时,水煎剂血府逐瘀汤;亦可静滴:丹参注射液等活血制品,则黄退较快。

b.重型时血清胆红素(TBil>170微摩尔/升)者,属营血热壅之急黄,宜凉血清营为主,茵栀黄类几乎无效。水煎剂当选:清营地黄汤之类。静滴可选:清开灵注射液等。

c.肝内瘀胆者,宜利胆退黄为主,常用苦黄注射液(苦参、大黄)静脉滴注。尚可选用八宝丹(牛黄、蛇胆、珍珠、三七、麝香等)、熊胆胶囊等口服。合并胆囊炎时,口服消炎利胆片。

d.若面色灰暗、畏寒、腹胀、水肿而兼黄疸者,属于寒湿之阴黄,宜选用灯盏细辛注射液、参附注射液等。

④抗肝纤维化

急、慢性肝损伤,都能导致肝纤维化病理的形成,从肝细胞的损伤、炎症、坏死、细胞外基质的异常增生和沉积有的需要经过数月至数年之久,故 COVID-19 肝损害尚未有肝纤维化的报道,但不能排除继发肝纤维化的可能性。早期肝纤维化是可逆的,而肝硬化则基本为不可逆。因此,早期肝纤维化的防治研究具有特别重要的意义。

关于肝纤维化的现有理论为:在肝纤维化形成过程中 HSC 的激活和增生在肝纤维化的发生过程中起主要作用。其中 HSC 表型的激活是肝纤维化形成过程的关键,激活的 HSC 是肝纤维化时 ECM 成分的主要来源,同时在调节 ECM 的降解中起关键作用。来源于肝细胞、库普弗细胞、肝窦内皮细胞及血小板的 TGF-β、PDGF、HGF、PAF 等致纤维化介质,通过诱导 HSC 的激活和增殖,在肝纤维化形成中起促进作用,其中 TGF-β、PDGF 的作用特别受关注。

肝纤维化的早期干预,首先是治愈原发病,去除病因。目前公认中医药抗肝纤维化有确切疗效,中医认为肝纤维化,系阴血亏损,邪毒蕴结,肝络瘀阻所致,临证处方以柔肝益脾,活血化瘀,软坚散结为原则,灵活组方。可选中成药药品有:鳖甲软肝片、安络化纤丸、朝阳丸、大黄蛰虫丸、葫芦素片等。

15.6 预后

轻型、普通型 COVID-19 患者的肝脏生化学异常往往在本病康复后自然恢复,与患者病死率并无明显关系。重型和危重型患者往往在缺氧改善后缓解,其死亡的主要原因是呼吸功能衰竭。低氧性肝炎在循证和呼吸功能改善后也大多能恢复。原有基础慢性肝脏疾病的预后,取决于其基础肝病的严重程度和治疗效果。

(柴玲霞 孙 钧)

16

"COVID-19"的康复

新型冠状病毒肺炎(新冠肺炎,COVID-19)传染性极强,人群普遍易感。新冠肺炎患者虽经过积极救治,往往存在不同程度的呼吸功能、躯体功能、心理及社会功能等障碍,采用恰当的康复干预,将有利于消除后遗症,促进患者心肺功能和体能的恢复,减轻焦虑等不良情绪。为了更好地发挥中西医结合在新型冠状病毒肺炎康复期的独特优势,由中央指导组专家组成员张伯礼院士、王辰院士等相关专家牵头组织,在武汉抗疫一线的部分中医药专家以及华中科技大学附属协和医院和武汉市中医院的相关专家根据临床观察及实践经验,在综合国内相关部门发布的新型冠状病毒肺炎恢复期相关指导建议(意见)及诊疗方案的基础上,共同起草了《新型冠状病毒肺炎恢复期中西医结合康复指南(第一版)》,在征求相关专家意见后进行多次修订,现由中华中医药学会和中国康复医学会共同发布,供新冠肺炎恢复期临床诊疗参考使用。本文以此指南为准论述。

16.1 康复的目标

对于新型冠状病毒肺炎出院患者,康复的目标主要是改善呼吸困难症状和功能障碍,减少并发症,缓解焦虑抑郁情绪,降低致残率,最大程度恢复日常生活活动能力,提高生活质量。

16.2 康复的对象和场所

16.2.1 对象

符合《关于印发新型冠状病毒感染的肺炎诊疗方案(试行第七版)的通知》确诊病例的诊断标准,经治愈出院的新冠肺炎患者:存在呼吸功能、躯体功能、心理及社会功能障碍,且无康复治疗相关禁忌证。

16.2.2　场所

指定的出院后患者康复医疗机构、隔离场所、社区、家庭。

16.3　康复诊疗原则

①康复诊疗工作须严格按照国家卫生健康委员会关于《医疗机构内新型冠状病毒感染预防与控制技术指南(第一版)》《新型冠状病毒感染的肺炎防护中常见医用防护使用范围指引(试行)》《新型冠状病毒感染的肺炎防控方案》等文件要求做好各种防护。

②重视患者康复评估,制定具有针对性的个体化的中西医结合康复方案,确保患者最大获益。

③重视康复科普宣教、心理咨询,可采取视频、微信、宣传手册等各种方式进行远程康复指导。

16.4　康复诊疗流程

16.4.1　新冠肺炎住院康复流程

①康复医生接诊(会诊)并评估病情;治疗师接诊,评估患者功能状态。

②康复小组讨论,制定康复处方并执行。

③治疗后反馈。

④康复小组再讨论(1周后),调整临床康复治疗。

⑤出院前评估(2~3周后)。

⑥居家康复远程指导。

16.4.2　新冠肺炎门诊康复流程

①门诊康复医生接诊并评估病情;治疗师接诊,评估患者功能状态。

②康复小组讨论,制定康复处方并执行。

③患者复诊。

④康复小组再讨论(1~2周后),调整临床康复治疗。

⑤患者随访。

16.4.3　新冠肺炎居家康复流程

①出院前功能评估。

②制定居家康复处方,进行出院前健康宣教,并通过微信、视频监督指导执行。

③定期复诊。

④再评估(1~2周后),调整康复方案。

16.5 康复评估

16.5.1 呼吸功能评估

①呼吸困难量表常用的有 Borg 量表、mMRC 量表等。

②肺功能评定其主要测定指标为：第一秒用力呼气容积（FEV_1）、一秒率（FEV_1/FVC）、用力肺活量（FVC）、最大通气量（MVV）、深吸气量（IC）、肺总量（TLC）。

③呼吸评定:最大吸气肌力指数(MIP)、吸气流速峰值(PIF)、吸气体积(VC)。

16.5.2 徒手心肺功能评估

①6 分钟步行试验(6MWT):间接反映受试者摄氧能力和机体耐力。

②两分钟踏步测试:间接反映受试者运动耐力。

16.5.3 徒手肌力评估

①30 秒椅子站立试验:评估下肢的功能情况,和大腿力量呈显著相关性。

②30 秒手臂屈曲试验:评估上肢肌群力量。

16.5.4 徒手柔韧性评估

①改良转体试验:测试躯干旋转的柔韧性。

②抓背试验:评价肩关节的柔韧性。

③座椅前伸试验:评估双下肢和下背部的柔韧性。

16.5.5 徒手平衡评估

①单腿直立平衡实验:评估姿势稳定性。

②功能性前伸实验:评估老年人群的平衡能力。

16.5.6 心理功能评估

①贝克抑郁自评量表(PHQ-9):评估患者抑郁心境的严重程度。

②广泛焦虑量表(GAD-7):评估患者焦虑心境的严重程度。

③创伤后应激障碍检查表(PCL):评估患者是否有创伤后应激障碍的情况。

16.5.7 日常生活活动能力评估

改良 Barthel 指数。

16.5.8 生存质量评估

世界卫生组织生存质量测定量表简表(WHOQOL-Bref)或健康调查(SF-36)。

16.6 中西医结合

16.6.1 措施

(1)健康教育

包括但不限于疾病的认识、康复的意义和重要性、生活方式的调整等。

(2)呼吸训练

如果患者在出院后存在气促、喘憋、排痰困难等症状,应在临床医疗处理的基础上针对性安排以下训练:

①呼吸模式训练:包括体位管理、调整呼吸节奏、胸廓活动度训练等技术。

②吸气肌训练:如存在吸气肌功能障碍,建议进行吸气肌训练,利用阈值呼吸肌训练器,50%MIP 起始,每周增加 5%,到 70%维持,采用 HITT 方式对于部分 ICU 获得性虚弱的患者,再使用呼吸训练器进行吸气肌训练,初始负荷为最大吸气压的 30%,每组 5 次吸气,每吸间隔不少于 6 秒,每次训练做 6 组,组间休息 1 分钟,频率每日一次。

③排痰训练:在清洁气道时可采用主动循环呼吸技术的方法帮助排痰,以减少咳嗽耗能;还可使用振动正压通气(OPEP)等器械辅助。

对于有痰液储留且排痰困难的患者,鼓励患者先用体位引流的方式进行排痰,建议针对受累肺叶行体位引流,让患者保持健侧肺在下的侧卧位,保持气道清洁,延缓呼吸功能减退,改善呼吸功能。

(3)运动处方

①有氧运动:有氧运动采用 FITT(Frequency 频率、Intensity 强度、Time 时间、Type 类型)原则制定运动处方:F 频率:3~5 次/周。I 强度:根据患者心肺运动功能循序渐进地调整运动强度,可从非常低强度(运动中心率<57%或心率上升<30% HRr 或 RPE<9/20)→低强度 (运动中心率 57%~63%HRmax 或心率上升 30%~39%HRr 或 RPE:9-11/20)→中等强度 (运动中心率 64%~76%HRmax 或心率上升 40%~59%HRr 或 RPE:12-14/20)。T 时间:10~30 分钟/次,前 3 分钟为热身阶段,最后 5 分钟为整理阶段,约为运动中强度的 30%~40%。(若采用间歇运动形式,计算累计的运动时间)。T 类型:持续或间歇的原地踏步、室内/外步行、室内/外踏车、太极等中国传统功法等。

②力量训练:力量训练推荐使用渐进抗阻法训练法,每个目标肌群的训练频率是 2~3 次/周,负荷为 8~12RM(即每组重复 8~12 个动作),1~3 组/次。

③平衡训练:合并平衡功能障碍的患者,应予以介入平衡训练,如康复治疗师指导下的徒手平衡训练、平衡训练仪等。

④中国传统功法

a.八段锦是一套独立而完整的健身法。其中,"双手托天理三焦"通过上肢的运动可以带动肋骨上提,胸廓扩张,脊柱伸展,腹部肌肉牵拉,配合呼吸,有助于改善呼吸功能和消化功能。习练八段锦还可改善肢体的运动功能、平衡功能以及缓解焦虑紧张的情绪。八段锦每段可做3~5次。

b.太极拳动作缓慢,平稳,讲究呼吸与动作配合。动作在起身、屈臂、手臂向内收、蓄劲时,采用吸气配合;动作在下蹲、伸臂蹬脚及手臂向外开、发力时,采用呼气配合。简言之,动作外展为呼,内收为吸;动作沉降为呼,提升为吸;发劲时为呼,蓄劲时为吸。不管哪种呼吸,基本要领均为细、匀、深、长。太极拳锻炼中的节律性呼吸不仅增强肺通气和换气功能,提高机体摄氧能力,同时肢体运动改善下肢肌肉力量和平衡能力等。24式太极拳可早晚各练习1次。

c.呼吸六字诀包括:"嘘(xu)、呵(he)、呼(hu)、呬(si)、吹(chui)、嘻(xi)",依次每个字6秒,反复6遍,腹式呼吸方式,吐故纳新,调整肝、心、脾、肺、肾、三焦等脏腑及全身的气机,锻炼呼吸肌,改善呼吸功能、和缓情绪,配合肢体动作还可以改善运动功能。建议每天1~2组,根据个人具体情况调整运动方式及总量。

传统中医功法可以参照上述有氧运动的处方进行,切不可过劳。热身和整理运动可以采用静养、站桩或上下肢轻缓活动。

⑤注意事项

a. 疼痛:当患者存在肌肉骨骼系统的疼痛症状时,应酌情调整运动处方。

b. 乏力:对于轻症出院后患者,可以在监测血氧的情况下循序渐进增加活动强度到中等强度,对于重症患者,建议强度调整的周期应更长。

c. 气促:运动过程前后及整个过程中需强化血氧及症状监测,出现气短、喘憋、胸闷等症状时需要了解患者的指氧水平,小于93%时应终止活动。

(4)ADL干预

①BADL干预(基础日常生活活动能力干预)(出院后2~4周内)

对于轻症出院后患者,在出院后两周内,主要康复焦点主要集中在转移、修饰、如厕、洗澡等日常活动能力进行评估,评定的重点在于了解在进行这些日常活动时是否存在疼痛、呼吸困难肌力弱等因素而导致的日常活动能力障碍,并针对性地予以康复治疗。针对重症治疗期间因卧床制动等因素产生的挛缩、软组织损伤导致的疼痛以及关节活动受限的问题,可以通过药物、物理因子、支具及牵伸等方法进行综合治疗。对于肢体力弱导致的基础日常活动障碍,可以通过以力量训练及作业治疗训练的方式进行干预。对于呼吸困难而导致该日常生活活动障碍,需要综合考虑患者呼吸功能、有氧活动能力、肢体力量等因素,可以考虑对患者进行节能技术训练或者节能辅助具代偿的方式进行干预。

②IADL 干预(工具性日常生活活动能力干预)(出院后 4 周以上)。对于轻症及重症出院后患者,出院 1 个月以后需要关注社会参与度等较高级别日常活动能力,所以建议运动工具性日常活动能力评定,并采取针对性治疗,工具性日常活动能力主要包括购物、外出活动、食物烹调、家务活动、洗衣服、服用药物、通信设备使用、财务处理能力等内容。需综合考虑患者在完成这些活动时的心理及躯体功能能力,通过模拟实际场景的方式进行训练,寻找出任务参与的障碍点,建议在作业治疗师指导下进行有针对性地干预。

16.6.2　中医药康复

(1)中医辨治

①治疗原则

个体化治疗与综合调护相结合。针对恢复期的主要症状给予对症治疗,患者肺部炎性渗出未吸收完全,肺间质病变,可加用马鞭草、夏枯草、三棱、莪术等,免疫功能紊乱的可加用四君子汤,脏腑功能受损的根据症状进行脏腑功能辨治。

②推荐方案

a.轻症、普通型患者恢复期:

证型一:气阴两虚证

临床表现:热退神疲乏力,气短汗出,自汗或盗汗,干咳痰少而粘,唇干纳差,舌质淡或红,苔少或苔薄少津,脉细或细数或细弱。

治法:补肺益气养阴。

推荐方药:生脉散合补肺汤加减。人参 5 克,麦门冬 9 克,五味子 6 克(打碎),黄芪 20 克,熟地 12 克,紫菀 9 克,桑白皮 9 克等。或具有同类功效的中成药。

证型二:肺胃阴亏证

临床表现:食欲不振,痰少质黏,潮热盗汗,口干咽燥,手足心热,舌红少苔,脉细数。

治法:滋养肺胃,清涤余邪。

推荐方药:沙参麦冬汤加减。沙参 15 克,玉竹 10 克,冬桑叶 10 克,麦冬 15

克,生扁豆10克,天花粉10克,生甘草6克等。或具有同类功效的中成药。

证型三:脾胃虚弱证

临床表现:纳少,脘腹胀满,食后尤甚,神倦乏力,少气懒言,大便溏薄,舌淡胖苔白,脉缓弱。

治法:补中益气,健脾和胃。

推荐方药:补中益气汤或人参归脾汤。

黄芪15克,人参(党参)15克,白术10克,炙甘草10克,当归10克,陈皮6克,升麻6克,柴胡12克,生姜9片,大枣6枚等。

针对性缓解恢复期患者腹胀、乏力等主要症状。可选取具有同等功效的中成药。

b.重症、危重症患者恢复期

证型一:痰热阻肺证

临床表现:咳嗽痰多,或色黄,喉间痰鸣,呼吸急促,发热烦躁,或口渴,舌质红,苔黄或黄腻,脉数或滑数。

治法:清肺化痰,化瘀通络。

推荐方药:千金苇茎汤合小陷胸汤加减。

黄芩15克,法半夏15克,瓜蒌壳15克,苇茎30克,薏苡仁20克,桃仁15克,冬瓜仁15克,鱼腥草30克,浙贝母15克,甘草6克。或具有同类功效的中成药。

针对性减少患者肺部炎性渗出,缓解呼吸困难等症状。

证型二:肺痹动喘证

临床表现:恶寒、发热、咳嗽、喘息、胸闷、烦闷不安等,舌红苔黄,脉数。

治法:清热化瘀,宣肺平喘。

推荐方药:人参平肺散加减。

人参9克,陈皮15克,桑白皮15克,知母15克,炙甘草10克,地骨皮15克,五味子6克(打碎),茯苓12克,青皮12克,天门冬12克。或具有同类功效的中成药。

证型三:肺热津伤证

临床表现:口渴多饮,口舌干燥,尿频量多,烦热多汗,舌边尖红,苔薄黄,脉洪数。

治法:清热润燥,养阴生津。

推荐方药:清燥救肺汤加减。

冬桑叶10克,桑白皮15克,杏仁10克,麦冬12克,阿胶珠10克,枇杷叶10

克,沙参 15 克,黑芝麻 l5 克,生石膏 30 克(先下),石斛 10 克等。或具有同类功效的中成药。

证型四:脾肾阳虚证

临床表现:咳嗽气喘,咯痰色白清稀、量多,畏寒肢冷,面色白,神疲乏力,头晕,大便溏薄,舌淡苔白,脉沉弱或细缓。

治法:益气健脾,温补肾阳。

推荐方药:四君子汤合肾气丸加减。

人参 9 克,白术 9 克,茯苓 9 克,熟地黄 15 克,山萸肉 15 克,肉桂 10 克,甘草 6 克等。或具有同类功效的中成药。

(2)中医理疗

①穴位贴敷

选取党参、炒白术、白芥子等研细末,加入少许生姜汁或蜂蜜调糊,敷于天突、大椎、风门、肺俞(双)、中府等穴位,约 2 小时一次,每日 1 次,7 日为一疗程,具体贴敷时间依据患者皮肤反应而定,以患者耐受能力为度。

②灸法

选穴神阙、气海、关元、大椎、肺俞(或风门)、膏肓。采用麦粒灸,3~5 日治疗 1 次,5 次为 1 疗程;或予艾条灸,每日 1 次,每次 5~10 分钟,以皮肤潮红为度,可和针刺配合应用。

③针刺

取穴:肺俞、列缺、太渊、三阴交,针用泻法。肾俞、脾俞、足三里用补法,咽喉肿痛加少商、尺泽;热重者加大椎、曲池、尺泽;痰热郁肺证,加尺泽、曲池、天突;肺阴亏虚证,加膏肓、太溪。实证针用泻法,虚证针用补法或平补平泻法。

④耳穴压豆

取穴:风溪、交感、神门、腹、胸、角窝中、肾上腺、咽喉、胃、十二指肠、小肠、大肠、肾、艇中、脾、心、气管、肺、三焦、内分泌等,取王不留行籽贴在 0.7 平方厘米的胶布中间,对准穴位贴敷。嘱患者每日按压 6 次,每次约 10 分钟。7 天为一疗程。

⑤推拿

取穴:少商、列缺、太渊、鱼际、大椎、风门、天突、肺俞、脾俞、丰隆、足三里、命门、膻中等穴,点压、按揉穴位,以酸胀感为宜。

⑥拔罐

取穴:大椎、风门、定喘、肺俞、脾俞、肺部阿是穴(按压时有酸、麻、胀、痛、沉等感觉和皮肤变化的穴位),留罐不超过 10 分钟。

16.7 心理康复

新冠肺炎患者面对疫情的不确定感和不可控制感会出现心理行为应激反应、心理问题甚至精神障碍,所以患者心理康复的目标是稳定情绪,消除负面行为,增强康复信心,提高生活质量。

16.7.1 自我心理调节

①客观认识和评估新冠疫情,采取科学的防护措施,增加安全感,舒缓自己的恐惧情绪。

②识别接纳自己的情绪,忧虑、紧张、恐惧是绝大多数人面对疫情的正常反应,接受自己的负面情绪,重新建立新的生活规律,逐步排解负面情绪。

③接受家人、朋友和社会的支持和关心,逐渐恢复正常社会关系。

④主动获取心理健康知识和心理保健技巧,必要时主动寻求专业帮助。

16.7.2 专业心理干预

①专业心理医师根据新冠肺炎不同时期和不同类型患者的特点制定有针对性的心理干预方案。

②心理干预前需进行心理评估,必要时由精神科医师进行诊断和专业量表评估,根据评估结果制订相应的干预方案。

③对有失眠、焦虑和抑郁等需要心理支持的患者进行专业的心理干预治疗,必要时予以相关药物干预。

④对有冲动、焦躁和自杀倾向等精神问题患者及时提供精神科会诊,制定专业的心理-精神联合治疗方案。

16.7.3 其他

中医情志疗法,如五行音乐疗法、移情易性法等,调畅情志,避免不良情绪。

16.8 居家康复

①保持室内空气清新,温度湿度适宜,定时开窗通风。

②根据气温变化及时增减衣物,防止感冒。

③定期消毒,保证家中卫生;注意手卫生,预防感染及传染。

④保持居家隔离,避免去人员密集的公共场所,减少相互接触。

⑤根据专业康复医师制定的居家康复计划,循序渐进进行康复治疗,保证合

理膳食及充足的睡眠时间。

⑥调整心理状态,恢复身体体能,逐步回归社会。

⑦关注重症患者可能遗留的后遗症,定期复查,制定有针对性的综合康复方案。

⑧中医康复预防方案。按摩、熏灸保健穴位如大椎、关元、气海、中脘、足三里等;室内采用艾条熏灸或芳香利湿中药熏蒸,也可以制成香囊佩戴;中国传统功法锻炼也可进行。

16.9 合理膳食

新冠肺炎康复期患者结合自身身体基础,拟定合理膳食:

①适当限制食量、控制肉类摄取,每天宜摄入优质蛋白质 150~200 克。

②饮食宜温、宜软、宜少食多餐,宜食富营养而易消化的食物,烹调方法以蒸煮为佳。每天宜摄入谷薯类食物 250~400 克,新鲜蔬果 500~700 克。

③补充足量水分,1500~2000 毫升/日,宜多次少量饮用,以白开水或淡茶水为好。

④适当食用具有补气养阴、清肺化痰功效的食物,如山药、百合、莲子、红枣、银耳、梨、藕、荸荠、鸭肉、萝卜、陈皮、芦笋、蒲公英、鱼腥草、薏苡仁等。

16.10 康复注意事项

①通过体格检查、问卷量表、辅助检查等方法,全面、详细地评估患者的呼吸功能、躯体功能、日常生活能力、心理状态及社会参与等方面的障碍及严重程度,为制定康复方案提供依据。

②掌握康复治疗的适应证和禁忌证,遵循个性化原则,尤其针对高龄及存在多种基础疾病的患者,加强治疗安全性。

③康复治疗应注意生命体征的监测,保障治疗的安全和有效,适当调整治疗周期,建议有条件的医院佩戴指脉氧监测仪进行相关评估和治疗。

④出院病人康复治疗应减少因不确定气溶胶生成,造成病毒扩散的风险,避免交叉感染。

⑤患者若为体质虚弱者,刺激不宜过强,康复运动以微汗为度,任何不适感立即终止治疗,上报康复医师,完善检查,及时处理。

（柴玲霞 孙 钧）

17

"COVID-19"的预防

对于疫病的预防,古代医家早有论述,但由于历史条件的局限,在这一方面没有得到应有的发展。为了提高对疫病预防的水平,继承、发展前人预防温病的成就,对现代传染病的预防仍有一定的帮助。

17.1　中医传统预防

预防是指机体未病之前就预先采取一定的方法和措施以防止疾病的发生。《周易》中提出的"君子以思患而预防之",对于疾病来说同样是重要的。预防并非专指温病,但因温病大多具有传染性,如不及早加以预防,就可能发生传播,造成不同程度的流行,严重影响人群健康,甚至威胁生命。因此,预防温病具有特别重要的意义。在旧中国,由于社会制度、生产力水平和自然条件等严重不足,传染病肆虐时有发生,而且给人民的生活带来的结果是可想而知的。1949年后,在深入贯彻"预防为主"的方针,大力进行以除害灭病为中心的群众性爱国卫生运动中,较短时间内就取得了巨大成就。天花、鼠疫等烈性传染病已被消灭,许多严重危害人民健康的传染病得到控制。

17.1.1　经验积累

中医学关于疾病的预防思想,早在《内经》中就已奠定基础。《素问》说:"不治已病治未病""夫病已成而后药之,乱已成而后治之,譬犹渴而穿井,斗而铸锥,不亦晚乎?"这表明中国在两千多年前就充分认识到无病早防的重要性。古人还发现有些疾病可以传染和流行。

①讲究卫生,避其毒气

主张保持机体正气强盛,以防止病邪侵袭,从而免致疾病染易。同时,还指出应该"避其毒气",则又从另一角度,提出设法不与病邪接触,以防止染病。《肘后备急方》《千金要方》并载有 20 余首辟温方剂。在传播途径方面,前人早就发现通过饮食、呼吸等可以传染疾病,《温疫论》指出:"邪自口鼻而入。"还认识到有些可通过昆虫、动物等为媒介而传播,清代的洪稚存《北江诗话》说:"时赵州有怪鼠,白日入人家,即伏地呕血死。人类其气,亦无不立殒者。"稍晚成书的《瘟疫汇编》云:"忆昔年入夏,瘟疫大行,有红头青蝇千百为群,凡入人家,必有患瘟而死亡者。"可见鼠、蝇等均可传染疾病。

基于上述认识,中医学对预防传染病有着许多具体而有效的方法。中国人民历来重视卫生,注意饮食,如《千金要方》谓:"勿食生肉""常习不睡地。"此外,对饮水卫生亦十分注意。宋代的《鸡肋编》说:"纵细民在道路,亦必饮煎水。"清代就对排除污水、注意粪便处理、保持水源清洁,十分重视。

为了防止蚊蝇传播疾病,中国在后汉已使用蚊帐,南宋已使用防蝇食罩。除此而外,还发明许多驱除或消灭传播疾病的昆虫或动物的方法。如北宋刘延世《孙公谈圃》说:"泰州西溪多蚊,使者行按左右,以艾熏之。"《琐碎录》载有驱蚊诗:"木别芳香分两停,雄黄少许也须称,每到黄昏烧一炷,安床高枕到天明。"

《本草纲目》载,砒霜可以"和饭毒鼠"。历代本草文献还记有不少灭蝇、杀虱的药物,如百部、藜芦、白矾、银朱等。这些方法,对防止温病的发生和传播有着一定的作用。

②提倡隔离,防止互染

温病具有传染性,"避其毒气"确为现实可行的简便方法,这就是避免与病人接触的隔离措施,是预防传染的关键所在。《晋书·王彪之传》云:"永和末(公元356 年)多疾疫,旧制:朝臣家有时疾染易三人以上者,身虽无疾,百日不得入宫。"说明当时为防止时疾染易,即使与病人密切接触而尚未发病者,亦当暂时不与交往。唐释道宣《续高僧传》有收容麻风病患者的"疠人坊"的记述,谓:"收养疠疾,男女别坊。"明代萧大亨《夷俗记》云:"凡患痘疮,无论父母兄弟妻子,俱一切避匿不相见。"通过隔离病人,确可防止疾病的传染和播散。

③ 发明种痘,人工免疫

预防传染的最积极最有效的直接措施,则是接种免疫。此法不仅为中国首创使用,就是免疫一词,亦为祖国医学所固有。18 世纪曾有《李氏免疫类方》一书,可资佐证。远在《肘后方》中,就有"疗猘犬咬人方:仍杀所咬犬,取脑傅之,后不复发"的记载。即为人工免疫法的尝试。

值得特别提出的是中国种痘术的发明,它是人工免疫法的开端,为医学史上的重大成就之一。清代俞茂鲲《痘科金镜赋集解》云:"又闻种痘法起于明朝隆庆(约公元1567~1572)年间,宁国府太平县,姓氏失考,得之异人丹传之家,由此蔓延天下。"此虽系清人之论,但明代周晖《琐事剩录》曾说:"陈评事生一子……未几种痘,殀。"可证明代确已有种痘术。

《医宗金鉴》对清代的种痘术有较全面的记载,如痘衣法、痘浆法、旱苗法、水苗法等。种痘术的推广使用,对当时保护人民健康起了很大作用,种痘法于17世纪传入欧洲,此后才于1798年出现英人琴纳发明的牛痘苗预防天花,中国较之早二百余年。

17.1.2 适宜方法

温病的传染和流行有其一定的环节。现代研究表明,流行过程的基本环节是:传染源、传播途径和易感人群。针对这些环节,预防工作一面要采取综合措施,如经常开展爱国卫生运动等;一面要根据不同病种特点和当时当地具体情况,抓住关键环节,采取重点措施。在实际工作中往往两者结合,取长补短,相辅相成,才能达到预期目的。中国对预防工作十分重视,从中央到地方逐级成立爱国卫生运动委员会,还另有专门机构主持防疫工作,并通过立法形式,规定传染病病种。一经发现,除对患者给予必要处理外,还必须迅速上报,以采取相应的及时有力的措施,予以控制和消灭,切实保障人民健康。预防的具体方法很多。现代常用的特异性人工免疫法对预防相应的传染病有肯定效果,应该推广使用,这里不予详述。运用中医中药预防温病的方法主要有如下几个方面:

①培固正气,强壮机体

《素问》指出:"藏于精者,春不病温。"明示养护正气对预防温病的重要作用。在与疾病斗争的长期实践中,中国人民创造了许多养生保健的方法,如气功、保健灸、五禽戏、太极拳及各种武术健身运动等。同时,注意要顺应自然界四时气候的变化,劳逸结合、情志舒畅、调食节欲、讲究卫生等,这些对保养和充实正气都有积极意义。"正气存内,邪不可干。"机体抵抗力的强盛是预防温病的内在依据,必须引起足够重视。

②隔离患者,控制传播

对具有传染性的温病患者,应及早发现,早隔离,准确诊断,及时治疗。这不仅对患者本身有益,而且治愈疾病也就是消除了传染来源。同时应立即采取必要的隔离措施,以制止蔓延。对传染性较强的温病,更要强调严密隔离,并对患者的衣物、痰液、粪便等做出相应处理。在温病流行期间,应根据具体病种的不同传播途径,设法加以阻断。易感者要尽量避免接触病人,或施行其他保护措施,如采取戴口罩等方法,防止吸入病邪。还要注意饮食卫生,饭前便后要洗手,不使"病从口入"等。对一些传播疾病的昆虫、动物等,设法驱逐或杀灭,使其不致贻害人体为患。

③药物预防,防止被染

在一般情况下,不需要预用药物防病,但在温病严重流行时,则应酌情使用,以保护易感人群。古代所用药物防病方法很多,有口服、佩戴、烟熏、粉身或悬挂等。常用方剂有太乙流金方、岁旦屠苏酒、辟温病粉身散、治温令不相染方、朱蜜丸等。现代所用预防药物与当时流行病种的治疗药物基本一致,大多具有清热解毒作用,如金银花、连翘、大青叶、板蓝根、黄连、黄芩、蒲公英、野菊花、贯众、紫草、千里光、鱼腥草、土茯苓、蚤休、山豆根、大蒜等。可根据具体情况,单药或复方使用,对某些常见温病有一定预防效果。如用连翘、金银花或贯众等预防风温,感冒等;大蒜或金银花、野菊花、蒲公英等预防"流脑"(可归属于春温);大青叶、板蓝根、牛筋草等预防"乙脑"(可归属于暑温、湿温);黄芩预防"猩红热"(相当于烂喉痧);黄连预防"伤寒"(相当于湿温)等。此外,还有不少流传于民间的简便易行的有效方法,均可据情使用。

诚然,COVID-19属于呼吸道传染病,严格隔离防控措施是唯一方法,没有预防用药物的,也不提倡用水煎中药发放给人群口服的。传统的佩戴药物香囊、烟熏、粉身或悬挂等作用应该微不足道,没有必要提倡去做。但在一定范围内或一定时段中,辨证的运用中药汤剂预防,仍然具有一定意义,尤其适宜在发热门诊、集中留观点中煎服中草药,阻断健康人群被感染。

"因地制宜"是中医学的原则,中国幅员辽阔,不同的地域,有不同气候特点,在防治疾病时,需要考虑地域的差别。例如,春节期间,广州地区气温已经升高,服用处方侧重于清热解毒,就不适合北方寒冷地区。具体处方,各地可根据当地气候的变化情况,由中医师或专家组制定,以达到最佳效果。但对于COVID-19最有效的预防中药,莫过于:藿香、苍术、厚朴、柴胡、羌活、苏叶等具有芳香化浊、散寒除湿功效之类的组方。

17.2 现代预防

COVID-19是"二类甲管"的新发传染病,坚持早发现、早诊断、早报告、早隔离、早治疗。发现越早,就越能迅速采取有效措施消除疫源地。同时,对病人的及时诊断,可以使病人得到早期隔离、早期治疗,有效地防止疫情的进一步扩大。根据中国《传染病防治法》的规定,一旦发现传染病必须按照有关规定尽早报告。早隔离病人是防止疫情扩大的最有效方法,隔离期限应根据政府部门发布的时限实施,一般依据最长潜伏期。对病人进行早期治疗不仅可切断传染源、防止进一步传播、扩散,还可以防止病人转变为病原携带者。

预防的总原则:戴口罩、勤洗手、少外出、不聚集、多通风。

17.2.1　切断传染源

在疫情紧要关头,筛查发热患者、隔离疑似患者,以及管制疫源地,以最短时间切断传染源,保护健康群体,是防止疫情进一步扩散的根本做法。比如启动"发热门诊"、采取"武汉封城"、建设"方舱医院"、重点场所消毒等等措施,都是切断传染源的科学有效做法。进入疫情过渡阶段,采取"内防反弹,外防输入""常态化防控""人物同防"等策略,亦符合实际。

17.2.1　社会管控

现有的证据显示,COVID-19通过咳嗽或打喷嚏在空气中传播;没有安全防护情况下与病人密切接触;触摸被污染的物体表面,然后用被污染的手触碰嘴巴、鼻子或眼睛等;接触到可疑的被感染的动物等,造成人与人之间相互传染,而且传染性极大。因此,全面启动并落实《中华人民共和国传染病防治法》,群防群治,管控社交活动,管制交通出行,限制人群聚集往来,责令全民戴口罩等措施,体现了中国社会制度的优势,仍然是上策之举。

17.2.2　个人防护

疫情期间最关键措施:"勤洗手,多通风;不扎堆,少出行;人多场所戴口罩,咳嗽礼仪讲卫生。"需注意如下细节:

①外出的时候一定要戴一次性医用口罩。尽量不要去人多的地方或是通风不良的场所。减少外出和拒绝聚会活动。

②勤洗手是一项重要的预防措施。要注意保持手卫生,在饭前便后、咳嗽或者接触动物后,要使用肥皂或清水洗手,或者使用含有酒精成分的免洗洗手液。出行前可随身携带含有酒精的消毒产品,酒精含量最好可以达70%~80%。

③不握手,双方都减少接触。拆了快递或外卖后,最好及时清洁手部,降低风险。

④不要购买来源不明的禽类或海鲜。而且食物要煮熟后才能进食,餐具最好用消毒柜消毒后再使用。

⑤在家可以适当、适度活动,保证身体状况良好。适当运动,会让负面情绪得到释放,而且对人体免疫力的提高一定是有帮助。合理膳食,不暴饮暴食,食用肉类和蛋类要煮熟、煮透。不吸烟,少喝酒,不酗酒。劳逸结合,不熬夜,生活有规律。适当锻炼,吃动平衡。

⑥若有接触过发热、咳嗽的人后出现相关的呼吸道症状,不要胡乱吃药,应该戴上一次性医用口罩及时到医院就诊。

⑦避免接触野生动物,不要捕食、贩卖、购买野味。

⑧打喷嚏或咳嗽时,不要直接用手捂住口鼻。正确做法是使用纸巾或弯曲手肘掩住口鼻。用过的纸巾应该丢弃在有害垃圾箱内,然后彻底清洗双手。不要随地吐痰。

⑨人与人之间要保持 1 米以上的距离,尤其是面对面谈话时。要注意远离有流感症状的人。

⑩经常开窗通风。室内环境密闭,容易造成病菌滋生繁殖,增加人体感染疾病的风险。勤开窗通风可有效减少室内致病微生物和其他污染物的含量,阳光中的紫外线还有杀菌作用。因此,每天早中晚均应开窗通风,每次通风不低于 30 分钟。居室家人经常共用的物品,应经常用干净的湿毛巾或湿纸巾擦拭清洗,必要时可使用家用消毒剂擦拭。

17.2.2　免疫接种

COVID-19 因为人群普遍易感,所以 COVID-19 的预防的根本措施是:研制出新冠疫苗,然后全民接种疫苗,产生保护性抗体。

新冠病毒作为一种全新病毒,全世界对此都十分重视,在没有急速救治药物和完全有效的疫苗面世前,人们只能够通过佩戴口罩等物理隔离措施进行防范。然而,即便是周身做好隔离措施,但还是不能完全保障新冠疫情能够杜绝,所以,这样的前提下,新冠疫苗成为人们心中唯一有效的控制办法,只有注射疫苗,加强自身对新冠的抵抗力,才能保证新冠疫情能够得到控制。而在世界各国都在加强新冠疫苗的研发和接种。

2020 年 1 月 24 日,中国疾控中心成功分离中国首株新型冠状病毒毒种。2020 年 3 月 16 日 20 时 18 分,由军事科学院军事医学研究院陈薇院士领衔的科研团队研制的重组新冠疫苗获批启动展开临床试验;4 月 13 日,中国新冠病毒疫苗进入 II 期临床试验。2020 年 4 月 13 日,一个由全球 120 多名科学家、医生、资助者和生产商组成的专家组发表公开宣言,承诺在世界卫生组织协调下,共同努力加快新冠疫苗的研发;6月19日,中国首个新冠mRNA疫苗获批启动临床试验;10月8日,中国同全球疫苗免疫联盟签署协议,正式加入"新冠肺炎疫苗实施计划"。

　　截至2021年2月25日,中国已经附条件上市的新冠疫苗已经达到4个,其中三个灭活疫苗,一个腺病毒载体疫苗。截至2021年3月27日24时,全国累计报告接种新冠病毒疫苗超过一亿剂次。4月12日报道,中国建免疫屏障或需10亿人接种疫苗;5月7日,中国国药新冠疫苗获世卫组织紧急使用认证。据国家卫健委网站消息,截至2021年5月31日,31个省(区、市)及新疆生产建设兵团累计报告接种新冠病毒疫苗达6亿剂次,疫苗接种全覆盖正在进行中。

(柴玲霞　孙　钧)

18

"COVID-19"疫情与中医展望

18.1　疫情现状

18.1.1　中国抗疫

这是一场全人类与病毒的战争,必将载入史册。面对前所未知、突如其来、来势汹汹的疫情,中国果断打响疫情防控阻击战。

2020 年 6 月 7 日,国务院新闻办公室发布《抗击新冠肺炎疫情的中国行动》白皮书,分"中国抗击疫情的艰辛历程""防控和救治两个战场协同作战""凝聚抗击疫情的强大力量""共同构建人类卫生健康共同体"四个部分,系统梳理中国人民抗击疫情的伟大历程,全面总结中国抗疫的经验做法,深刻阐明全球抗疫的中国行动、中国理念、中国主张。这一真实记录中国抗疫艰辛历程的重要文献,客观呈现了面对危难时的中国力量、中国精神、中国效率,生动展现中国人民焕发出的可歌可泣、气壮山河的精气神,全国上下强烈共鸣,国际社会广泛关注。

这是近百年来人类遭遇的影响范围最广的全球性大流行疫病,对全世界是一次严重危机和严峻考验。面对未知病毒的突然袭击,中国人民在中国政府坚强领导下,上下同心、众志成城,采取最严格、最全面、最彻底的防控举措,付出巨大代价,承受重大牺牲,取得了疫情防控阻击战的重大战略成果。

"人民至上、生命至上,保护人民生命安全和身体健康可以不惜一切代价。"这是中国抗击疫情的核心逻辑,也是我们能够在短时间内控制住疫情的最重要原因。我们在全国范围调集最优秀的医生、最先进的设备、最急需的资源,全力以赴投入患者救治。我们不遗漏一个感染者,不放弃每一位病患,从出生不久的婴儿到 100 多岁的老人都全力抢救,救治费用全部由国家承担。我们坚持联防联控、群防群治,紧紧依靠人民,凝聚起抗击疫情的磅礴之力。医疗救治始终以提高收治率和治愈率、降低感染率和病亡率的"两提高""两降低"为目标,坚持集中患者、集中专家、集中资源、集中救治"四集中"原则,坚持中西医结合,实施分类救治、分级管理。对重症患者,调集最优秀的医生、最先进的设备、最急需的资源,不惜一切代价进行救治,大幅度降低病亡率;对轻症患者及早干预,尽可能在初期得以治愈,大幅度降低转重率。集中优势资源加强重症救治。疫情突发导致武汉市医疗资源挤兑。针对疫情初期患者数量激增与床位资源不足的突出矛盾,集中资源和力量在武汉市建设扩充重症定点医院和救治床位,将全部重症危重症患者集中到综合实力最强且具备呼吸道传染性疾病收治条件的综合医院集中开展救治。建成火神山、雷神山两座各可容纳1000多张床位的传染病专科医院,改扩建一批定点医院,改造一批综合医院,使重症床位从1000张左右迅速增加至9100多张,解决了重症患者大规模收治难题。优化重症救治策略,制定个体化医疗救治方案。建立专家巡查制度,定期组织专家团队对武汉市定点医院重症患者救治进行巡诊,评估患者病情和治疗方案。针对超过80%的重症患者合并严重基础性疾病情况,实行"一人一策",建立感染、呼吸、重症、心脏、肾脏等多学科会诊制度,并制定重症、危重症护理规范,推出高流量吸氧、无创和有创机械通气、俯卧位通气等措施。严格落实疑难危重症患者会诊制度、死亡病例讨论制度等医疗质量安全核心制度,强化对治愈出院患者健康监测,确保重症患者救治质量。开展康复者恢复期血浆采集和临床治疗工作,建立应急储备库,截至5月31日,全国共采集恢复期血浆2765人次,1689人次患者接受恢复期血浆治疗,取得较好治疗效果。

对轻症患者及早干预治疗。及时收治轻症患者,及早实施医疗干预,尽量减少轻症转为重症。完善临床救治体系,全国共指定1万余家定点医院,对新冠肺炎患者实行定点集中治疗。建立全国医疗救治协作网络,通过远程会诊方式提供技术支持。武汉市针对患者数量急剧增长、80%左右是轻症的情况,集中力量将一批体育场馆、会展中心等改造成16家方舱医院,床位达到1.4万余张,使轻症患者应收尽收、应治尽治,减少了社区感染传播,减少了轻症向重症转化。16家方舱医院累计收治患者1.2万余人,累计治愈出院8000余人、转院3500余人,实现"零感染、零死亡、零回头"。方舱医院是阻击重大传染病的重大创新,使"应收尽收""床位等人"成为现实,有力扭转了防控形势。英国《柳叶刀》社论认为,"中国建造的方舱庇护医院对于缓解医疗卫生系统所承受的巨大压力有着至关重要的作用"。

及时总结推广行之有效的诊疗方案。坚持边实践、边研究、边探索、边总结、边完善，在基于科学认知和证据积累的基础上，将行之有效的诊疗技术和科技研究成果纳入诊疗方案。先后制修订8版新冠肺炎诊疗方案，3版重型、危重型病例诊疗方案，2版轻型、普通型管理规范，2版康复者恢复期血浆治疗方案，1版新冠肺炎出院患者主要功能障碍康复治疗方案，提高了医疗救治工作的科学性和规范性。最新的第7版新冠肺炎诊疗方案增加病理改变内容，增补和调整临床表现、诊断标准、治疗方法和出院标准等，并纳入无症状感染者可能具有感染性、康复者恢复期血浆治疗等新发现。目前，第7版诊疗方案已被多个国家借鉴和采用。强化治愈出院患者隔离管理和健康监测，加强复诊复检和康复，实现治疗、康复和健康监测一体化全方位医疗服务。注重孕产妇、儿童等患者差异性诊疗策略，实现不同人群诊疗方案的全覆盖。

实施患者免费救治。及时预拨疫情防控资金，确保患者不因费用问题影响就医，确保各地不因资金问题影响医疗救治和疫情防控。截至5月31日，全国各级财政共安排疫情防控资金1624亿元。及时调整医保政策，明确确诊和疑似患者医疗保障政策，对确诊和疑似患者实行"先救治，后结算"。对新冠肺炎患者(包括确诊和疑似患者)发生的医疗费用，在基本医保、大病保险、医疗救助等按规定支付后，个人负担部分由财政给予补助。异地就医医保支付的费用由就医地医保部门先行垫付。截至5月31日，全国确诊住院患者结算人数5.8万人次，总医疗费用13.5亿元，确诊患者人均医疗费用约2.3万元。其中，重症患者人均治疗费用超过15万元，一些危重症患者治疗费用几十万元甚至上百万元，全部由国家承担。

加强医疗机构感染控制和医务人员防护。制定感染控制技术指南和制度文件，明确医疗机构重点区域、就诊流程"三区两通道"建筑布局要求。加强对医务人员的感染控制培训，开展全国督导，确保感染控制措施落实。对疫情严重、院内感染风险高、医疗救治压力大的重点地区重点医院，有针对性地开展指导。加强医疗废物分类收集、运送贮存，做好病亡者遗体处置。在援鄂援汉医疗队中配置感染控制专家，全国支援湖北省和武汉市的医务人员没有感染病例。2月份以后，全国医务人员感染病例报告数明显减少。关心关爱医务人员，制定一系列保障政策，开展心理疏导，妥善安排轮换休整，缓解身体和心理压力，保持一线医务人员战斗力。

医学期刊《柳叶刀》总编理查德·霍顿表示：在此次疫情中，中国有很多经验值得世界学习。比如方舱医院是中国成功应对疫情的一个非常重要的创新举措。轻症患者可以进入方舱医院,有人照顾他们,建立分诊制度,如果病情加重,患者会被转诊到其他的医院,这是非常好的一个创新想法,既保护了医院又能够提供大量就诊空间,有效隔离患者。这是中国对抗疫情成功的一个很重要的因素,也是世界其他国家可以学习的重要经验。

霍顿表示,中国现在是科学大国,现在中国是向《柳叶刀》系列期刊提交科研论文方面的领导者之一,中国的科学发展已经是世界领先水平,这得益于中国政府在过去20年对科研方面的投入,这是促使中国在这场疫情当中取得成功的非常重要的因素。遗憾的是,中国并没有被认为是医学和医疗科学领域的大国,但这次疫情的确反映出了中国的优势。霍顿希望经过这次疫情后,更多国家能认识到中国在疫情中所做的贡献,希望能够看到更多中国科学家和医学界的带头人活跃在世界舞台上。

针对"病毒阴谋论"等谣言,霍顿说,这些说法很多非常可笑,但也要重视它们。"病毒阴谋论"对抗击疫情是不利的,我们必须要了解病毒起源,并以科学的态度来研究它,不能让这样的阴谋论扰乱我们的思考,这种阴谋论造成的负面影响是很严重的。正如世界卫生组织总干事所说,最近几个月我们在对抗两种疫情,一种是由病毒所引起的,第二种是由虚假信息引起的。虚假信息在很多时候造成的影响和病毒引起的疫情严重程度相当。这种谣言就像病毒一样扩散并影响着人们,对人们造成了伤害。所以需要在防控病毒传播的同时也破除谣言。

霍顿表示,寻找零号病人并不是很有意义。比如20世纪80年代艾滋病大暴发时,很多人都想找到艾滋病零号病人,花了很多精力。当时人们以为已经找到了,这个人被媒体曝光之后引起了广泛讨论,但是很多年之后发现这个人并不是零号病人。寻找零号病人可能会引起污名化和歧视等问题,并不能起到什么作用,也不科学。但另一方面,我们确实要了解这种病毒的起源,知道它来自于哪里,了解它的传播过程,进而减少传播到人类的风险。

霍顿说,从武汉的情况来看,封锁从2020年1月23日到4月初,大概是10周,目前已经基本完全消除了这种病毒在武汉的传播,说明第一波的疫情在10周封锁之后结束。

之后至2021年5月期间,疫情在青岛、北京、黑龙江、辽宁、新疆、河北、云南等地小范围反弹,均属境外传入性病例造成的流行,均在有效时间内迅速扑灭。国内防疫工作转入常态化,各行各业复工复产,社会经济转入正常运行。

18.1.2 全球疫情

世界卫生组织在 2020 年 1 月 30 日就把这次疫情定义为国际公共卫生紧急事件,这是向世界发出的警告,提醒世界重视疫情,总干事谭德塞博士提到了这种病毒的传播,让大家准备好。年初以来,突如其来的新冠肺炎疫情以惊人的速度席卷全球,人类经历了二战结束以来最严重的公共卫生突发事件。病毒没有国界,疫病不分种族。随着经济社会的不断发展和国际沟通交流的日益频繁,人类已经成为你中有我、我中有你的命运共同体,利益高度融合,彼此相互依存。在全球性挑战此起彼伏的今天,尤其是在大灾大难和全球变暖、环境污染等一些全球性问题面前,"地球村"中的任何国家都不是孤岛。

COVID-19 是新发的病毒性呼吸道传染病,形成了世界性大流行,给全世界人民的生命安全和社会生活都造成了巨大的影响和威胁,截至北京时间 2021 年 5 月 31 日 21 时 23 分(截稿),美国约翰-普金斯大学统计数据显示,全球累计确诊 1704189888 例,其中死亡 3543205 例;美国是疫情最严重的国家,累计确诊 33259623 例,其中死亡 594431 例。印度次之,据印度卫生部门最新通报,新增新冠确诊病例 1793633 例,累计确诊达 28307832 例;新增病例 3293 例,累计死亡达 335114 例。巴西累计确诊 16625572 例,死亡 465312 例。欧洲多个国家疫情仍在大流行中。不难想象上述数字将会每天增加,尚没有最终数据。

2021 年夏季以来各国出现变异病毒,尤其在英国、印度出现反弹和二次疫情暴发,造成灾难性公共卫生事件。全球进入疫苗接种时机,但进展十分不平衡,疫情仍然是世界政治经济生活中头等大事和最棘手的事情。

18.1.3 疫情研判

中国是疫情控制最好的国家,截至北京时间 2021 年 5 月 31 日 21 时 23 分(截稿),累计确诊 103419 例,其中境外输入 5568 例,累计死亡 4856 例。中国在 2020 年 4 月 8 号解除了"武汉封城",就意味着国内疫情基本得到遏制,逐渐复学、复工、复产,如今社会经济秩序基本恢复正常。但一年多时间过去了,疫情在境外仍然没有减缓的势头,好多国家遭遇"二次爆发",世界一片混乱。因此,疫情什么时间结束?仍然没有结果,"常态化防控"成为中国当前的基本政策。SARS-CoV-2 已经发生了变异,业内一些专家担忧 COVID-19 疫情过后,很有可能像"H1N1 甲流病毒"一样潜伏于人间,与人类长期共存,而成为一种易发的危险的呼吸道传染病。

2020 年 6 月 4 日,国际权威医学期刊《柳叶刀》发表来自中国疾病预防控制中心高福院士和冯子健教授团队的卫生政策文章,对当前疫情判断作出了回答。文章指出,当前,中国的围堵策略取得了成功,基本阻断本地传播。研究者通过模型估计,如果没有实施发现隔离病例、追踪密切接触者、限制局部地区人员流动等围堵措施,中国 COVID-19 患者数将增加 67 倍。文章认为,鉴于目前中国绝大多数人员仍然普遍易感 COVID-19 病毒,中国或面临再次发生 COVID-19 流行的风险。中国仍需持续实施强有力的压制策略,以防止输入病例再次引发本地传播。值得一提的是,文章首度披露,目前中国抗击 COVID-19 的战略目标是保持不发生本地传播或者使传播维持在较低水平,直至研发出安全有效的疫苗,并广泛接种以形成人群免疫屏障。疫苗前景可期,但仍有失败的可能,万一安全而有效的疫苗未能研制成功或者需要更多的时间,中国将与国际科学界合作,确定有效药物和治疗策略。

中国全人群感染死亡比为 0.66%。研究显示,COVID-19 比季节性流感更严重、传染性更强,它的基本再生数(R0)是后者的 2 倍。季节性流感通常是自限性的,仅 1.8% 的病例需要住院。但是,在中国超过一半的 COVID-19 报告病例出现肺炎并需要住院。流感的病死率约为 0.1%,而据估计 COVID-19 的病死率在中国湖北省为 5.9%、湖北以外为 0.98%。湖北以外地区疫情发生较晚、病例识别能力随着经验累积有所提升,病例发现和救治更加及时,这可能是湖北和湖北以外地区病死率差别的原因。

当时研究者提醒,病例数激增给医疗系统带来压力,如果医疗系统过载,则可能导致更多的死亡。如果 COVID-19 大流行形势继续恶化,其影响可能会接近 1918 年甲型 H1N1 流感大流行——据估计病死率超过 2%,在全球造成约 5000 万至 1 亿人口死亡。截至目前,实际感染人数已超 2 亿和死亡人数已超 400 万。

围堵策略在中国已取得成功,并给出了一组数据:2020 年从 4 月 1 日到 5 月 31 日,中国国家卫生健康委员会公布的日均报告确诊病例及无症状感染者数为 54 例,绝大多数病例为境外输入病例或境外输入病例关联病例。中国已无持续的社区传播,但国际输入病例引发本地传播的风险仍然广泛存在。

事实情况是中国的疫情已经完全得到了控制,但境外输入性病例是主要防控的对象,因此国际上只要有一个国家还有疫情存在,国内的疫情就不可能结束。

也就是说,全球疫情不结束,中国疫情也不可能结束。因此,中国当前的政策是:防控常态化,一刻不能放松,即"内防反弹,外防输入"。诚然,全球疫情结束仍然遥遥无期,最少至 2021 年底结束可能性没有。大多数专家认为,COVID-19 将有可能成为今后的常见病而长久威胁人类,但战胜这次疫情是必然的。

为进一步推进全球抗疫合作,中国政府在第 73 届世界卫生大会上向世界庄重承诺,将在两年内提供 20 亿美元的国际援助,与联合国合作在华设立全球人道主义应急仓库和枢纽,建立 30 个中非对口医院合作机制,新冠疫苗研发完成并投入使用后将作为全球公共产品,同二十国集团成员一道落实"暂缓最贫困国家债务偿还倡议"等一系列"硬核"举措,充分彰显了负责任大国形象,得到了国际社会的广泛好评。

18.2 中医研究展望

18.2.1 国家决策

中医药防治疫病历史悠久,在与霍乱、鼠疫、天花等传染病的斗争中做出突出贡献。近年来中医药积极参与防控 SARS、甲流、手足口病等,成为中国疾病预防控制和卫生应急工作的重要力量。党中央、国务院高度重视中医药事业发展,尤其在党的十八大以来,国家高度重视中华优秀传统医药文化的传承,明确提出"着力推动中医药振兴发展",并从国家战略的高度对中医药发展进行全面谋划和系统部署,明确新形势下发展中医药事业的指导思想和目标任务,为推动中医药振兴发展指明了方向、提供了遵循。新冠肺炎疫情发生后,将全国大多数的中医医院纳入了定点医院,中医专家纳入国家级和省级医疗救治专家组成员。强调中西医并重、中西结合、中西药并用等原则,着力完善公共卫生应急管理法制体系,提升防控能力。

国家发展改革委会同相关部门印发了《公共卫生防控救治能力建设方案》,将中医医院纳入县级医院救治能力建设和重大疫情救治基地建设范围, 改善中医药疫情防控救治基础条件,先后投入 15 亿元专项经费开展县级中医医院传染病防治能力建设,加强感染性疾病科等科室特别是发热门诊建设,提高感染性疾病诊疗水平,加强院感防控管理,提高县级中医医院对传染病的筛查、预警和防控能力和突发公共卫生事件的应急能力,并纳入当地医疗救治体系。

同时,相关部门正在起草《国家中医应急医疗队伍与国家疫病防治基地建设方案》,按照平战结合、专兼结合、协调联动、快速反应的总体要求,充分总结新冠肺炎疫情防控工作经验, 成立高效机动的应对突发公共事件中医药应急专家委员会,组建覆盖所有省份的国家中医应急医疗队,布局建设覆盖所有省份的国家中医疫病防治基地,切实提高中医药应急和救治能力,特别是疫病防治能力,充分发挥中医药在新发突发传染病等重大公共卫生事件中的独特优势,并积极推动中医药应急人才队伍建设,完善中医药人员有效参与机制。

18.2.2 功能定位

疫情暴发阶段,据网络媒体实时报道,中医药全方位参与了全国 COVID-19 的治疗。截至 2020 年 3 月 15 日,湖北省中医药参与治疗比例 91.64%,武汉市中医药参与治疗比例 89.10%,全国中医药参与治疗比例 92.41%。武汉四类人员(确诊患者、疑似患者、无法排除感染可能的发热患者和确诊患者的密切接触者),在集中隔离后,采用"中药漫灌"全面引入中医治疗,较好分辨出非冠患者,短时间取得效果。江夏方舱医院收治 564 例轻症和普通型患者,全程中医主导,实现了零转重、零死亡和零感染。但某一家未予以中药治疗的方舱医院,有近 10%的患者转成重症,这显示了中药干预确有防止轻症转重症的效果。在湖北省中西医结合医院首批 52 例患者(普通型 40 例,重症 10 例,危重症 2 例)对比治疗结果显示:中西医结合组与西药组相比,临床症状消失时间减少了 2 天,体温复常时间缩短了 1.74 天,平均住院天数减少了 2.21 天。中西医结合组 2 例患者从普通型转为重症,单纯西药组 6 例转为重症。临床治愈率中西医结合组,较西药组高 30%。

据武汉市中心城区的武昌区政府介绍,从 2020 年 2 月 3 日起该区大规模发放中药预防和治疗新冠。到 3 月中旬,合计派发中药数十万份,覆盖人口 2 万多人。经过 14 天的中医治疗,"感染人数和死亡人数都断崖式下降,并在之后维持在低位水平"。电视台报道:在江夏方舱医院,一位 50 多岁女士开始非常抗拒中医治疗,一直闹着要转院。结果吃了 3 天中药,身体情况开始改善,7 天后痊愈出院,从"中医黑"变成了"中医粉"。她说:"没想到中医疗效这么好。我开始受丈夫影响,一直抗拒中医治疗。现在想想都不好意思。结果他还在医院治疗,我先痊愈了。以后我要好好学习中医,把身体保持得好好的。"

在全国各地的病例治疗过程中,90%以上采取了中西医结合的方法,中医参与治疗成了共识,也成为自觉。

18.2.3 走向世界

中医参与的"中国方案"的亮点,即中医药治疗新冠的经验,正在为国际社会防控疫情提供中国经验和中国智慧,助力人类命运共同体建设。

中国向海外派出的专家组,几乎都含有一名中医专家。

这次疫情发生以来,我们秉持人类命运共同体理念,积极履行国际义务,密切同世界卫生组织和相关国家友好合作,主动同国际社会分享疫情和病毒信息、抗疫经验做法,向100多个国家和国际组织提供力所能及的物质和技术援助,体现了负责任大国的担当。我们要继续履行国际义务,发挥全球抗疫物资最大供应国作用,共同构建人类卫生健康共同体。

18.2.4　科研成果

据媒体报道:在武汉大学人民医院、武汉金银潭医院、广州医科大学第一附属医院等9个省份23家医院共同参与的"中药连花清瘟治疗新型冠状病毒肺炎"前瞻性、随机、对照、多中心临床研究,纳入符合要求的284名新冠肺炎患者。研究结果显示,主要临床症状消失率、临床症状持续时间、肺部影像学好转率、临床治愈率以及疾病持续时间等方面, 连花清瘟联合治疗组均明显优于常规治疗组。

在武汉软件工程学院康复医学观察点患者服用中药康复专方, 对照组在其他出院康复点用维生素 E 及维生素 C。出院后隔离 14 天查核酸复阳情况:中医药综合干预组复阳率为 2.77%(n=325);无干预对照组复阳率为 15.79%(n=95)。

《抗击新冠肺炎疫情的中国行动》白皮书中说:坚持边实践、边研究、边探索、边总结、边完善,在基于科学认知和证据积累的基础上,将行之有效的诊疗技术和科技研究成果纳入诊疗方案。先后制修订 7 版新冠肺炎诊疗方案,3 版重型、危重型病例诊疗方案,2 版轻型、普通型管理规范,2 版康复者恢复期血浆治疗方案,1 版新冠肺炎出院患者主要功能障碍康复治疗方案, 提高了医疗救治工作的科学性和规范性。最新的第 7 版新冠肺炎诊疗方案增加病理改变内容,增补和调整临床表现、诊断标准、治疗方法和出院标准等,并纳入无症状感染者可能具有感染性、康复者恢复期血浆治疗等新发现。目前,第 7 版诊疗方案已被多个国家借鉴和采用。强化治愈出院患者隔离管理和健康监测,加强复诊复检和康复,实现治疗、康复和健康监测一体化全方位医疗服务。注重孕产妇、儿童等患者差异性诊疗策略,实现不同人群诊疗方案的全覆盖。

充分发挥中医药特色优势。坚持中西医结合、中西药并用,发挥中医药治未病、辨证施治、多靶点干预的独特优势,全程参与深度介入疫情防控,从中医角度研究确定病因病基、治则治法,形成了覆盖医学观察期、轻型、普通型、重型、危重型、恢复期发病全过程的中医诊疗规范和技术方案, 在全国范围内全面推广使用。中医医院、中医团队参与救治,中医医疗队整建制接管定点医院若干重症病区和方舱医院,其他方舱医院派驻中医专家。中医药早期介入、全程参与、分类救治, 对轻症患者实施中医药早介入早使用;对重症和危重症患者实行中西医结合;对医学观察发热病人和密切接触者服用中药,提高免疫力;对出院患者实施中医康复方案,建立全国新冠肺炎康复协作网络提供康复指导。

中医药参与救治确诊病例的占比达到92%。湖北省确诊病例中医药使用率和总有效率超过90%。筛选金花清感颗粒、连花清瘟胶囊/颗粒、血必净注射液和清肺排毒汤、化湿败毒方、宣肺败毒方等"三药三方"为代表的针对不同类型新冠肺炎的治疗中成药和方药,临床疗效确切,有效降低了发病率、转重率、病亡率,促进了核酸转阴,提高了治愈率,加快了恢复期康复。

相信在不远的将来,治疗COVID-19的中医科研成果将不断出现,并更加有效,战胜新冠病魔指日可待。

(孙　钧　孙利国)

常用缩写

ACE-2	血管紧张素转化酶 II
ADL	日常生活能力
AIDS	获得性免疫缺陷综合征(艾滋病)
ALP	碱性磷酸酶
ALT	丙氨酸氨基转氨酶
AST	天冬氨酸氨基转移酶
Barthel	一种生活能力评估方法
BADL	基础日常生活能力
cmH_2O	厘米水柱
CD4+T	辅助 T 淋巴细胞
CD8+T	细胞毒性 T 淋巴细胞
CDC	疾病控制中心
COVID-19	2019 冠状病毒病
CRP	C 反应蛋白
CRRT	连续性肾脏替代治疗
DNA	脱氧核糖核酸
ECM	细胞外基质
ECMO	体外膜肺氧合治疗系统
ESBL	超光谱 β-内酰胺酶
FEV1	第一秒用力呼气容积
FiO_2	吸氧浓度
FITT	一种锻炼原则(频度、强度、时间和类型)
FVC	用力肺活量
GAD-7	广泛焦虑量表
GGT	γ-谷氨酰转肽酶

HBV	乙型肝炎病毒
HCV	丙型肝炎病毒
HFNC	经鼻高流量氧疗
HGF	人类生长因子
HITT	高强度间歇性训练
HIV	艾滋病病毒
HRr	重复率
HSC	肝星状细胞
Huh-7	人肝癌细胞系
IADL	工具性日常生活能力
IC	深吸气量
ICU	重症监护病房
IL-6	白介素-6
IL-18	白介素-18
IVIG	静脉用丙种球蛋白
Leydig Cell	莱迪希细胞
mmHg	毫米汞柱
MERS	中东呼吸综合征
MIP	最大吸气压力指数
MIS-C	多系统炎症综合征
MVV	每分钟最大通气量
NGS	新一代测序(宏基因测序)
NIV	无创通气
OPEP	振动呼气正压通气
PaO2	动脉血氧分压
PAF	血小板活化因子
PCL-C	创伤后应激障碍自评量表
PCT	降钙素原
PDGF	血小板源性生长因子
PEEP	呼气末正压
PHQ-9	抑郁自评量表

PIF	吸气流速峰值
PTA	凝血酶原活动度
RM	最大重复率
RPE	强度
RR	呼吸数
RT–PCR	逆转录聚合酶链式扩增
SARS	重症急性呼吸综合征
SARS–CoV	重症急性呼吸综合征冠状病毒
SARS–CoV–2	重症急性呼吸综合征冠状病毒–2
Sertoli Cell	塞尔托利细胞
SF–36	生活质量量表
SIRS	系统性炎症反应综合征
TGF–β	转化生长因子–β
TLC	肺总量
TNF	肿瘤坏死因子
ULN	正常值上限
VC	吸气体积
Vero E6	非洲绿猴肾细胞系
WHOQOL–Bref	世界卫生组织生存质量测定量表
6MWT	6 分钟步行试验

主要参考文献

1.孟澍江.温病学[M].上海:上海科学技术出版社,1985:38-40.

2.杨进.温病学[M].北京:人民卫生出版社,2003:39-84,226-234.

3.印会河.中医基础理论[M].上海:上海科学技术出版社,1984:54-58.

4.方药中,许家松.黄帝内经素问运气七篇讲解[M].北京:人民卫生出版社,2007:504-514,196.

5.国家卫生健康委,国家中医药管理局.新型冠状病毒肺炎诊疗方案(试行第八版)[J].传染病信息,2020,33(1):1-6.

6.顾植山.疫病钩沉[M].北京:中国医药科技出版社,2018:187-192.

7.中国医师学会消化医师分会,中华医学会肝病学分会.新冠肺炎合并肝脏损伤的预防和诊疗方案[J].临床肝胆病,2020.36(4):754-757.

8.国务院新闻办公室.抗击新冠肺炎疫情的中国行动白皮书.http://www.scio.gov.cn/m/37236/38180/Document/1681802/1681802.htm.2020.6.7.

9.仝小林,李修洋,赵林华 等.从"寒湿疫"角度探讨新型冠状病毒肺炎的中医药防治策略[J].中医杂志,2020,61(6).

10.崔洪涛,苏颖.《黄帝内经》"三年化疫"理论五疫成因规律探求[J].长春中医药大学学报,2016,05.

11.中华中医药学会和中国康复医学会.新型冠状病毒肺炎恢复期中西医结合指南.http://www.zhongyijia.com.cn/views/topic/topicshare.html?topicId=100144&userName=null&channel=WEB&t=1586444822344.

12.张文宏.2019冠状病毒病——从基础到临床[M].上海:复旦大学出版社,2020:2-157.

13.孙钧,柴玲霞,景卫 等.新型冠状病毒肺炎中医辨证思路探讨[J].中医研究,2020,33(4):1-2.